新编中国药典
中药实用图谱

XINBIAN ZHONGGUO YAODIAN
ZHONGYAO SHIYONG TUPU

林余霖　主编

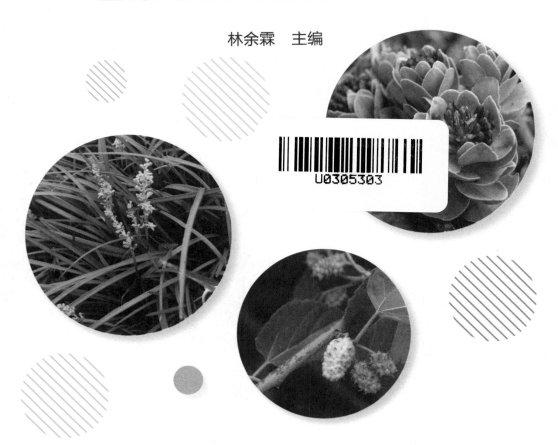

U0305303

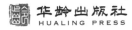

华龄出版社
HUALING PRESS

责任编辑：郑建军
责任印制：李未圻

图书在版编目（CIP）数据

新编中国药典中药实用图谱 / 林余霖主编 . -- 北京：
华龄出版社，2020.12
ISBN 978-7-5169-1859-3

Ⅰ . ①新… Ⅱ . ①林… Ⅲ . ①中药材－图谱 Ⅳ .
① R282-64

中国版本图书馆 CIP 数据核字（2021）第 002133 号

书　　名：新编中国药典中药实用图谱
作　　者：林余霖

出版发行：华龄出版社
地　　址：北京市东城区安定门外大街甲 57 号　　邮　编：100011
电　　话：010-58122246　　　　　　　　　　　传　真：010-84049572
网　　址：http://www.hualingpress.com

印　　刷：水印书香（唐山）印刷有限公司
版　　次：2021 年 5 月第 1 版　　　2021 年 5 月第 1 次印刷
开　　本：710mm×1000mm　　1/16　　印　张：20
字　　数：200 千字
定　　价：89.00 元

版权所有　翻印必究
本书如有破损、缺页、装订错误，请与本社联系调换。

《新编中国药典中药实用图谱》
编写范例

一、本书以《中华人民共和国药典》（2020 年版 一部）为蓝本（以下简称《药典》），详尽收载了《药典》中普遍常用的 300 余种中药材，精选原中药物种高度清晰彩色图片 600 余幅，填补了国家药典没有原物种图片的空白。

二、本书按笔画排列，方便读者查阅。

三、每一味药物主要设药材名称、基源、原形态、生境分布、性味归经、主治用法共 6 项。

1. 药材名称：以《药典》2020 年版的中药材名为正名。

2. 基源：说明中药材的名称及该药材的入药部位。严格依照《药典》2020 年版的规范。

3. 原形态：简述药材原植物的形态特征。

4. 生境分布：记述该物种的生长环境和分布地区。

5. 性味归经：记述该药材的性味和功能。

6. 主治用法：记述该药物的主要用途和用量。

四、所收载药材图片，包括原药材及饮片图便于读者使用。

目录
CONTENTS

一画

一枝黄花⋯⋯⋯⋯⋯⋯⋯⋯⋯⋯⋯⋯⋯⋯⋯⋯⋯⋯ 001

二画

丁公藤⋯⋯⋯⋯⋯⋯⋯⋯⋯⋯⋯⋯⋯⋯⋯⋯⋯⋯⋯ 002
丁香⋯⋯⋯⋯⋯⋯⋯⋯⋯⋯⋯⋯⋯⋯⋯⋯⋯⋯⋯⋯ 003
八角茴香⋯⋯⋯⋯⋯⋯⋯⋯⋯⋯⋯⋯⋯⋯⋯⋯⋯⋯ 004
人参⋯⋯⋯⋯⋯⋯⋯⋯⋯⋯⋯⋯⋯⋯⋯⋯⋯⋯⋯⋯ 005
儿茶⋯⋯⋯⋯⋯⋯⋯⋯⋯⋯⋯⋯⋯⋯⋯⋯⋯⋯⋯⋯ 006
九里香⋯⋯⋯⋯⋯⋯⋯⋯⋯⋯⋯⋯⋯⋯⋯⋯⋯⋯⋯ 007
刀豆⋯⋯⋯⋯⋯⋯⋯⋯⋯⋯⋯⋯⋯⋯⋯⋯⋯⋯⋯⋯ 008

三画

三七⋯⋯⋯⋯⋯⋯⋯⋯⋯⋯⋯⋯⋯⋯⋯⋯⋯⋯⋯⋯ 009
三白草⋯⋯⋯⋯⋯⋯⋯⋯⋯⋯⋯⋯⋯⋯⋯⋯⋯⋯⋯ 010
三棱⋯⋯⋯⋯⋯⋯⋯⋯⋯⋯⋯⋯⋯⋯⋯⋯⋯⋯⋯⋯ 011
千年健⋯⋯⋯⋯⋯⋯⋯⋯⋯⋯⋯⋯⋯⋯⋯⋯⋯⋯⋯ 012
干姜⋯⋯⋯⋯⋯⋯⋯⋯⋯⋯⋯⋯⋯⋯⋯⋯⋯⋯⋯⋯ 013
土茯苓⋯⋯⋯⋯⋯⋯⋯⋯⋯⋯⋯⋯⋯⋯⋯⋯⋯⋯⋯ 014
大枣⋯⋯⋯⋯⋯⋯⋯⋯⋯⋯⋯⋯⋯⋯⋯⋯⋯⋯⋯⋯ 015
大青叶⋯⋯⋯⋯⋯⋯⋯⋯⋯⋯⋯⋯⋯⋯⋯⋯⋯⋯⋯ 016
大黄⋯⋯⋯⋯⋯⋯⋯⋯⋯⋯⋯⋯⋯⋯⋯⋯⋯⋯⋯⋯ 017
大腹皮⋯⋯⋯⋯⋯⋯⋯⋯⋯⋯⋯⋯⋯⋯⋯⋯⋯⋯⋯ 018
大蓟⋯⋯⋯⋯⋯⋯⋯⋯⋯⋯⋯⋯⋯⋯⋯⋯⋯⋯⋯⋯ 019
女贞子⋯⋯⋯⋯⋯⋯⋯⋯⋯⋯⋯⋯⋯⋯⋯⋯⋯⋯⋯ 020
小蓟⋯⋯⋯⋯⋯⋯⋯⋯⋯⋯⋯⋯⋯⋯⋯⋯⋯⋯⋯⋯ 021

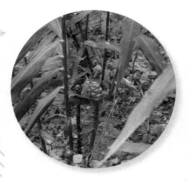
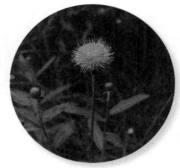

山茱萸·· 022

山药·· 023

山楂·· 024

川乌·· 025

川芎·· 026

川楝子·· 027

马齿苋·· 028

马鞭草·· 029

四画

丹参·· 030

乌药·· 031

乌梅·· 032

五加皮·· 033

五味子·· 034

五倍子·· 035

升麻·· 036

天仙子·· 037

天冬·· 038

天花粉·· 039

天竺黄·· 040

天麻·· 041

巴戟天·· 042

木瓜·· 043

木贼·· 044

火麻仁·· 045

牛蒡子 ·· 046
牛膝 ·· 047
王不留行 ······································· 048
车前子 ·· 049

五画

仙鹤草 ·· 050
仙茅 ·· 051
冬凌草 ·· 052
功劳木 ·· 053
北刘寄奴 ······································· 054
半边莲 ·· 055
半夏 ·· 056
法半夏 ·· 057
平贝母 ·· 058
玉竹 ·· 059
瓜蒌 ·· 060
甘草 ·· 061
白及 ·· 062
白头翁 ·· 063

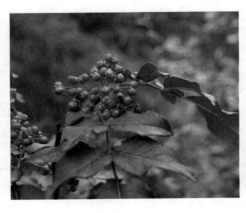
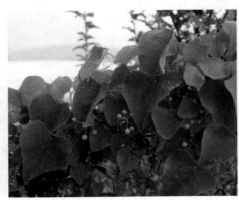

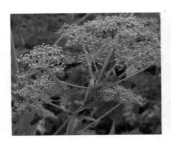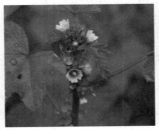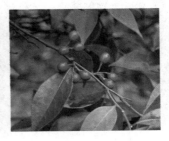

白芍···064

白芷···065

白附子···066

白果···067

白前···068

白术···069

白薇···070

白鲜皮···071

石韦···072

石斛···073

石菖蒲···074

石榴皮···075

艾片···076

龙眼肉···077

六画

亚麻子···078

全蝎···079

关黄柏···080

冰片···081

决明子···082

合欢皮···083

合欢花···084

地骨皮···085

地黄···086

熟地黄···087

地榆···088

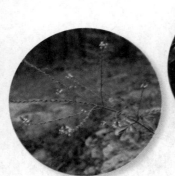
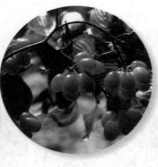

延胡索 …………………………………………………… 089

当归 ……………………………………………………… 090

当药 ……………………………………………………… 091

灯心草 …………………………………………………… 092

百合 ……………………………………………………… 093

百部 ……………………………………………………… 094

红花 ……………………………………………………… 095

红景天 …………………………………………………… 096

肉苁蓉 …………………………………………………… 097

肉豆蔻 …………………………………………………… 098

肉桂 ……………………………………………………… 099

血竭 ……………………………………………………… 100

西红花 …………………………………………………… 101

西洋参 …………………………………………………… 102

防己 ……………………………………………………… 103

防风 ……………………………………………………… 104

七画

两面针 …………………………………………………… 105

何首乌 …………………………………………………… 106

制何首乌 ………………………………………………… 107

余甘子 …………………………………………………… 108

佛手 ……………………………………………………… 109

吴茱萸 …………………………………………………… 110

杜仲 ……………………………………………………… 111

沙苑子 …………………………………………………… 112

没药 ……………………………………………………… 113

灵芝··· 114

牡丹皮··· 115

牡蛎··· 116

皂角刺··· 117

羌活··· 118

芡实··· 119

芫花··· 120

苍术··· 121

苍耳子··· 122

苏木··· 123

补骨脂··· 124

诃子··· 125

谷精草··· 126

豆蔻··· 127

赤小豆··· 128

赤芍··· 129

辛夷··· 130

远志··· 131

连翘··· 132

阿胶··· 133

阿魏··· 134

附子··· 135

陈皮··· 136

鸡内金··· 137

麦冬··· 138

麦芽··· 139

龟甲··· 140

八画

乳香··· 141

京大戟··· 142

佩兰··· 143

使君子··· 144

刺五加⋯⋯⋯⋯⋯⋯⋯⋯⋯⋯⋯⋯⋯⋯⋯⋯ 145

卷柏⋯⋯⋯⋯⋯⋯⋯⋯⋯⋯⋯⋯⋯⋯⋯⋯⋯ 146

板蓝根⋯⋯⋯⋯⋯⋯⋯⋯⋯⋯⋯⋯⋯⋯⋯⋯ 147

枇杷叶⋯⋯⋯⋯⋯⋯⋯⋯⋯⋯⋯⋯⋯⋯⋯⋯ 148

泽兰⋯⋯⋯⋯⋯⋯⋯⋯⋯⋯⋯⋯⋯⋯⋯⋯⋯ 149

泽泻⋯⋯⋯⋯⋯⋯⋯⋯⋯⋯⋯⋯⋯⋯⋯⋯⋯ 150

狗脊⋯⋯⋯⋯⋯⋯⋯⋯⋯⋯⋯⋯⋯⋯⋯⋯⋯ 151

知母⋯⋯⋯⋯⋯⋯⋯⋯⋯⋯⋯⋯⋯⋯⋯⋯⋯ 152

细辛⋯⋯⋯⋯⋯⋯⋯⋯⋯⋯⋯⋯⋯⋯⋯⋯⋯ 153

罗布麻叶⋯⋯⋯⋯⋯⋯⋯⋯⋯⋯⋯⋯⋯⋯ 154

罗汉果⋯⋯⋯⋯⋯⋯⋯⋯⋯⋯⋯⋯⋯⋯⋯⋯ 155

苦杏仁⋯⋯⋯⋯⋯⋯⋯⋯⋯⋯⋯⋯⋯⋯⋯⋯ 156

苦参⋯⋯⋯⋯⋯⋯⋯⋯⋯⋯⋯⋯⋯⋯⋯⋯⋯ 157

虎杖⋯⋯⋯⋯⋯⋯⋯⋯⋯⋯⋯⋯⋯⋯⋯⋯⋯ 158

贯叶金丝桃⋯⋯⋯⋯⋯⋯⋯⋯⋯⋯⋯⋯⋯ 159

郁李仁⋯⋯⋯⋯⋯⋯⋯⋯⋯⋯⋯⋯⋯⋯⋯⋯ 160

郁金⋯⋯⋯⋯⋯⋯⋯⋯⋯⋯⋯⋯⋯⋯⋯⋯⋯ 161

金银花⋯⋯⋯⋯⋯⋯⋯⋯⋯⋯⋯⋯⋯⋯⋯⋯ 162

金樱子⋯⋯⋯⋯⋯⋯⋯⋯⋯⋯⋯⋯⋯⋯⋯⋯ 163

闹羊花⋯⋯⋯⋯⋯⋯⋯⋯⋯⋯⋯⋯⋯⋯⋯⋯ 164

降香⋯⋯⋯⋯⋯⋯⋯⋯⋯⋯⋯⋯⋯⋯⋯⋯⋯ 165

青皮⋯⋯⋯⋯⋯⋯⋯⋯⋯⋯⋯⋯⋯⋯⋯⋯⋯ 166

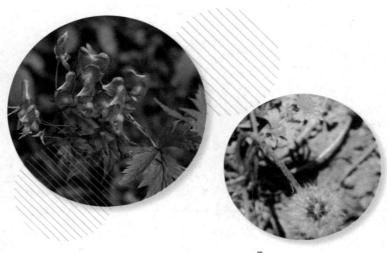

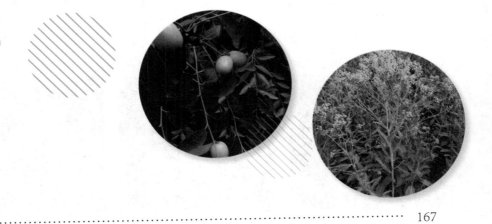

青果 ··· 167

青葙子 ··· 168

青黛 ··· 169

鱼腥草 ··· 170

九画

前胡 ··· 171

南鹤虱 ··· 172

厚朴 ··· 173

姜黄 ··· 174

枳实 ··· 175

枸杞子 ··· 176

柏子仁 ··· 177

栀子 ··· 178

牵牛子 ··· 179

独活 ··· 180

珍珠 ··· 181

砂仁 ··· 182

胆南星 ··· 183

胖大海 ··· 184

胡芦巴 ··· 185

胡椒 ··· 186

茜草 ··· 187

茯苓 ··· 188

茵陈 ··· 189

茺蔚子 ··· 190

荆芥 ··· 191

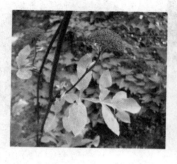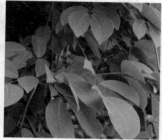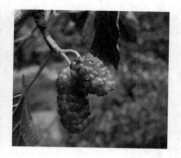

荆芥穗·· 192

草乌··· 193

制草乌··· 194

草豆蔻··· 195

草果··· 196

荜茇··· 197

钩藤··· 198

韭菜子··· 199

首乌藤··· 200

香附··· 201

香橼··· 202

骨碎补··· 203

十画

党参··· 204

凌霄花··· 205

夏枯草··· 206

射干··· 207

徐长卿··· 208

柴胡··· 209

桂枝··· 210

桃仁··· 211

核桃仁··· 212

桑叶··· 213

桑白皮··· 214

桑椹··· 215

桔梗·······························216

浮萍·······························217

海藻·······························218

狼毒·······························219

益母草·····························220

益智·······························221

秦皮·······························222

秦艽·······························223

荷叶·······························224

莪术·······························225

莱菔子·····························226

莲子·······························227

莲子心·····························228

通草·······························229

铁皮石斛···························230

预知子·····························231

高良姜·····························232

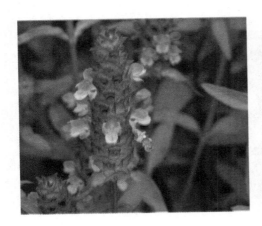

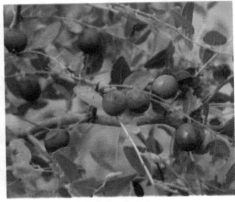

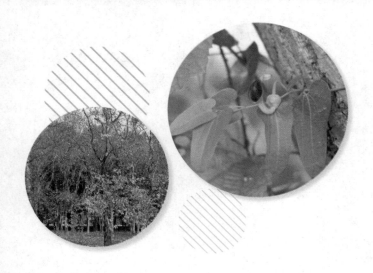

十一画

商陆 …………………………………………………………… 233

常山 …………………………………………………………… 234

旋覆花 ………………………………………………………… 235

淡竹叶 ………………………………………………………… 236

淫羊藿 ………………………………………………………… 237

猪苓 …………………………………………………………… 238

续断 …………………………………………………………… 239

菊花 …………………………………………………………… 240

菝葜 …………………………………………………………… 241

菟丝子 ………………………………………………………… 242

蛇床子 ………………………………………………………… 243

银柴胡 ………………………………………………………… 244

鹿角 …………………………………………………………… 245

鹿茸 …………………………………………………………… 246

麻黄 …………………………………………………………… 247

黄山药 ………………………………………………………… 248

黄芩 …………………………………………………………… 249

黄芪 …………………………………………………………… 250

炙黄芪 ………………………………………………………… 251

黄连 …………………………………………………………… 252

黄柏 …………………………………………………………… 253

黄精 …………………………………………………………… 254

十二画及以上

棕榈（棕榈子）………………………………………… 255

楮实子 …………………………………………………… 256

款冬花 …………………………………………………… 257

番泻叶 …………………………………………………… 258

紫花地丁 ………………………………………………… 259

紫苏叶 …………………………………………………… 260

紫草 ……………………………………………………… 261

紫菀 ……………………………………………………… 262

萹蓄 ……………………………………………………… 263

葛根 ……………………………………………………… 264

葶苈子 …………………………………………………… 265

蛤蚧 ……………………………………………………… 266

锁阳 ……………………………………………………… 267

雄黄 ……………………………………………………… 268

鹅不食草 ………………………………………………… 269

黑芝麻 …………………………………………………… 270

槐花 ……………………………………………………… 271

槐角 ……………………………………………………… 272

蒲公英 …………………………………………………… 273

蒲黄 ……………………………………………………… 274

蒺藜 ……………………………………………………… 275

蜂房 ……………………………………………………… 276

蜂蜜 ……………………………………………………… 277

裸花紫珠 ………………………………………………… 278

榧子 ……………………………………………………… 279

槟榔 ……………………………………………………… 280

焦槟榔 …………………………………………………… 281

罂粟壳 …………………………………………………… 282

蓼大青叶 ………………………………………………… 283

蔓荆子 …………………………………………………… 284

蝉蜕 ……………………………………………………… 285

磁石 ……………………………………………………… 286

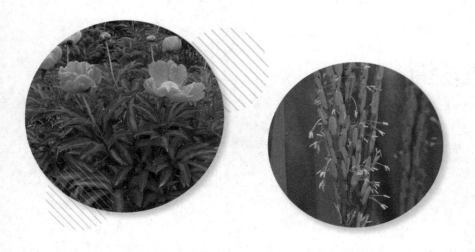

豨莶草⋯⋯⋯⋯⋯⋯⋯⋯⋯⋯⋯⋯⋯⋯⋯⋯⋯⋯⋯⋯⋯⋯⋯⋯⋯ 287

酸枣仁⋯⋯⋯⋯⋯⋯⋯⋯⋯⋯⋯⋯⋯⋯⋯⋯⋯⋯⋯⋯⋯⋯⋯⋯⋯ 288

僵蚕⋯⋯⋯⋯⋯⋯⋯⋯⋯⋯⋯⋯⋯⋯⋯⋯⋯⋯⋯⋯⋯⋯⋯⋯⋯⋯ 289

墨旱莲⋯⋯⋯⋯⋯⋯⋯⋯⋯⋯⋯⋯⋯⋯⋯⋯⋯⋯⋯⋯⋯⋯⋯⋯⋯ 290

暴马子皮⋯⋯⋯⋯⋯⋯⋯⋯⋯⋯⋯⋯⋯⋯⋯⋯⋯⋯⋯⋯⋯⋯⋯⋯ 291

槲寄生⋯⋯⋯⋯⋯⋯⋯⋯⋯⋯⋯⋯⋯⋯⋯⋯⋯⋯⋯⋯⋯⋯⋯⋯⋯ 292

稻芽⋯⋯⋯⋯⋯⋯⋯⋯⋯⋯⋯⋯⋯⋯⋯⋯⋯⋯⋯⋯⋯⋯⋯⋯⋯⋯ 293

蕤仁⋯⋯⋯⋯⋯⋯⋯⋯⋯⋯⋯⋯⋯⋯⋯⋯⋯⋯⋯⋯⋯⋯⋯⋯⋯⋯ 294

鹤虱⋯⋯⋯⋯⋯⋯⋯⋯⋯⋯⋯⋯⋯⋯⋯⋯⋯⋯⋯⋯⋯⋯⋯⋯⋯⋯ 295

橘红⋯⋯⋯⋯⋯⋯⋯⋯⋯⋯⋯⋯⋯⋯⋯⋯⋯⋯⋯⋯⋯⋯⋯⋯⋯⋯ 296

薄荷⋯⋯⋯⋯⋯⋯⋯⋯⋯⋯⋯⋯⋯⋯⋯⋯⋯⋯⋯⋯⋯⋯⋯⋯⋯⋯ 297

薏苡仁⋯⋯⋯⋯⋯⋯⋯⋯⋯⋯⋯⋯⋯⋯⋯⋯⋯⋯⋯⋯⋯⋯⋯⋯⋯ 298

薤白⋯⋯⋯⋯⋯⋯⋯⋯⋯⋯⋯⋯⋯⋯⋯⋯⋯⋯⋯⋯⋯⋯⋯⋯⋯⋯ 299

藁本⋯⋯⋯⋯⋯⋯⋯⋯⋯⋯⋯⋯⋯⋯⋯⋯⋯⋯⋯⋯⋯⋯⋯⋯⋯⋯ 300

藕节⋯⋯⋯⋯⋯⋯⋯⋯⋯⋯⋯⋯⋯⋯⋯⋯⋯⋯⋯⋯⋯⋯⋯⋯⋯⋯ 301

瞿麦⋯⋯⋯⋯⋯⋯⋯⋯⋯⋯⋯⋯⋯⋯⋯⋯⋯⋯⋯⋯⋯⋯⋯⋯⋯⋯ 302

覆盆子⋯⋯⋯⋯⋯⋯⋯⋯⋯⋯⋯⋯⋯⋯⋯⋯⋯⋯⋯⋯⋯⋯⋯⋯⋯ 303

鳖甲⋯⋯⋯⋯⋯⋯⋯⋯⋯⋯⋯⋯⋯⋯⋯⋯⋯⋯⋯⋯⋯⋯⋯⋯⋯⋯ 304

一枝黄花

清热解毒，疏散风热

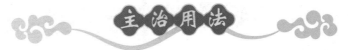

主治用法

用于喉痹，乳蛾，咽喉肿痛，
疮疖肿毒，风热感冒。

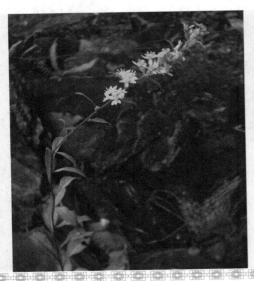

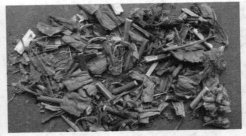

用法用量

9~15g。

性味归经

辛、苦，凉。归肺、肝经。

基 源

一枝黄花为菊科（Compositae）一枝黄花属植物一枝黄花的全草或根。

植物形态

多年生草本，高20~70cm。茎直立，基部光滑，略带红色，单叶互生；叶片卵圆形、长圆形，或披针形，长4~10cm，宽1.5~4cm，先端尖或钝，边缘具尖锐锯齿，基部下延成柄，较长，上部叶柄渐短或无柄，叶片亦渐狭小或全缘。头状花序，黄色，直径约1cm，从叶腋抽出，排列成总状；总苞宽钟形；苞片通常3层；边缘舌状花约8朵，雌性，中间为管状花，两性。瘦果圆筒形，光滑或先端略具疏软毛；冠毛白色，花果期9~11月。

生境分布

生于田野、路旁及山坡草丛中。分布于华东、华中、华南和西南各地。

丁公藤

祛风除湿，消肿止痛

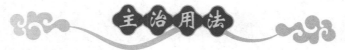

主治用法

用于风湿痹痛，半身不遂，跌扑肿痛。

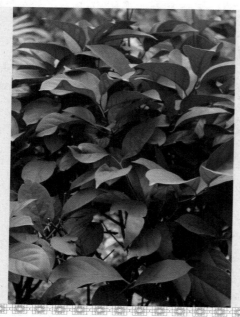

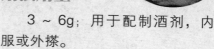

用法用量

3 ~ 6g；用于配制酒剂，内服或外搽。

性味归经

辛，温；有小毒。归肝、脾、胃经。

用药禁忌 本品有强烈的发汗作用，虚弱者慎用；孕妇禁用。

基　源

丁公藤为旋花科（Convolvulaceae）植物丁公藤的茎藤。

植物形态

攀缘藤本。幼枝被密柔毛，老枝无毛。叶互生，革质，椭圆形、长圆形或倒卵形，先端钝尖、急尖或短渐尖，基部楔形，全缘，干时显铁青色或暗绿色。总状聚伞花序腋生或顶生，密被锈色短柔毛；花小，金黄色或黄白色；萼片5，外被褐色柔毛；花冠浅钟状，5深裂，裂片2裂，外被紧贴的橙色柔毛；雄蕊5，着生在冠管上，花药卵状三角形，顶端锥尖；子房1室，胚珠4。浆果珠形，具宿萼。种子1粒。花期6 ~ 8月，果期8 ~ 10月。

生境分布

生于山地、丛林中，攀缘于树上。主要产于广东。

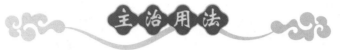

丁香

温中降逆，补肾助阳

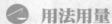

主治用法

用于脾胃虚寒，呃逆呕吐，食少吐泻，心腹冷痛，肾虚阳痿。

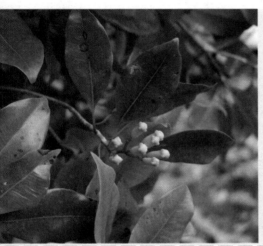

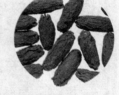

用法用量

1～3g，内服或研末外敷。

性味归经

辛，温。归脾、胃、肺、肾经。

 不宜与郁金同用。

基　源

丁香为桃金娘科（Myrtaceae）植物丁香的花蕾；母丁香为植物丁香的干燥果实。

植物形态

常绿乔木，高达10cm。叶对生，叶柄长1～2cm，两侧有下延叶基；叶长圆状卵形或长圆状倒卵形，革质，长5～10cm，宽2.5～5cm，先端渐尖或急尖，基部渐狭至叶柄，全缘，两面无毛。聚伞状圆锥花序顶生，花直径约6mm，芳香；花萼肥厚，绿色后转淡紫色，长管状，先端4裂，裂叶三角形；花冠白色，带淡紫色，短管状，4裂；雄蕊多数，花丝纤细，花药纵裂；子房下位，与萼管合生，花柱粗厚，柱头不明显。浆果红棕色，长方椭圆形，有光泽，先端宿存花萼，裂片肥厚，有香气。花期6～7月，果期8～9月。

生境分布

生于温暖潮湿的热带地区。原产印度、越南及东非沿海等地，我国海南、广东、广西、云南等省区有栽培。

八角茴香　温阳散寒，理气止痛

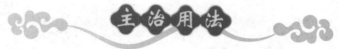

主治用法

用于寒疝腹痛，肾虚腰痛，胃寒呕吐，脘腹冷痛。

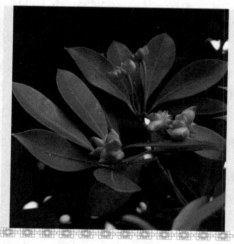

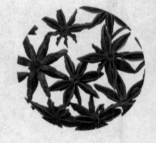

用法用量

3～6g。

性味归经

辛，温。归肝、肾、脾、胃经。

基　源

八角茴香为木兰科（Magnoliaceae）植物八角茴香的果实。

植物形态

常绿乔木，高达20m。树皮灰褐色或红褐色，有不规则裂纹。叶互生或3～6叶簇生于枝端，叶柄长1cm；叶片革质，椭圆状倒卵形或椭圆状倒披针形，长5～12cm，宽2～4cm，先端渐尖或急尖，基部楔形，全缘，稍内卷，上面有光泽，具油点，下面被疏柔毛。花单生于叶腋或近顶生，花梗短；花被7～12，排成数轮，覆瓦状排列，内轮粉红色至深红色；雄蕊多数，排成1～2轮；心皮8～9，离生；子房长约2mm，花柱短于或近等长于子房。果实由8个果放射排列成八角形的聚合果，直径3.5～4cm，红褐色或淡棕色，果柄弯曲呈钩状，长1～3cm，果扁平，先端钝尖或钝，成熟时由腹缝线裂开。种子1，扁卵形，红褐色，表面有光泽。花期4～5月，果期6～7月。

生境分布

生于温暖、湿润的山谷中。栽培或野生。分布于中国福建、台湾、广东、广西、贵州、云南等省区。

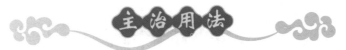

人参

大补元气，复脉固脱，补脾益肺，生津养血，安神益智

主治用法

用于体虚欲脱，肢冷脉微，脾虚食少，肺虚喘咳，津伤口渴，内热消渴，气血亏虚，久病虚羸，惊悸失眠，阳痿宫冷。

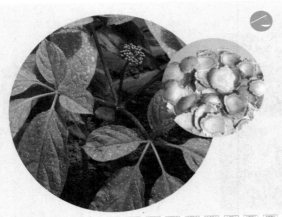

用法用量

3～9g，另煎兑服，也可研粉吞服，一次2g，一日2次。

性味归经

甘、微苦，微温。归脾、肺、心、肾经。

 用药禁忌 不宜与藜芦、五灵脂同用。

基　源

人参为五加科（Araliaceae）植物人参的根。

植物形态

多年生草本，高30～60cm。主根肉质，圆柱形或纺锤形，有分枝，淡黄色，须根细长，有小疣状物；根茎短，每年增生一节，通常称芦头，有不定根。茎单一，圆柱形，绿色。掌状复叶轮生茎端，常1年生者为1片三出复叶，2年生为1片五出复叶，3年生为2片五出复叶，以后每年增加1片，最多达6片。复叶有长柄；小叶多为5。基部1对较小，长2～3cm，宽1～1.5cm，上部小叶长4～15cm，宽2～4cm，椭圆形、长椭圆形，先端长渐尖，基部楔形，下延，边缘有细锯齿，上面沿脉有少数刚毛。总花梗长7～12cm，由茎端叶柄中央抽出。伞形花序顶生；花小，多数，淡黄绿色，有小花梗；花萼绿色，5裂；花瓣5；雄蕊5；子房下位，2室；花柱2，离生。花期6～7月，果期7～9月。

生境分布

生于海拔数百米的阴湿山地落叶阔叶林或针叶阔叶混交林下。野生于黑龙江、吉林、辽宁及河北北部。

儿茶 活血止痛，止血生肌，收湿敛疮，清肺化痰

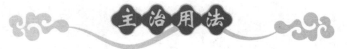

主治用法

用于跌扑伤痛，外伤出血，吐血，衄血，
疮疡不敛，湿疹，湿疮，肺热咳嗽。

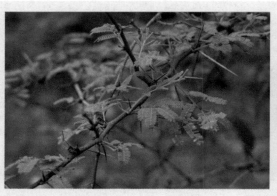

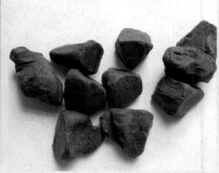

用法用量

1~3g，包煎；多入丸散服。
外用适量。

性味归经

苦、涩，微寒。归肺、心经。

基　源

儿茶为含羞草科（Mimosaceae）
植物儿茶的心材水煎干膏。

植物形态

乔木。树皮棕色。二回偶数羽状
复叶，互生，叶轴上被灰色柔毛，着
生羽片10~20对，小叶片20~50对，
小叶线形，两面被疏毛。总状花序腋
生，萼先端5裂，花瓣5，黄色或白色。
雄蕊多数；雄蕊子房上位。荚果扁而
薄，紫褐色，有光泽。花期8~9月，
果期10~11月。

生境分布

多生于路边。分布于云南西双版
纳傣族自治州，广东、广西有栽培。

九里香

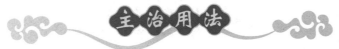

行气止痛，活血散瘀

主治用法

用于胃痛，风湿痹痛；外治牙痛，跌扑肿痛，虫蛇咬伤。

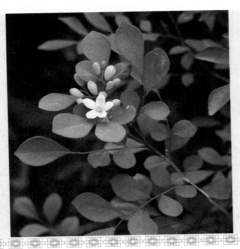

用法用量

6～12g。

性味归经

辛、微苦，温；有小毒。归肝、胃经。

基　源

九里香为芸香科（Rutaceae）植物九里香和千里香的干燥叶和带叶嫩枝。

植物形态

常绿灌木或小乔木，高1～3m。树皮及枝灰白色或黄灰色，当年生枝条绿色。单数羽状复叶互生，叶轴无毛，小叶3～7（～9），小叶柄短，小叶卵形或卵状披针形，长2～7cm，宽1～3cm，先端长渐尖，稀短尖，基部楔形，常偏斜，全缘，上面深绿色，有光泽，下面淡绿色。聚伞花序腋生或顶生，花大，芳香。萼片5，卵形；花瓣5，长圆形，白色，散生淡黄色半透明油点；雄蕊10，长短不一，着生于花盘周围，药隔背部无腺体。子房2室，花柱细长，柱头头状。浆果卵形或卵圆形，长1～2cm，宽0.5～1.4cm，熟时朱红色，表面密布油腺点。种子1～2，种子有绵质毛。花期4～9月或秋冬季，果期9～11月。

生境分布

千里香生于低丘陵、山地或密林中或栽培，分布于福建、台湾、湖南、广东、海南、广西、贵州、云南等省区。

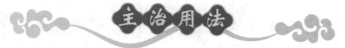

刀豆 温中，下气，止呃

主治用法

用于虚寒呃逆，呕吐。

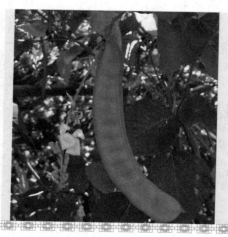

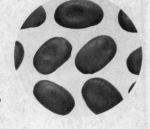

用法用量

6 ~ 9g。

性味归经

甘，温。归胃、肾经。

基 源

刀豆为豆科（Leguminosae）植物刀豆的干燥成熟种子。

植物形态

一年生缠绕状草质藤本，长可达数米，无毛或稍被毛。三出复叶，叶柄长 7 ~ 15cm；顶生小叶片通常宽卵形，长 8 ~ 20cm，宽 5 ~ 16cm，顶端渐尖，基部宽楔形或近圆形，全缘，两面无毛，侧生小叶基部圆形，偏斜。总状花序腋生，花常 2 ~ 3 朵簇生于花序轴上；萼管钟状，稍被毛，上唇大，具 2 裂齿，下唇有 3 裂齿，卵形；花冠蝶形，淡红色或淡紫色，长 3 ~ 4cm，旗瓣宽椭圆形，顶端凹入，基部具不明显的耳及宽爪，翼瓣和龙骨瓣均弯曲，具向下的耳；雄蕊 10，合生，对着旗瓣的 1 枚基部稍离生；子房线状，具短柄，有疏长硬毛；胚珠多数。荚果条形，扁而略弯曲，长 10 ~ 35cm，宽 3 ~ 6cm，先端弯曲或钩状，边缘有隆脊。种子 10 ~ 14 粒，种子椭圆形、长椭圆形或肾形，种皮粉红色、红色或褐色，种脐约为种子全长的 3/4。花期 6 ~ 9 月，果期 8 ~ 11 月。

生境分布

栽培于气候温暖地带。分布于江苏、安徽、浙江、江西、台湾、湖北、湖南、广东、广西、陕西、四川等省区。

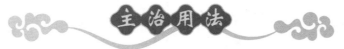

三七 散瘀止血，消肿定痛

主治用法

用于咯血，吐血，衄血，便血，崩漏，外伤出血，跌扑肿痛。

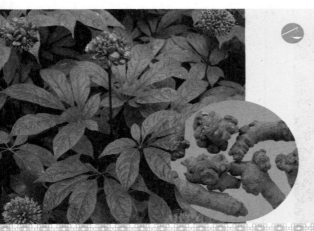

用法用量

3～9g；研粉吞服，一次1～3g。外用适量。

性味归经

甘、微苦，温。归肝、胃经。

用药禁忌 孕妇慎用。

基　源

三七为五加科（Araliaceae）植物三七的根。

植物形态

多年生草本，高达60cm。根状茎短；主根肉质，倒圆锥形或圆柱形，长2～5cm，宽1～3cm，棕黄色或暗褐色，有疣状突起和分枝。茎单一，近圆柱形，有纵条纹。掌状复叶2～5轮生于茎顶；叶柄长4～10cm，基部有多数披针形或卵圆形托叶状附属物；小叶5～7，膜质，长椭圆形或倒卵状椭圆形，长8～10cm，宽2.5～3.5cm，先端渐尖或长渐尖，基部圆楔形，稍偏斜，下延，边缘有细锯齿，两面脉上有刚毛；小叶柄长约2cm。伞形花序单生于茎顶，花小，数朵，淡黄绿色，总花梗长15～30cm，小花梗长约1cm，基部有多数鳞片状苞片；花萼5齿裂；花瓣5，卵圆形，先端尖；雄蕊5，花药纵裂；子房下位，2室；花柱2。浆果，肾形，熟时红色。种子扁球形。花期6～8月，果期8～10月。

生境分布

生于山坡丛林下。分布于福建、浙江、江西、广东、广西、四川等省区。今野生者少见，现云南南部和广西南部多有栽培。

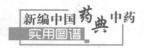

三白草 利尿消肿，清热解毒

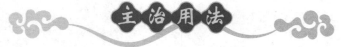

主治用法

用于水肿，小便不利，淋沥涩痛，带下；
外治疗疮肿毒，湿疹。

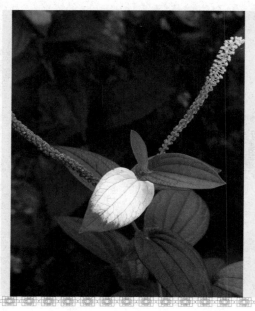

用法用量

15~30g。

性味归经

甘、辛，寒。归肺、膀胱经。

用药禁忌 孕妇慎用。

基　源

三白草为三白草科（Saururaceae）植物三白草的全草或根茎。

植物形态

多年生草本。茎直立，有棱脊，或下部伏地，节上常生不定根。叶互生，纸质，卵形或卵状披针形，先端渐尖，基部心形，与托叶合生鞘状抱茎，全缘。总状花序1~2枝顶生，与叶对生；花序下2~3片叶乳白色，花序轴和花梗有短柔毛；花小，两性，无花被。蒴果，果实分裂为4分果，分果片近球形，有多疣状突起。花期4~8月，果期8~9月。

生境分布

生于沟旁及沼泽等湿处。分布于河北、山西、陕西及长江流域以南各地区。

三棱 破血行气，消积止痛

主治用法

用于癥瘕痞块，痛经，瘀血经闭，胸痹心痛，食积胀痛。

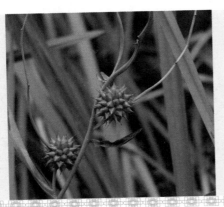

用法用量

5～10g。

性味归经

辛、苦，平。归肝、脾经。

用药禁忌 孕妇忌用，不宜与芒硝、玄明粉同用。

基　源

三棱为黑三棱科（Sparganiaceae）植物黑三棱的块茎。

植物形态

多年生草本，高60～120cm。根茎圆锥形，横生于泥中，下生粗短的块茎及须根。茎单一，直立，圆柱形，光滑。叶丛生，排成2列，长条形，长60～100cm，宽1.2～1.5cm，先端渐尖，下面具纵棱，基部鞘状抱茎。花茎单一，从叶丛中生出，不分枝，长30～50cm；花单性，雌雄同株，花序密集成圆头状，总苞片叶状。雄花序生于花枝上部，每个分枝有雄花2～10个；雄花有花被片3～4，倒披针形，顶端截平；雄蕊3，花丝丝状白色，花药黄色。雌花序球形，位于花枝下部，每个分枝有雌花1～3个，雌花花被片3～4；雌蕊1，子房纺锤形，花柱长，柱头狭披针形，密被毛。聚花果直径约2cm，核果倒卵状圆锥形，长0.7～1cm，宽0.5～0.7cm，有棱角。花期6～7月，果期7～8月。

生境分布

生于水湿低洼处及沼泽等地。分布于黑龙江、吉林、辽宁、河北、河南、山东、山西、内蒙古、江苏、安徽、浙江、江西、湖北、湖南、陕西、宁夏、甘肃、四川、贵州、云南等省区。

千年健　祛风湿，壮筋骨

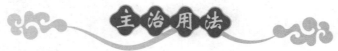

主治用法

用于风寒湿痹，腰膝冷痛，拘挛麻木，筋骨痿软。

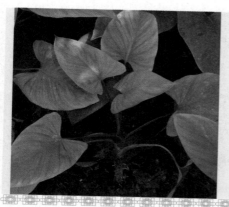

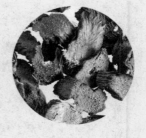

用法用量

5 ~ 10g。

性味归经

苦、辛，温。归肝、肾经。

基　源

千年健为天南星科（Araceae）植物千年健的根茎。

植物形态

多年生草本，高30 ~ 60cm。根茎匍匐，长圆柱形。直径1 ~ 2cm，肉质，红棕色，折断后有多数针刺状纤维。鳞叶线状披针形，长15 ~ 16cm，基部宽2.5cm，向上渐狭；茎较短；叶互生，叶柄长15 ~ 30cm，肉质，上部圆柱形，下部膨大呈翼状，基部扩大呈叶鞘；叶箭状心形或卵状心形，长15 ~ 25cm，宽10 ~ 20cm，先端长渐尖，基部近心形，全缘，两面光滑，侧脉平展向上斜升，基出侧脉4 ~ 5条向后弧曲，干后呈规则皱缩。花序1 ~ 3，生于鳞叶腋内，长10 ~ 15cm；佛焰苞长圆状椭圆形，开花前卷成纺锤形，长6 ~ 8cm，宽1.5 ~ 3cm，先端尖，有喙；肉穗花序柄长10cm。花单性同株，花序下部为雌花，上部为雄花，紧密连接，无花被；雄花密集，3个雄蕊组成一束，分离；雌花具退化雄蕊呈棒状，子房3室，胚株多，柱头盘状。浆果卵圆形，种子长圆形。花期7 ~ 9月，果期8 ~ 10月。

生境分布

生于山谷溪边或密林下，阴湿地。分布于海南、广西、云南等省、自治区。

干姜

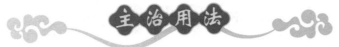

温中散寒，回阳通脉，温肺化饮

主治用法

用于脘腹冷痛，呕吐泄泻，肢冷脉微，寒饮喘咳。

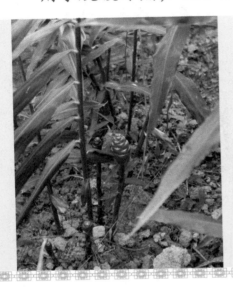

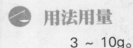

用法用量

3 ~ 10g。

性味归经

辛，热。归脾、胃、肾、心、肺经。

基　源

干姜为姜科（Zingiberaceae）植物姜的干燥根茎。

植物形态

多年生草本，高 40 ~ 100cm。根状茎横走，肥厚，扁平，具分枝，断面黄白色，具辛辣味。叶 2 列，无柄、具抱茎叶鞘；叶舌膜质，长 2 ~ 4mm；叶片披针形至条状披针形，长 15 ~ 30cm，宽约 2cm，先端渐尖，基部渐窄，光滑无毛。花葶单独从根茎抽出，直立，长 15 ~ 25cm，被覆瓦状排列的鳞片；穗状花序卵形或椭圆形，花密，长 4 ~ 5cm；苞片淡绿色，卵圆形，长约 2.5cm，先端具硬尖，覆瓦状排列；花冠黄绿色，管长 2 ~ 2.5cm，裂片披针形，长不及 2cm；唇瓣中央裂片矩圆状倒卵形，短于花冠裂片，具紫色条纹及淡黄色斑点，侧裂片卵形，长约 6mm，具紫色边缘；雄蕊 1；子房 3 室，无毛。花期 7 ~ 8 月，果期 12 月至翌年 1 月。

生境分布

原产于亚洲热带，我国除东北外，大部分地区有栽培。

土茯苓 解毒除湿，通利关节

主 治 用 法

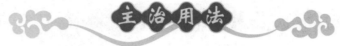

用于梅毒及汞中毒所致的肢体拘挛，筋骨疼痛，湿热淋浊，带下，痈肿，瘰疬，疥癣。

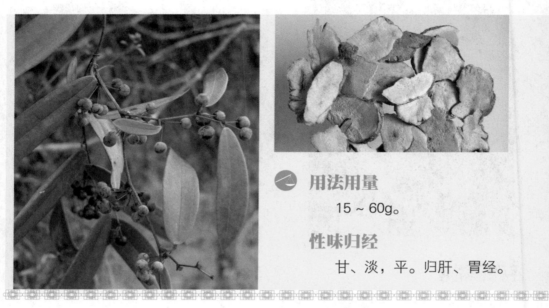

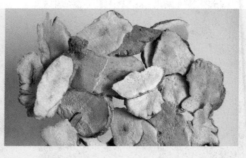

用法用量

15 ~ 60g。

性味归经

甘、淡，平。归肝、胃经。

基 源

土茯苓为百合科（Liliaceae）植物光叶菝葜的干燥根茎。

植物形态

常绿攀缘状灌木；根状茎粗短块状，常由匍匐茎相连接。茎长 1 ~ 4 m，枝条光滑，无刺。叶互生，薄革质，全缘，下面通常绿色，有时带苍白色；叶柄具狭鞘，有卷须。雌雄异株；伞形花序通常具花 10 余朵；花绿白色。浆果球形，直径 7 ~ 10mm，成熟时紫黑色，具粉霜。

生境分布

生于海拔 1800m 以下的林中，灌丛、林缘、河岸或山坡山谷中。分布于安徽、江苏、浙江、福建、广东、广西、江西、湖南、湖北、四川、贵州等省区。

大枣

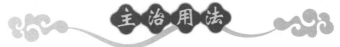

补中益气，养血安神

主治用法

用于脾虚食小，乏力便溏，妇人脏躁。

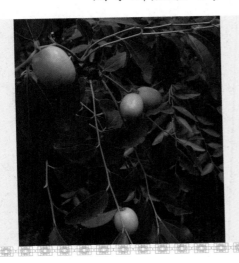

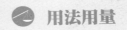

用法用量

6 ~ 15g。

性味归经

甘，温。归脾、胃、心经。

基 源

大枣为鼠李科（Rhamnaceae）植物枣的果实。

植物形态

落叶灌木或小乔木，高达10m。小枝具细长的刺，刺直立或弯曲。单叶互生，叶柄短，叶片卵形至卵状披针形，长 3 ~ 7cm，宽 2 ~ 3.5cm，先端稍钝，基部歪斜，边缘有细锯齿，上面亮绿色，下面淡绿色，两面无毛，3 主脉自基部发出，侧脉明显。花小，通常 7 ~ 8 朵生于叶腋成聚伞花序；花萼 5 裂，上部呈花瓣状，下部相连后呈筒状，绿色；花瓣 5，淡黄绿色；雄蕊 5，与花瓣对生，着生于花盘边缘；花盘圆形，边缘波状；子房下部与花盘合生，花柱突出于花盘中央，先端 2 裂。核果卵形至长圆形，长 1.5 ~ 4cm，嫩时绿色或橘红色，成熟时深红色，果肉肥厚，味甜；核两端锐尖。花期 4 ~ 5 月，果期 7 ~ 9 月。

生境分布

全国各地均有栽培。分布于河北、山西、陕西、河南、山东、安徽、江苏等省区。

大青叶　清热解毒，凉血清斑

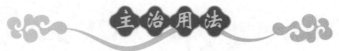

主治用法

用于温病高热，神昏，发斑发疹，痄腮，喉痹，丹毒，痈肿。

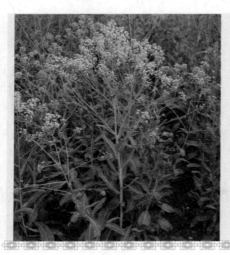

用法用量

9 ~ 15g。

性味归经

苦，寒。归心、胃经。

基　源

　　大青叶为十字花科（Cruciferae）植物菘蓝的干燥叶。

植物形态

　　一年生或二年生草本，高40 ~ 100cm。主根粗长，长20 ~ 50cm，直径1 ~ 2.5cm，根皮浅黄棕色或灰白色。茎直立，上部多分枝，光滑，有白粉。叶互生；基生叶较大，有柄；叶长圆状椭圆形，长15 ~ 30cm，宽3 ~ 7cm，全缘或波状，有时有不规则齿裂；茎生叶长圆形或长圆状披针形，下部叶较大，往上叶渐小，长3 ~ 15cm，宽0.5 ~ 3.5cm，先端钝尖，基部耳圆形，半抱茎，全缘。复总状花序，花小，直径3 ~ 5mm，花梗细，长5 ~ 10mm；花萼4，绿色；花瓣4，黄色，倒卵形；雄蕊6，4强；雌蕊1，长圆形。长角果长圆形，扁平翅状，有中肋，顶端钝圆或截形，基部渐窄。种子1枚。花期4 ~ 5月，果期6月。

生境分布

　　常为栽培，分布于东北、华北及宁夏、青海、新疆、河南、山东、江苏、安徽、浙江等省区。

大黄

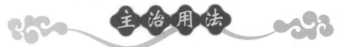 泻下攻积，清热泻火，利湿退黄

主治用法

用于实热积滞便秘，血热吐衄，目赤咽肿，痈肿疔疮，肠痈腹痛，瘀血闭经，产后瘀阻，跌打损伤，湿热痢疾。

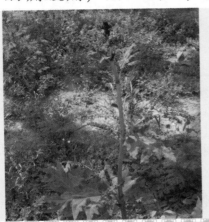

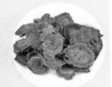

用法用量

3～15g；用于泻下不宜久煎。外用适量，研末敷于患处。

性味归经

苦，寒。归脾、胃、大肠、肝、心包经。

 用药禁忌 孕妇及月经期、哺乳期慎用。

基　源

大黄为蓼科（Polygonaceae）植物掌叶大黄、唐古特大黄和药用大黄的根茎及根。

植物形态

多年生高大草本，高达2m。根状茎及根肥大，黄褐色。茎直立，光滑无毛，中空。基生叶有肉质粗壮的长柄，约与叶片等长；叶宽卵形或圆形，直径达40cm，掌状半裂，裂片3～5(～7)，每1裂片有时再羽状裂或有粗齿，基部稍心形，上面无毛或疏生乳头状小突，下面有柔毛；茎生叶较小，互生，有短叶柄；托叶鞘状，膜质，密生短柔毛。圆锥花序大型，顶生，花小，数朵成簇，紫红色或带红紫色；花梗纤细，中下部有关节；花被片6，2轮，内轮稍大，椭圆形，长约1.5mm；雄蕊9，花药稍外露，花柱3，柱头头状。果枝多聚拢，瘦果有3棱，棱上生翅，长约9mm，宽约7mm，先端微凹，基部稍心形，棕色。花期6～7月，果期7～8月。

生境分布

掌叶大黄生于高寒山地林缘或草坡上，分布于陕西、甘肃、青海、四川西部、云南西北部等。

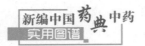
大腹皮 — 行气宽中，行水消肿

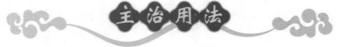
主治用法

用于湿阻气滞，脘腹胀闷，水肿胀满，脚气浮肿。

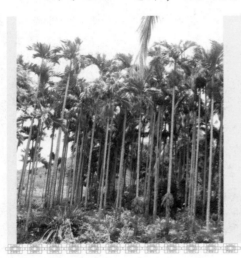

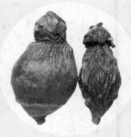

用法用量

5 ~ 10g。

性味归经

辛，微温。归脾、胃、大肠、小肠经。

基源

大腹皮为棕榈科（Palmae）植物槟榔的干燥果皮。

植物形态

乔木，高 10 ~ 18 m，不分枝，叶脱落后呈明显的环纹。叶在茎顶端丛生；羽状复叶，长 1.3 ~ 2 m，光滑，叶轴三棱形，小叶披针形或线形，长 30 ~ 60 cm，宽 2.5 ~ 6 cm，先端渐尖，有不规则分裂，基部较狭，两面光滑。肉穗花序生于最下 1 叶的叶鞘束下，有佛焰苞状大苞片，长倒卵形，长达 40cm，光滑，花序多分枝；花单性，雌雄同株；雄花小，多数，无柄，紧贴分枝上部，通常单生；花被 6，三角状阔卵形；雄蕊 6，花丝短，花药基着，箭形；退化雌蕊 3，丝状；雌花较大而少，无柄，着生于分枝下部；花被 6，排列成 2 轮，三角状阔卵形，长 12 ~ 15 mm，退化雄蕊 6，花柱 3，短小。坚果卵圆形或长圆形，长 5 ~ 6 cm，基部有宿存花被，熟时橙黄色。每年开花 2 次，花期 3 ~ 8 月，冬花不结果；果期 12 月至翌年 2 月。

生境分布

栽培于阳光充足、湿度大的林间或村旁。分布于福建、云南等省区。

大蓟 凉血止血，散瘀解毒消痈

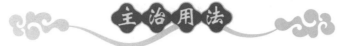

主治用法

用于衄血，吐血，尿血，便血，外伤出血，痈肿疮毒。

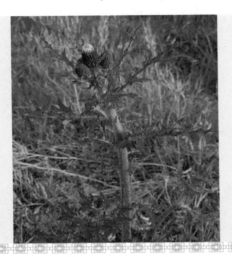

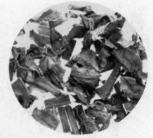

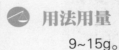 **用法用量**

9~15g。

性味归经

甘、苦，凉。归心、肝经。

基　源

大蓟为菊科（Compositae）植物大蓟的地上部分。

植物形态

多年生草本，高 30 ~ 100cm。根长纺锤形或长圆锥形，簇生。茎直立，有细纵纹，被白色或黄褐色丝状毛。基生叶有柄，开花时不凋落，叶片倒披针形或倒卵状椭圆形，长 12 ~ 30cm，宽 5 ~ 8cm，羽状深裂，裂片 5 ~ 6 对，边缘齿状，齿端具刺，上面疏生丝状毛，下面沿脉有丝状毛；中部叶无柄，基部抱茎，羽状深裂，边缘有刺；上部叶渐小。

头状花序单一或数个生于枝端集成圆锥状；总苞钟状，长 1.5 ~ 2cm，宽 2.5 ~ 4cm，被丝状毛；总苞片 4 ~ 6 层，线状披针形，外层较小，顶端有短刺，最内层的较长，无刺；花两性，全部为管状花，花冠紫色或紫红色，长 1.5 ~ 2cm，5 裂，裂片较下面膨大部分短；雄蕊 5，花药顶端有附片，基部有尾。瘦果长椭圆形，稍扁，长约 4mm；冠毛羽状，暗灰色，稍短于花冠。

生境分布

生于山坡、路边。分布于河北、山东、江苏等地。

女贞子 滋补肝肾，明目乌发

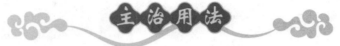

主治用法

用于肝肾阴虚，眩晕耳鸣，腰膝酸软，须发早白，
目暗不明，内热消渴，骨蒸潮热。

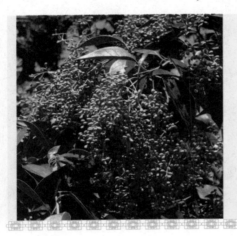

用法用量

6～12g。

性味归经

甘、苦，凉。归肝、肾经。

基 源

女贞子为木犀科（Oleaceae）植物女贞的干燥成熟果实。

植物形态

常绿大灌木或小乔木，高达10m。树干直立，树皮灰绿色，光滑不裂；枝条开展，平滑而具明显的皮孔。叶对生，革质；叶柄长1～2cm；叶片卵形至卵状披针形，长6～14cm，宽4～6cm，先端急尖或渐尖，基部宽楔形或近于圆形，全缘，上面深绿色，有光泽，下面淡绿色。圆锥花序顶生，长5～10cm，直径8～17cm；苞片叶状，着生于花序下部的侧生花序梗之基部，线状披针形；花芳香，密集，几无梗；花萼及花冠钟状，均4裂，花冠白色；雄蕊2，着生于花冠管喉部；雌蕊1，略伸出花冠外，子房上位，球形，2室，每室具1胚珠，花柱细长，柱头2浅裂。浆果状核果，长圆形，略弯，直径3～4mm，熟时蓝黑色。花期6～7月，果期8～12月。

生境分布

生于温暖潮湿的地区或山坡向阳处。分布于河北、山西、陕西、甘肃及长江以南各省区。

小蓟 凉血止血，散瘀解毒消痈

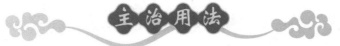

主治用法

用于衄血，吐血，尿血，血淋，便血，崩漏，外伤出血，痈肿疮毒。

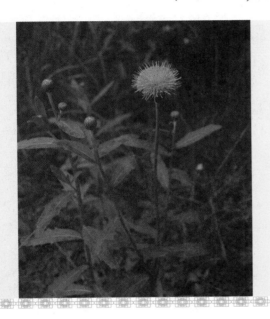

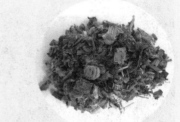

用法用量

5~12g。

性味归经

甘、苦，凉。归心、肝经。

基　源

小蓟为菊科（Compositae）植物刺儿菜的地上部分。

植物形态

多年生草本。茎被蛛丝状绵毛。基生叶花时凋落，长椭圆形或长圆状披针形；茎生叶椭圆形或椭圆状披针形，先端短尖或钝，基部窄或钝圆，近全缘或有疏锯齿，边缘有小刺，两面有白色蛛丝状毛。头状花序顶生，雌雄异株；总苞钟状，苞片5裂，总苞片6层，顶端长尖，具刺；花冠紫红色，细管状。瘦果长椭圆形或卵形，冠毛羽状。花期5~6月，果期5~7月。

生境分布

生于荒地、田间和路旁。分布于全国各地。

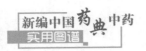
山茱萸　补益肝肾，收涩固脱

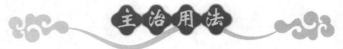
主治用法

用于眩晕耳鸣，腰膝酸痛，阳痿遗精，遗尿尿频，
崩漏带下，大汗虚脱，内热消渴。

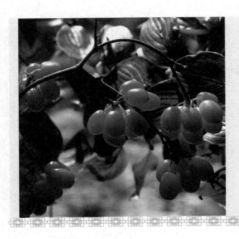

用法用量

6 ～ 12g。

性味归经

酸、涩，微温。归肝、肾经。

基　源

　　山茱萸为山茱萸科（Cornaceae）植物山茱萸的干燥成熟果肉。

植物形态

　　落叶灌木或乔木，高 4 ～ 10m。树皮淡褐色，片状剥落；小枝圆柱形或带四棱，粉绿色，干后紫褐色。叶对生，叶柄长 5 ～ 15mm，幼时有黄褐色毛，叶片卵形至长椭圆形，长 5 ～ 12cm，宽 2 ～ 7cm，先端渐尖，基部宽楔形或近圆形，全缘，上面亮绿色，幼时疏生平贴毛，下面淡绿色，被白色丁字形毛，脉腋具黄褐色毛丛。花先叶开放，20 ～ 30

朵簇生于小枝顶端，呈伞形花序状；总苞片 4，黄绿色，背面密被棕色细柔毛，于花后脱落；花两性；萼片 4，卵形；花瓣 4，黄色，卵状披针形；雄蕊 4，与花瓣互生；花盘球状，肉质；子房下位，通常 1 室，内有倒生胚珠 1，花柱圆柱形，柱头头状。核果长椭圆形，长 1.2 ～ 2cm，果皮干后皱缩呈网状。

生境分布

　　生于向阳山坡、溪旁杂木林中。有栽培。分布于山西、陕西、甘肃等省区。

山药

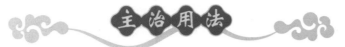

补脾养胃，生津益肺，补肾涩精

主治用法

用于脾虚食少，久泻不止，肺虚喘咳，肾虚遗精，
带下，尿频，虚热消渴。麸炒山药补脾健胃。
用于脾虚食少，泄泻便溏，白带过多。

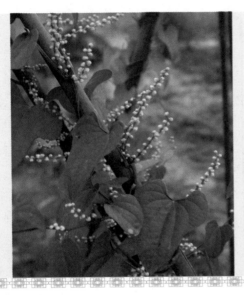

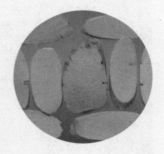

用法用量

15～30g。

性味归经

甘，平。归脾、肺、肾经。

基　源

山药为薯蓣科（Dioscoreaceae）植物薯蓣的块状茎。

植物形态

缠绕草质藤本。根茎圆柱状或棒状，肥大，肉质，具黏液。茎粗壮，常带紫色。叶具长柄，对生或轮生，叶片卵状三角形或长圆形，先端渐尖，基部心形，具7～9脉，叶柄带紫色；叶腋内生有珠芽。花序穗状，生于叶腋；雄花序直立，数枚簇生；雄花乳白色，具香气，花被片6，雄蕊6；雌花序下垂，长8～12cm；雌花子房下位。蒴果，倒卵状圆形，具3翅。种子周围具薄翅。花期7～8月，果期8～10月。

生境分布

生于林下、溪旁、灌木丛、杂草中。全国均有野生或栽培。

山楂 消食健胃，行气散瘀，化浊降脂

主治用法

用于肉食积滞，胃脘胀满，泻痢腹痛，瘀血经闭，
产后瘀阻，心腹刺痛，胸痹心痛，疝气疼痛，高脂血症。

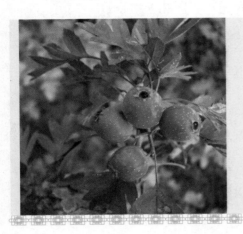

用法用量

9 ~ 12g。

性味归经

酸、甘，微温。归脾、胃、肝经。

基 源

山楂为蔷薇科（Rosaceae）植物山里红、山楂的干燥成熟果实。

植物形态

落叶小乔木，高达6m。树皮暗棕色。分枝多，无刺或疏生短刺，刺长1 ~ 2cm。叶互生，叶柄长2 ~ 6cm；托叶镰形，边缘有齿；叶宽卵形或三角状卵形，长6 ~ 12cm，宽5 ~ 8cm，先端短渐尖，基部宽楔形，稍偏斜，两边有2 ~ 4对羽状裂片，仅下面1对裂片较深，边缘有不规则重锯齿，叶脉下面有短柔毛。伞房花序生于枝端或上部叶腋，有柔毛。花10 ~ 12朵，白色或稍带红晕，直径约1.5cm；苞片线状披针形；萼筒钟状，萼齿5。花瓣5，倒卵形或近圆形；雄蕊约20枚，不等长，花药粉红色；子房下位，5室，花柱5。梨果近球形，直径达2.5cm，深红色，有黄白色斑点。花期5 ~ 6月，果期8 ~ 10月。

生境分布

生于山坡砂地、河边杂木林，分布于东北及河北、河南、山东、山西、内蒙古、江苏、陕西等地。

川乌

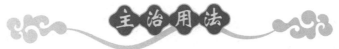

主治用法

用于风寒湿痹，关节疼痛，心腹冷痛，寒疝作痛。

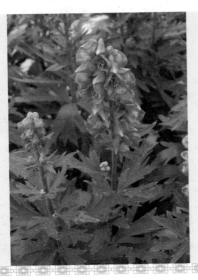

 用法用量

3 ~ 9g。一般炮制后用。

性味归经

辛、苦，热；有大毒。归心、肝、肾、脾经。

 用药禁忌　生品内服宜慎；孕妇禁用；不宜与半夏、瓜蒌、瓜蒌子、瓜蒌皮、天花粉、川贝母、浙贝母、平贝母、伊贝母、湖北贝母、白蔹、白及同用。

基　源

川乌为毛茛科（Ranunculaceae）植物乌头的干燥母根或块根。

植物形态

多年生草本，高60 ~ 120cm。块根通常2个连生，栽培品的侧根（子根）通常肥大，倒卵圆形至倒卵形，直径可达5 cm，主根是乌头，子根为附子；茎直立，中部以上被反曲的短柔毛；叶互生，茎下部在再开花时枯萎，中部叶有长柄，叶柄长1 ~ 2.5cm，疏被短柔毛；叶片五角形，长6 ~ 11cm，宽9 ~ 15cm，基部浅心形，3裂几达基部。中央全裂片宽菱形、倒卵状菱形或菱形，先端急尖或短渐尖，近羽状分裂，二回羽裂片2对，斜三角形，具1 ~ 3枚牙齿，间或全缘，侧全裂片不等2深裂，各裂片边缘有粗齿或缺刻，上面疏被短伏毛，下面通常只在脉上疏被短柔毛，革质或纸质。总状花序窄长，顶生，长6 ~ 25cm。

生境分布

乌头生于山地草坡、灌丛中或栽培于平地肥沃的砂质壤土中。分布于辽宁、陕西、甘肃、河南等地。

川芎 活血行气，祛风止痛

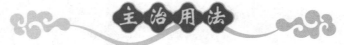

主治用法

用于胸痹心痛，胸胁刺痛，跌扑肿痛，月经不调，经闭痛经，产后瘀滞腹痛，头痛，风湿痹痛。

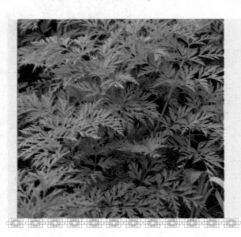

用法用量

3～10g。

性味归经

辛，温。归肝、胆、心包经。

基　源

川芎为伞形科（Umbelliferae）植物川芎的根茎。

植物形态

多年生草本，高40～70cm，全株有香气。根茎呈不规则结节状的拳形团块，须根多数。茎丛生直立圆筒形，中空，有纵沟纹，茎上部节膨大成盘状，易生根。叶互生，抱茎，有叶鞘；小叶3～5对，卵状三角形，羽状全裂，末回裂片卵形或卵状披针形，羽状深裂，先端有小尖头，脉上有疏短柔毛。复伞形花序顶生，伞梗十余条，四棱形，有短毛；总苞片3～6；小伞序有花10～24，小总苞片2～7，线形，微带紫色，有柔毛；花白色，萼齿不显著；花瓣5；椭圆形，先端有突尖，内曲；雄蕊5，伸出花瓣外，花药淡绿色；子房下位，花柱2。双悬果卵形，5棱，有窄翅，背棱棱槽中有油管3，侧棱棱槽中有油管2～5，合生面4～6。花期7～8月，果期8～9月。

生境分布

主要栽培于四川，现江西、福建、湖北、陕西、甘肃、贵州、云南等省区已有引种。

川楝子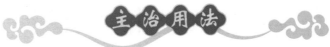

疏肝泄热，行气止痛，杀虫

主治用法

用于肝郁化火，胸胁，脘腹胀痛，疝气疼痛，虫积腹痛。

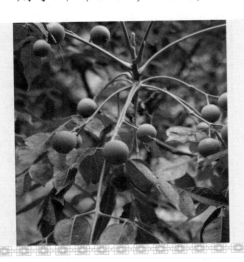

用法用量

5～10g。外用适量，研末调涂。

性味归经

苦，寒；有小毒。归肝、小肠、膀胱经。

基　源

川楝子为楝科（Meliaceae）植物川楝的果实。

植物形态

落叶乔木，高达10m以上。树皮灰褐色，幼枝密生星状鳞片。叶互生，二回单数羽状复叶，小叶5～11片，窄卵形或卵形，长4～7cm，宽2～3.5cm，先端渐尖，基部圆形，两侧不对称，全缘或部分有疏锯齿，幼时两面密生星状毛。聚伞圆锥花序腋生，密生短柔毛或星状毛；花萼5～6，花瓣5～6，花淡紫色或紫色；雄蕊为花瓣2倍，花丝连合成筒状；子房瓶状，6～8室。核果大椭圆形或近球形，长1.5～3cm，直径1.6～2.3cm，黄色或黄棕色，内果皮坚硬木质，有6～8棱。种子扁平，长椭圆形，长约1cm，黑色。花期3～4月，果期9～11月。

生境分布

生于平原、丘陵或栽培。分布于陕西、甘肃、河南、湖北、湖南、贵州、四川、云南等省区。

马齿苋 清热解毒，凉血止血，止痢

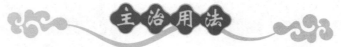

主治用法

用于热毒血痢，痈肿疔疮，湿疹，丹毒，蛇虫咬伤，
便血，痔血，崩漏下血。

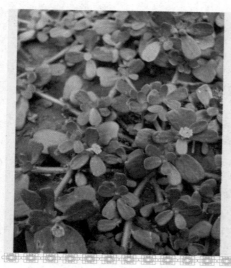

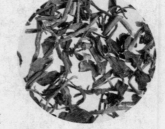

用法用量

9～15g。外用适量捣敷患处。

性味归经

酸，寒。归肝、大肠经。

基　源

马齿苋为马齿苋科（Portulacaceae）植物马齿苋的地上部分。

植物形态

一年生草本。植物体肉质。茎多分枝，平卧地面，淡绿色，有时成暗红色。单叶，互生，有时为对生，扁倒卵形，先端钝圆或截形，全缘，肉质，长1～2.5cm，光滑，无毛。花3～8朵，黄色，顶生枝端。总苞片4～5，三角状卵形，先端具细尖。萼片2，绿色，基部与子房合生。花瓣5，倒卵状长圆形，具凹头，下部结合。雄蕊8～12，基部合生。子房半下位，卵形。花柱单1，柱头5裂，花柱连同柱头长于雄蕊。果为盖裂的蒴果。种子多数，黑褐色，肾状卵圆形。花期5～8月，果期7～9月。

生境分布

生于田野、路旁及荒地。分布于全国各省区。

马鞭草 活血散瘀，解毒，利水，退黄

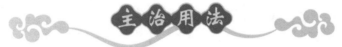

主治用法

用于癥瘕积聚，痛经经闭，喉痹，痈肿，水肿，黄疸，疟疾。

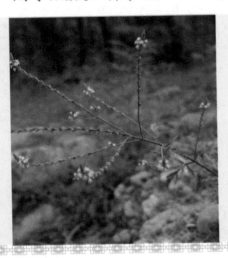

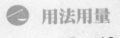 **用法用量**

5 ~ 10g。

性味归经

苦，凉。归肝、脾经。

基 源

马鞭草为马鞭草科（Verbenaceae）植物马鞭草的地上部分。

植物形态

多年生草本，高 30 ~ 120 cm。茎方形，节及棱上被硬毛。叶对生，近无柄，叶片卵圆形至倒卵形或长圆状披针形，长 2 ~ 8cm，宽 1 ~ 5cm，基生叶的边缘常有粗锯齿及缺刻，茎生叶多数 3 深裂，裂片边缘有不规则的粗锯齿，两面均被硬毛，尤以下面的脉上为多。穗状花序细长，果期可达 25cm，顶生及腋生；每朵花下有 1 枚卵状钻形的苞片；花萼管状，长约 2mm，膜质，5 齿裂；花冠管状，淡紫色至蓝色，长 4 ~ 8mm，5 裂，近二唇形；雄蕊 4，着生在花冠管的中部，二强，花丝短；子房上位，4 室。蒴果长圆形，外果皮薄，成熟时四瓣裂。花期 6 ~ 8 月，果期 7 ~ 11 月。

生境分布

生于路旁、田野、山坡、溪边或村落附近。分布于山西、江苏、安徽、浙江、江西、福建、湖北、湖南、广东、广西、陕西、甘肃、新疆、四川、贵州、云南、西藏等省区。

丹参 活血祛瘀，通经止痛，凉血消痛

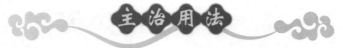

主治用法

用于胸痹心痛，脘腹胁痛，癥瘕积聚，热痹疼痛，心烦不眠，月经不调，痛经经闭，疮疡胀痛。

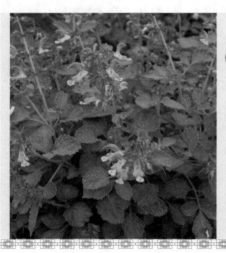

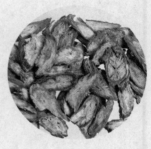

用法用量

10 ～ 15g。

性味归经

苦，微寒。归心、肝经。

用药禁忌 不宜与藜芦同用。

基源

丹参为唇形科（Labiatae）植物丹参的根。

植物形态

多年生草本。根肥厚，肉质。茎直立，高40 ～ 80cm，四棱形，具槽，密被长柔毛。叶常为奇数羽状复叶，小叶3 ～ 5枚，稀为7枚。叶片卵形或椭圆状卵形，两面有毛。轮伞花序6至多花，组成顶生的或腋生的总状花序，密被腺毛和长柔毛；苞片披针形。花萼钟形，紫色，具11条脉，外被腺毛，二唇形；上唇全缘，三角形，顶端有3个小尖头；下唇有2齿，三角形或近半圆形。花冠蓝紫色，筒内具毛环；上唇镰刀形；下唇短于上唇，3裂，中间裂片最大。能育雄蕊2，伸至上唇片。花柱外伸，先端为不相等的2裂，后裂片极短。小坚果，椭圆形，黑色。花期4 ～ 7月，果期7 ～ 8月。

生境分布

生于山坡灌丛中或林下、沟边。多栽培。分布于辽宁、河北、山西、陕西、宁夏、甘肃、河南、山东及长江以南各省区。

乌药 行气止痛，温肾散寒

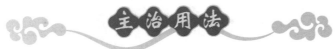

主治用法

用于寒凝气滞，胸腹胀痛，气逆喘息，膀胱虚冷，遗尿尿频，疝气疼痛，经寒腹痛。

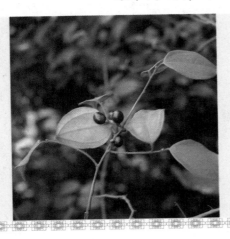

用法用量

6～10g。

性味归经

辛，温。归肺、脾、肾、膀胱经。

基　源

乌药为樟科（Lauraceae）植物乌药的块根。

植物形态

常绿灌木或小乔木，高达5m。根木质，纺锤形，有结节膨大，淡紫红色，内部灰白色。树皮灰绿色，小枝灰褐色至棕褐色，幼时密被褐色柔毛，老时无毛；茎枝坚韧，不易断。叶互生，革质；叶柄长0.5～1cm，被柔毛；叶椭圆形至卵形，长3～7cm，宽1.5～4cm，先端尖或尾状渐尖，基部圆形或广楔形，上面亮绿色，下面灰绿白色，被淡褐色长柔毛，后变光滑，主脉3条。花小，黄绿色，伞形花序腋生，总花梗短或无，小花梗长1.5～3mm，被毛，簇生多数小花；花单性，雌雄异株；花被6片，广椭圆形，雄花有能育雄蕊9枚，排3轮，最内1轮基部有腺体，花药2室；雌花有不育雄蕊多数，子房上位，球形，1室，胚珠1。核果近球形，成熟时变黑色，基部有浅齿状宿存花被。花期3～4月，果期9～10月。

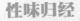

生境分布

生于向阳荒地、灌木林中或草丛中。分布于陕西、安徽、江苏等省区。

乌梅

敛肺，涩肠，生津，安蛔

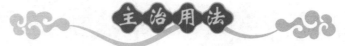

主治用法

用于肺虚久咳，久泻久痢，虚热消渴，蛔厥呕吐腹痛。

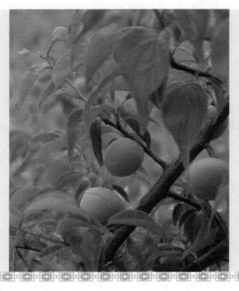

用法用量

6~12g。

性味归经

酸、涩，平。归肝、脾、肺、大肠经。

基　源

乌梅为蔷薇科（Rosaceae）植物梅的干燥近成熟果实。

植物形态

落叶乔木，稀为灌木。株高4~10m。树皮灰色或稍带绿色，光滑无毛。叶狭卵形至宽卵圆形，长4~8cm，宽2~4cm，先端长渐尖，基部宽楔形，边缘具细锯齿，两面微被柔毛；叶柄长约1cm，近顶端处有2腺体。花1~2朵，具极短花梗，直径2~2.5cm，有香味。萼筒广钟形，被短柔毛。萼片近卵圆形。花瓣白色至淡红色。雄蕊多数，子房密被柔毛。核果，近球形，有沟，直径2~3cm，黄色或淡绿色，具柔毛，味酸。果核卵圆形花期1~2月，果期5~6月。

生境分布

东北、华北有盆栽，长江以南各省有栽培或野生。分布于浙江、福建、湖南、广东、广西、四川、云南等地。

五加皮

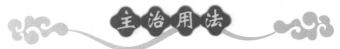

祛风除湿，补益肝肾，强筋壮骨

主治用法

用于风湿痹痛，筋骨痿软，小儿行迟，
体虚乏力，水肿，脚气。

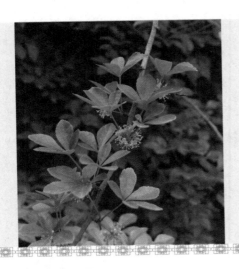

用法用量

5～10g。

性味归经

辛、苦，温。归肝、肾经。

基　源

五加皮为五加科（Araliaceae）植物细柱五加的根皮。

植物形态

灌木，高2～3m，茎直立或蔓生状；枝灰棕色，下垂，节上生弯曲扁刺。掌状复叶，小叶5，稀3～4，顶端1枚较大，两侧小叶较小，在长枝上互生，在短枝上簇生；叶柄长3～8cm，光滑或有小刺；小叶倒卵形或倒披针形，长3～8cm，宽1～3.5cm，先端短渐尖，基部楔形，边缘有细锯齿，沿叶脉生刚毛，下面脉腋间生簇毛，几无小叶柄。伞形花序腋生，或顶生于短枝上，花多数，黄绿色；总花梗长1～3cm，结实时延长；花梗长6～10mm；花萼近全缘或有5小齿；花瓣5，长圆状卵形，先端尖；雄蕊5；子房下位，2室；花柱2，分离或基部合生。果实扁球形，熟时黑色。种子2，淡褐色。花期4～8月，果期6～10月。

生境分布

生于灌木丛林、山坡路旁。分布于山西、陕西、山东及长江以南各省区。

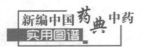
五味子

收敛固涩，益气生津，补肾宁心

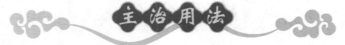

主治用法

用于久咳虚喘，梦遗滑精，遗尿尿频，久泻不止，自汗盗汗，津伤口渴，内热消渴，心悸失眠。

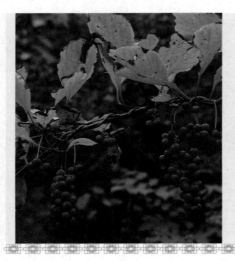

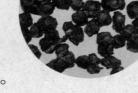

用法用量

2 ~ 6g。

性味归经

酸、甘，温。归肺、心、肾经。

基　源

　　五味子为木兰科 (Magnoliaceae) 植物五味子的成熟果实。

植物形态

　　多年生落叶木质藤本，长达8m。茎枝红棕色或灰紫色，有多数圆形皮孔。单叶，于幼枝上互生，老枝上丛生于短枝，有腺点，叶柄细长，淡粉红色；叶阔椭圆形、阔倒卵形或卵形，长5 ~ 11cm，宽3 ~ 7cm，边缘疏生有腺体小齿，脉上有时被短柔毛。花单性，雌雄异株，数朵簇生于叶腋而下垂；花被片6 ~ 9，乳白色或粉红色；雄花有雄蕊5，花药无柄，花丝合生成短柱；雌花心皮多数，分离，螺旋状排列于花托上，子房倒梨形，授粉后花托渐渐伸长，结果时成长穗状。浆果肉质，球形，直径5 ~ 7mm，熟时深红色；种子1 ~ 2，肾形，种皮光滑。花期5 ~ 7月，果期8 ~ 10月。

生境分布

　　生于山坡杂木林下，常缠绕在其他植物上。分布于东北、华北及陕西、山东等省区。

五倍子

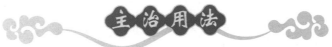

敛肺降火，敛汗，止血，收湿敛疮

主治用法

用于肺虚久咳，肺热痰嗽，久泻久痢，自汗盗汗，消渴，便血痔血，外伤出血，痈肿疮毒，皮肤湿烂。

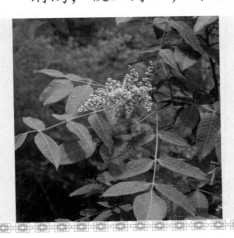

用法用量

3 ~ 6g。
外用适量。

性味归经

酸、涩，寒。归肺、大肠、肾经。

基源

五倍子为漆树科（Anacardiaceae）植物盐肤木、青麸杨或红麸杨上的虫瘿，由多种五倍子蚜虫寄生形成。植物盐肤木受倍蚜科昆虫角倍蚜寄生后形成的虫瘿，称"角倍"；红麸杨或青麸杨受蛋铁倍蚜寄生后形成的虫瘿，称"肚倍"。

植物形态

落叶乔木，高达8m，小枝光滑无毛或被细短柔毛。单数羽状复叶，总叶柄基部膨大，叶轴圆形或在上部的小叶间微有翅；小叶5 ~ 9枚，小叶柄极短而明显，椭圆形或椭圆状披针形，长5 ~ 10cm，宽2 ~ 2.5cm，先端渐尖，基部圆形或广楔形，偏斜，全缘或幼时有粗锯齿，上面绿色，光滑无毛，下面灰绿色，几无毛或仅脉上被柔毛。圆锥花序顶生，长10 ~ 20cm，被细柔毛；花小，杂性，白色，花药黄色，果序下垂，核果近球形，直径3 ~ 4mm，血红色，表面密生细短毛，有宿存花柱。花期5 ~ 6月，果期7 ~ 9月。

生境分布

青麸杨生于山坡干燥处灌木丛中。分布于陕西、甘肃、山西等省区。

升麻

发表透疹，清热解毒，升举阳气

主治用法

用于风热头痛，齿痛，口疮，咽喉肿痛，麻疹不透，阳毒发斑，脱肛，子宫脱垂。

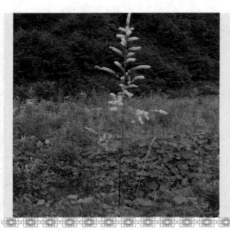

用法用量

3～10g。

性味归经

辛、微甘，微寒。归肺、脾、胃、大肠经。

基源

升麻为毛茛科（Ranunculaceae）植物兴安升麻、升麻或大三叶升麻的干燥根茎。

植物形态

多年生草本。根茎大型，坚实，黑色，有多数内陷的圆洞状老茎残迹。茎直立，高1～2m，圆形，中空，上部分枝。下部叶具长达15cm的叶柄，叶片三角形，2～3回三出羽状全裂；顶生小叶菱形，长7～10cm，宽4～7cm，常浅裂，边缘有锯齿，侧生小叶斜卵形；上面无毛，下面沿脉疏被白色柔毛。茎上部的叶较小，具短柄或近无柄，常一至二回三出羽状全裂。圆锥花序，具分枝3～20条，花序轴和花梗密被灰色或锈色的腺毛及短毛；苞片钻形，比花梗短；花两性；萼片5，花瓣状，倒卵状圆形，白色或绿白色；退化雄蕊位于萼片内面，顶端微凹或二浅裂，能育雄蕊多数；心皮2～5，密被灰色毛。果长圆形，被贴伏柔毛，基部渐狭成长2～3mm的柄，顶端有短喙；种子3～8，椭圆形，全体生膜质鳞翅。

生境分布

生于山地林缘、林中或路旁草丛中，分布于河南西部、山西南部等地区。

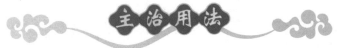

天仙子

解痉止痛，平喘，安神

主治用法

用于胃痉挛疼痛，喘咳，癫狂。

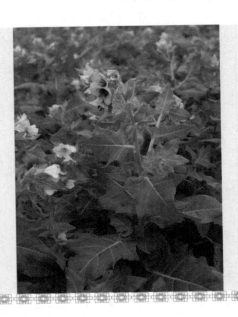

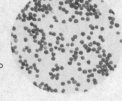

 用法用量

0.06 ~ 0.6g。

性味归经

苦、辛，温；有大毒。
归心、胃、肝经。

用药禁忌 心脏病、心动过速、青光眼患者及孕妇禁用。

基　源

天仙子为茄科（Solanaceae）植物莨菪的种子。

植物形态

一年生或二年生草本，高达1m。根较粗壮。地上部分生白色黏腺毛，有强烈臭气。茎直立，基部木质化，有莲座状叶丛。叶互生，上部叶无柄，基部下延抱茎，叶卵形或长圆形，长4~10cm，宽2~6cm，先端钝或渐尖，边缘有波状齿或羽状浅裂。花单生于茎枝上部的叶腋，偏向一侧；花萼钟形，5浅裂，果期增大成壶状；基部圆形；花萼钟状，黄色，有紫色网纹，顶端5浅裂；雄蕊5，着生于花冠筒的中部，稍伸出花冠外；子房2室，柱头2浅裂。蒴果藏于宿萼内，长卵圆形，成熟时盖裂。种子小，多数，扁肾形，有网纹。花期5月，果期6月。

生境分布

生于村边、田野、路旁等处。有栽培。分布于东北、华北、西北及四川、云南等省区。

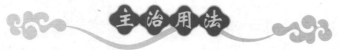

天冬　滋阴润燥，清肺生津

主治用法

用于肺燥干咳，顿咳痰黏，腰膝酸痛，骨蒸潮热，内热消渴，热病津伤，咽干口渴，肠燥便秘。

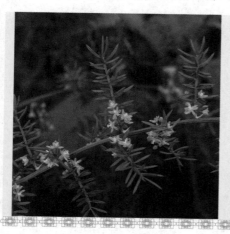

用法用量

6 ～ 12g。

性味归经

甘、苦，寒。归肺、肾经。

基　源

天冬为百合科（Liliaceae）植物天冬的块根。

植物形态

多年生攀缘草本，全体光滑无毛。根稍肉质，于中部或近末端呈纺锤状或长椭圆状膨大，膨大部分长4 ～ 10cm，粗1 ～ 2cm，外表灰黄色。茎细长，常扭曲，长1 ～ 2m，多分枝，分枝具棱或狭翅。叶状枝常3枚成簇，生于叶腋，扁平或略呈锐三角形，镰刀状。叶鳞片状，顶端长尖，基部具硬刺，茎上的刺长约3mm，而在分枝上刺较短或不明显。雌雄异株，花常2朵腋生，淡绿色，黄白色或白色；花梗长2 ～ 6mm；雄花花被片6，雄蕊稍短于花被，花丝不贴生于花被片上；雌花与雄花等大，具6枚退化雄蕊，子房上位，柱头3裂。浆果球形，直径6 ～ 7mm，成熟时红色，具种子1枚。花期5 ～ 6月，果期10 ～ 12月。

生境分布

生于山坡、路旁、林下。分布于河北、河南、山西、江苏、安徽、浙江、江西、福建、台湾、湖北、湖南、广东、广西、陕西、甘肃、四川、贵州、云南等省区。

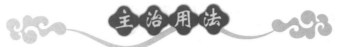

天花粉　清热泻火，生津止渴，消肿排脓

主治用法

用于热病烦渴，肺热燥咳，内热消渴，疮疡肿毒。

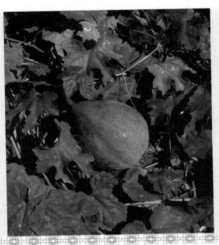

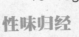 用法用量

10~15g。

性味归经

甘、微苦，微寒。归肺、胃经。

 孕妇慎用；不宜与川乌、制川乌、草乌、制草乌、附子同用。

基　源

天花粉为葫芦科（Cucurbitaceae）植物栝楼或双边栝楼的干燥根。

植物形态

多年生攀缘草本。块根肥厚，圆柱状，灰黄色。茎多分枝，无毛，长达 10 余米，有棱槽；卷须 2 ~ 5 分枝。叶近圆形，长宽约 8 ~ 15cm，常掌状 3 ~ 7 中裂或浅裂，稀为深裂或不裂，裂片长圆形或长圆状披针形，先端锐尖，基部心形，边缘有较大的疏齿或缺刻状，表面散生微硬毛；叶柄长 3 ~ 7cm。花单性，雌雄异株；雄花 3 ~ 8 朵，顶生总梗端，有时具单花，总梗长 10 ~ 20cm；雌花单生；苞片倒卵形或宽卵形，长 1.5 ~ 2cm，边缘有齿；花萼 5 裂，裂片披针形，全缘，长约 1.5cm；花冠白色，5 深裂，裂片倒卵形，顶端和边缘分裂成流苏状；雄蕊 5，花丝短，有毛，花药靠合，药室 S 形折曲；雌花子房下位，卵形，花柱 3 裂。

生境分布

生于山坡草丛、林缘半阴处，有栽培，分布于华北及陕西、甘肃等省区。

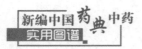
天竺黄　清热豁痰，凉心定惊

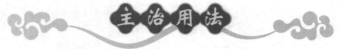

主治用法

用于热病神昏，中风痰迷，小儿痰热惊痫，
抽搐，夜啼。

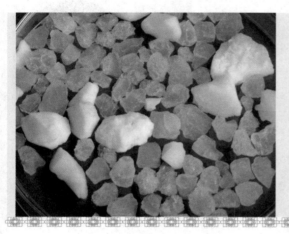

用法用量

3～9g。

性味归经

甘，寒。归心、肝经。

基　源

天竺黄为禾本科（Gramineae）植物青皮竹或华思劳竹等秆内的分泌液干燥后的块状物。

植物形态

子座呈不规则瘤状，早期白色，后变成粉红色，初期表面平滑，后期有龟裂，肉质，渐变为木栓质，长1.5~4cm，宽1~2.5cm。子囊壳近球形，埋生于子座内。子囊长圆柱状，子囊孢子单行排列，长方形至梭形，两端大多尖锐，有纵横隔膜，无色或近无色，成堆时柿黄色。

生境分布

多生长在将衰败或已衰败的竹林中。分布于江苏、安徽、浙江、江西、福建、湖北、四川、贵州、云南等地。

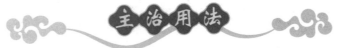

天麻　息风止痉，平抑肝阳，祛风通络

主治用法

用于小儿惊风，癫痫抽搐，破伤风，头痛眩晕，手足不遂，肢体麻木，风湿痹痛。

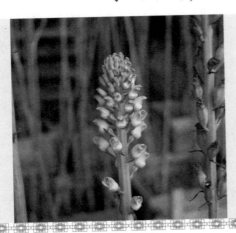

用法用量

3 ~ 10g。

性味归经

甘，平。归肝经。

基 源

天麻为兰科（Orchidaceae）植物天麻的根茎。

植物形态

多年生寄生植物，高30 ~ 150cm。寄主为蜜环菌。地下茎横走，肥厚，肉质，椭圆形或卵圆形，长7 ~ 15cm，直径3 ~ 5cm，有环节。茎单一，直立，圆柱形，黄褐色，有白色条斑。叶鳞片状，膜质，三角状，长1 ~ 2cm；下部鞘状抱茎。总状花序顶生，苞片膜质，窄披针形或条状长椭圆形，长约1cm；花淡黄绿色或黄色，萼片和花瓣合生成筒状，口部偏斜，先端5裂，裂片三角形，合蕊柱长5 ~ 6mm，顶端有附属物2；子房倒卵形，子房柄扭转。蒴果长圆形至长倒卵形，有短梗。种子多数而细小，粉尘状。花期6 ~ 7月，果期7 ~ 8月。

生境分布

生于湿润林下及肥沃的土壤中。有栽培。分布于吉林、辽宁、河南、安徽、江西、湖南、湖北、陕西、甘肃及西南各地区。

巴戟天

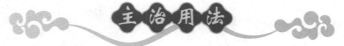

补肾阳，强筋骨，祛风湿

主治用法

用于阳痿遗精，宫冷不孕，月经不调，少腹冷痛，
风湿痹痛，筋骨痿软。

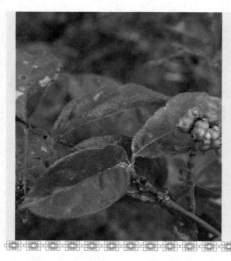

用法用量

3 ~ 10g。

性味归经

甘、辛，微温。归肾、肝经。

基 源

巴戟天为茜草科（Rubiaceae）
植物巴戟天的根。

植物形态

藤状灌木。根肉质，圆柱形，
分枝，有不规则断续膨大，呈念珠
状。茎有纵条棱，小枝幼时有短粗
毛，后变粗糙。叶对生，叶柄长
4 ~ 8mm，生短粗毛。托叶膜质，
鞘状，长 2.5 ~ 4mm。叶长圆形，
长 5 ~ 10cm，宽 1.5 ~ 5cm，先端
急尖或短渐尖，基部钝圆形，全缘，
嫩叶常紫色，上面有稀疏短粗毛，
下面沿中脉有短粗毛，脉腋内常有
短束毛。花序头状，花 2 ~ 10 朵，
生于小枝顶端；花萼部截平或浅裂，
裂片三角形。花冠肉质漏斗状，白色，
4 深裂，长椭圆形；冠管喉部内生髯
毛；雄蕊 4；子房下位，长约 1.5mm，
4 室，花柱 2 深裂。核果近球形，直
径 6 ~ 11mm，熟时红色。种子 4。
花期 4 ~ 7 月，果期 6 ~ 11 月。

生境分布

生于山谷、溪边或山地疏林下。
分布于福建、广东、广西、云南等
省区。

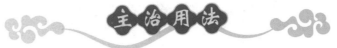

木瓜　舒筋活络，和胃化湿

主治用法

用于湿痹拘挛，腰膝关节酸重疼痛，暑湿吐泻，
转筋挛通，脚气水肿。

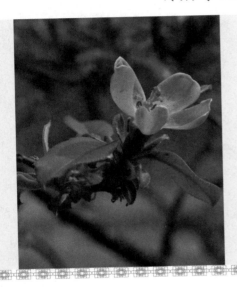

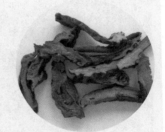

用法用量

6 ~ 9g。

性味归经

酸，温。归肝、脾经。

基　源

　　木瓜为蔷薇科（Rosaceae）植物皱皮木瓜的果实。

植物形态

　　落叶灌木，高约2m。枝条常具刺。小枝紫褐色或黑褐色，无毛。叶卵形至椭圆形，长3 ~ 8cm，宽2 ~ 5cm，先端急尖或圆钝，基部楔形，边缘具锯齿，较圆钝，两面光滑；叶柄长约1cm，无腺体；托叶肾形或椭圆形，较大，边缘有尖锐重锯齿。花先叶开放，3朵簇生。花梗短。花直径3 ~ 5cm。萼筒钟状，外面无毛。萼片直立，圆形，外面无毛，内面密生柔毛。花瓣猩红色，雄蕊多数；花柱5，基部合生。果实球形或卵圆形，黄色或黄绿色，芳香，萼片脱落；果梗甚短。花期3 ~ 5月，果期9 ~ 10月。

生境分布

　　多为栽培。分布于陕西、甘肃、四川、贵州、云南、贵州、广东、湖南、湖北、福建、浙江、安徽和山东等地。

木贼　疏散风热，明目退翳

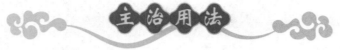

主治用法

用于风热目赤，迎风流泪，目生云翳。

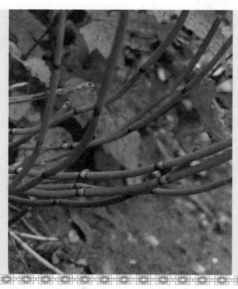

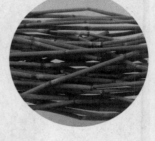

用法用量

3 ~ 9g。

性味归经

甘、苦，平。归肺、肝经。

基　源

　　木贼为木贼科（Equisetaceae）植物木贼的地上部分。

植物形态

　　多年生常绿草本，高50 ~ 100cm。根茎黑色，地上茎直立，单一或于基部簇生，中空，直径6 ~ 10mm，具棱20 ~ 30条，脊上有疣状突起2行，触之有粗糙感，沟中有气孔线。叶鞘筒贴于茎上，长7 ~ 10mm，灰绿色，顶部与基部有2黑色圈，鞘齿顶部尾尖早落，成钝头，鞘片背面有棱脊2条，形成浅沟。

孢子囊穗生于茎顶，长椭圆形，无柄，长0.7 ~ 1.5cm，有小尖头，由多数轮状排列的六角形盾状孢子叶组成，沿孢子叶边缘生数个孢子囊；孢子圆球形，有2条弹丝，"十"字形着生，卷绕在孢子上。夏季生孢子囊穗。

生境分布

　　生于林下湿地、山坡、山谷溪旁、沟边、疏林下或杂草地。分布于东北及河北、山西、内蒙古、陕西、甘肃、湖北、新疆和四川等省区。

火麻仁　润肠通便

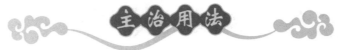

主治用法

用于血虚津亏，肠燥便秘。

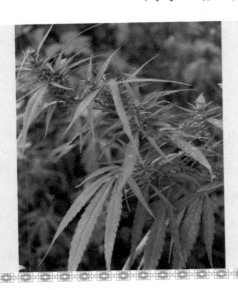

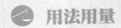

用法用量

10～15g。

性味归经

甘，平。归脾、胃、大肠经。

基　源

火麻仁为桑科（Moraceae）植物大麻的干燥成熟果实。

植物形态

一年生草本，高 1～3m。茎直立，粗壮，皮层多纤维，多分枝，有纵直沟纹，密生细绒毛，基部稍木质化。掌状复叶互生或下部对生，叶柄长4～15cm，有短绵毛；托叶小，线状披针形，小叶 3～11，披针形或线状披针形，先端长尖，基部窄楔形，边缘具粗锯齿，上面被粗糙毛，深绿色，下面密生灰白色毡毛。花单性，雌雄异株；雄花集成疏散圆锥花序，顶生或腋生，花被片5，黄绿色，长卵形；雄蕊5；雌花丛生于叶腋，绿色，每花外有阔卵形苞片，花被片1，薄膜质，紧包子房；子房圆球形，花柱2分枝，早落。瘦果扁卵形，长4～5mm，为宿存的黄褐色苞片所包，果皮坚硬，灰白色或灰褐色，平滑，有细网纹，胚珠倒生，种子1，灰色。花期5～7月，果期6～9月。

生境分布

生于排水良好的砂质土壤。全国各地均有栽培。

牛蒡子 疏散风热，宣肺透疹，解毒利咽

主治用法

用于风热感冒，咳嗽痰多，麻疹，风疹，咽喉肿痛，疬腮，丹毒，痛肿疮毒。

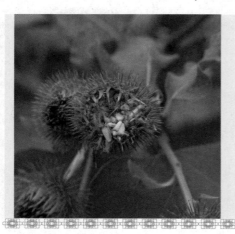

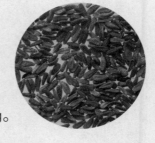

用法用量

6 ~ 12g。

性味归经

辛、苦，寒。归肺、胃经。

基　源

　　牛蒡子为菊科（Compositae）植物牛蒡的果实。

植物形态

　　二年生草本，高1 ~ 2m。根粗壮，圆锥形。茎粗壮，带紫色，有纵条棱，上部多分枝，有稀疏乳突状短毛及棕黄色小腺点。基生叶丛生，叶柄长，粗壮，被疏毛，上部叶渐小；茎生叶互生；叶长卵形或广卵形，长20 ~ 50cm，宽15 ~ 40cm，先端钝，有刺尖，基部心形，全缘或有不整齐波状齿，上面生疏毛，下面密生灰白色短柔毛。头状花序簇生于枝顶或排成伞房状，花序梗长3 ~ 7cm，密生细毛；总苞球形，绿色，苞片多数，覆瓦状排列，披针形或线状披针形，先端有软骨质倒钩刺。花紫红色，全为管状花，花冠先端5浅裂；聚药雄蕊5，与花冠裂片互生；子房下位，1室，顶端圆盘状，着生短刚毛状冠毛，花柱细长，柱头2裂。瘦果长圆形或长圆状倒卵形，灰褐色，有纵棱，冠毛短刺状。花期6 ~ 8月，果期8 ~ 10月。

生境分布

　　生于山野路旁、沟边、荒地、山坡等。分布于东北、华北及江苏等省。

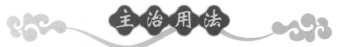

牛膝 逐瘀通经，补肝肾，强筋骨，利尿

主治用法

用于经闭痛经，腰膝酸痛，筋骨无力，淋证，水肿，头痛，眩晕，牙痛，口疮，吐血，衄血。

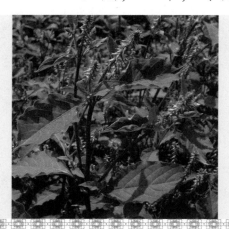

 用法用量

5～12g。

性味归经

苦、甘、酸，平。归肝、肾经。

 用药禁忌 孕妇慎用。

基 源

牛膝为苋科（Amaranthaceae）植物牛膝的根。

植物形态

多年生草本，高30～100cm。根圆柱形，淡黄色。茎直立，四棱形，具对生的分枝，节稍膨大，被柔毛。单叶对生，椭圆形或倒卵圆形，少为倒披针形，长5～10cm，宽2～7cm，先端锐尖，基部楔形，全缘，两面被柔毛，具短柄。穗状花序腋生或顶生，花在后期向下折，贴近总花梗。苞片1，膜质，宽卵形，先端突尖成刺；小苞片2，坚刺状，顶端弯曲，基部两侧有卵状膜质小裂片；花被5，绿色，披针形，长4～5mm，顶端急尖，具1中脉，边缘膜质；雄蕊5，花丝下部合生，与退化雄蕊连为杯状；子房1室，倒生胚株1。胞果长圆形，果皮薄，包于宿萼内。种子长圆形，黄褐色。花期8～9月，果期9～10月。

生境分布

生于山野路旁或栽培于疏松肥沃土壤。分布于山西、陕西、山东、江苏、浙江、江西、福建、湖南、湖北、四川、贵州、云南等省区。

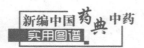
王不留行　活血通经，下乳消肿，利尿通淋

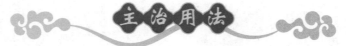
主治用法

用于经闭痛经，乳汁不下，乳痈肿痛，淋证涩痛。

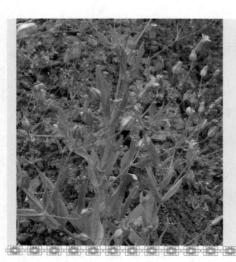

🌀 **用法用量**

5 ~ 10g。

性味归经

苦，平。归肝、胃经。

基　源

　　王不留行为石竹科（Caryophyllaceae）植物麦蓝菜的成熟种子。

植物形态

　　一年生草本，高 30 ~ 70cm。全株光滑无毛，淡绿色或灰绿色，稍有白粉。茎直立，圆筒状，中空，上部叉状分枝，节稍膨大。叶对生，无柄；叶卵状披针形或卵状椭圆形，长 2 ~ 7cm，宽 1.5 ~ 3cm，先端急尖或渐尖，基部圆形或近心形，微连合抱茎，全缘，两面均粉绿色，背面主脉隆起，侧脉不明显。二歧聚伞花序顶生成伞房状，花梗细长；总苞片及小苞片均 2 片，叶状，对生；萼筒卵状圆筒形，有 5 条绿色宽脉，有 5 棱，先端 5 齿裂，花后基部稍增大；花瓣 5，淡红色，倒卵形，长 14 ~ 17mm。蒴果卵形，4 齿裂，包于宿萼内，成熟后，先端十字开裂。种子多数，球形，黑色。花期 4 ~ 5 月，果期 6 月。

生境分布

　　生于山地、路旁及丘陵地带的荒地上。分布于东北、华北、华东等地区。

车前子 清热利尿通淋，渗湿止泻，祛痰

主治用法

用于热淋涩痛，水肿胀满，暑湿泄泻，
目赤肿痛，痰热咳嗽。

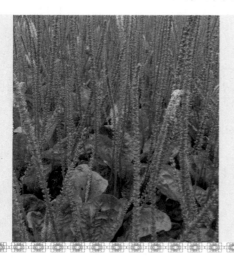

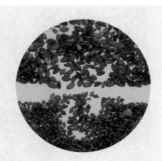

用法用量

9 ~ 15g，
包煎。

性味归经

甘，寒。归肝、肾、肺、小肠经。

基　源

车前子为车前草科（ Plantaginaceae ）植物车前和平车前的种子。

植物形态

多年生草本，高 15 ~ 50cm。根茎粗短，须根多数。叶基出，直立或外展；叶柄基部扩大成鞘；叶长椭圆形或卵圆形，长 4 ~ 15cm，宽 4 ~ 9cm，全缘或波状不规则浅裂或有疏齿至弯缺，有 5 或 7 条近平等弧形脉。花茎数个，长 20 ~ 45cm，有短柔毛；穗状花序顶生，花疏生，绿白色；苞片 1，宽三角形，宿存；萼片 4，基部稍合生，有短柄，裂片倒卵状椭圆形或椭圆形，先端钝，边缘白色膜质，背部龙骨状凸起宽且成绿色，边缘宽膜质；花冠管卵形，子房上位，卵圆形，花柱线形，有毛，宿存。蒴果卵状椭圆形或卵形，长约 3mm，周裂。种子细小，近椭圆形，常为 5 ~ 6 粒，腹面明显平截，黑褐色。花期 6 ~ 9 月，果期 7 ~ 10 月。

生境分布

车前生于平地、沟边、河岸湿地，田边、路旁或村边空旷处。分布于全国大部分地区。

仙鹤草 收敛止血，截疟，止痢，解毒

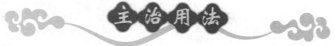

主治用法

用于咯血，吐血，崩漏下血，疟疾，血痢，痈肿疮毒，阴痒带下，脱力劳伤。

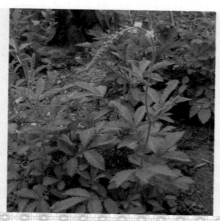

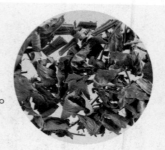

用法用量

6～12g。
外用适量。

性味归经

苦、涩，平。归心、肝经。

基源

仙鹤草为蔷薇科（Rosaceae）植物龙牙草的干燥地上部分。

植物形态

多年生草本，高40～130cm。根茎短，常生1个或数个根芽。茎直立，有长柔毛及腺毛。奇数羽状复叶，小叶3～5对，无柄；托叶大，镰形，稀为半圆形，边缘有锐锯齿，叶3～5片在叶轴上对生或近对生，各对小叶间常杂有成对或单生小型小叶，倒卵形或倒卵状披针形，长2～5cm，宽1～2.5cm，先端尖或长渐尖，基部楔形，边缘有粗锯齿，上面有疏毛，下面脉上伏生疏柔毛。总状花序单一或2～3个生于茎顶，花小，黄色，有短梗；苞片2，基部合生，先端3齿裂；花萼基部合生，萼片5，三角状披针形；花瓣5，长圆形，黄色；雄蕊5～15；花柱2，柱头2裂。瘦果生于杯状或倒卵状圆锥形花托内，果托有纵棱，先端钩刺幼时直立，果实成熟时向内靠合。花期5～10月，果期8～10月。

生境分布

生于溪边、路旁、草地或疏林下。分布于全国大部分地区。

仙茅

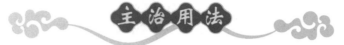

补肾阳，强筋骨，祛寒湿

主治用法

用于阳痿精冷，筋骨痿软，腰膝冷痛，阳虚冷泻。

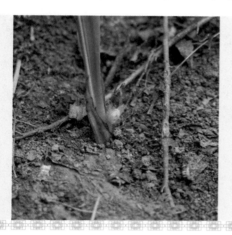

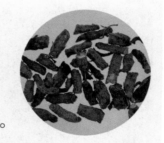

用法用量

3 ～ 10g。

性味归经

辛，热；有毒。归肾、肝、脾经。

基　源

　　仙茅为仙茅科（Hypoxidaceae）植物仙茅的干燥根茎。

植物形态

　　多年生草本，高 10 ～ 40cm。根茎向下直生，圆柱形，长达 30cm，粗约 1cm，肉质，外皮褐色；须根常丛生，两端细，中间粗，长达 6cm，肉质，具环状横纹。地上茎不明显。叶基生，3 ～ 6 枚，披针形，长 10 ～ 30cm，宽 0.1 ～ 2.5cm，先端渐尖，基部下延成柄，柄基部扩大成鞘状，叶脉明显，两面疏生长柔毛，后渐光滑。花葶极短，隐藏于叶鞘内；花杂性，上部为雄花，下部为两性花；苞片披针形，膜质，被长柔毛；花黄色，直径约 1cm，下部花筒线形，长约 2.5cm，上部 6 裂，裂片披针形，长 8 ～ 12mm，被长柔毛；雄蕊 6 枚，子房下位，被长柔毛，花柱细长，柱头棒状。浆果长矩圆形，稍肉质，长约 1.2cm，先端宿存有细长的花被筒，呈喙状，被长柔毛。种子稍呈球形，亮黑色，有喙，表面有波状沟纹。

生境分布

　　生于海拔 1600m 的林下草地或荒坡上。分布于中国浙江、福建、江西、台湾、湖南、湖北、广东、广西、四川、贵州、云南等省区。

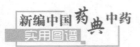
冬凌草 清热解毒，活血止痛

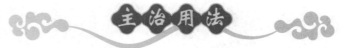
主治用法

用于咽喉肿毒，瘰瘕痞块，蛇虫咬伤。

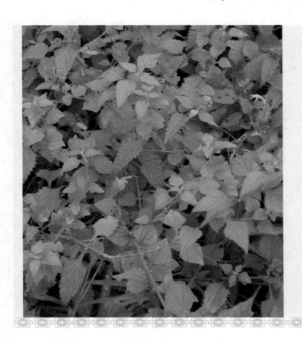

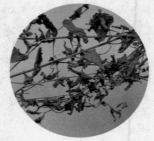

用法用量

30~60g。外用适量。

性味归经

苦、甘，微寒。归肺、胃、肝经。

基　源

冬凌草为唇形科（Labiatae）香茶菜属植物碎米桠的地上部分。

植物形态

多年生草本或亚灌木。叶对生，有柄，呈卵形或棱状卵圆形，先端锐尖或渐尖，基部楔形，骤然下延成假翅，边缘具粗圆锯齿；叶脉明显，在背面凸起；聚散花序3～7花；小苞片线形至披针形；花萼钟形，裂片三角形；花冠白色或粉红色，冠筒基部上方浅囊状，上唇4圆裂，下唇舟形；雄蕊外露；花柱外露。小坚果倒卵形，淡褐色，无毛。花期7～10月，果期11月。

生境分布

分布于湖北、四川、贵州、广西、陕西、甘肃、山西、河南、湖南等省区。

功劳木　清热燥湿，泻火解毒

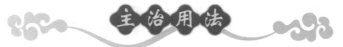

主治用法

用于湿热泻痢，黄疸尿赤，目赤肿痛，
胃火牙痛，疮疖痈肿。

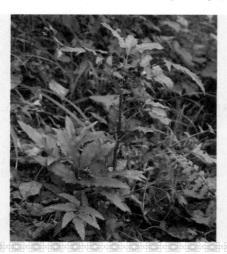

用法用量

　　9 ～ 15g。
外用适量。

性味归经

　　苦，寒。归肝、胃、大肠经。

基　源

　　功劳木为小檗科（Berberidaceae）植物阔叶十大功劳、细叶十大功劳的干燥茎。

植物形态

　　常绿灌木，高达 4m，全体无毛。根粗大，黄色。茎粗壮。单数羽状复叶互生，有柄；小叶 7 ～ 15，厚革质，侧生小叶无柄，顶生叶较大，具柄；叶宽卵形或长卵形，长 5 ～ 12cm，宽 4 ～ 8cm，先端渐尖，基部宽楔形或近圆形，边缘反卷，两边各有 2 ～ 8 个大齿，齿端有硬刺，上面蓝绿色，下面灰白色。总状花序簇生茎顶；花序柄粗壮，黄色；苞片 1，卵圆状披针形；萼片 9，排成 3 轮，内轮 3 片较大；花瓣 6；雄蕊 6；雌蕊 1；子房上位，1 室。浆果卵形，长约 1cm，暗蓝色，被白粉。花期 5 ～ 7 月，果期11 月至翌年 1 月。

生境分布

　　阔叶十大功劳生于山坡林下及灌木丛中；分布于陕西、河南、安徽、浙江、江西、福建、湖南、湖北、四川、广东、广西等省区。

北刘寄奴　活血祛瘀，通经止痛，凉血，止血

主治用法

用于跌打损伤，外伤出血，淤血经闭，月经不调，产后瘀痛，癥瘕积聚，血痢，血淋，湿热黄疸，水肿腹胀，白带过多。

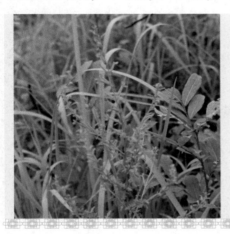

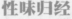

用法用量

6~9g。

性味归经

苦，寒。归脾、胃、肝、胆经。

基　源

北刘寄奴为玄参科 (Scrophulariaceae) 植物阴行草的干燥全草。

植物形态

一年生草本，高 30~70cm。全株密被锈色短毛。根有分枝。茎单一，直立，上部多分枝，稍具棱角，茎上部带淡红色。叶对生；无柄或具短柄；叶片二回羽状全裂，条形或条状披针形，长约 8mm，宽 1~2mm。花对生于茎枝上部，成疏总状花序；花梗极短，有 1 对小苞片，线形；萼筒长 1~1.5cm。有 10 条显著的主脉，萼齿 5，长为筒部的 1/4~1/3；花冠上唇红紫色，下唇黄色，长 2~2.5cm，筒部伸直，上唇镰状弯曲，额稍圆，背部密被长纤毛，下唇先端 3 裂，褶襞高拢成瓣状，外被短柔毛；雄蕊 4。二强，花丝基部被毛，下部与花冠筒合生；花柱长，先端稍粗而弯曲。蒴果宽卵圆形，先端稍扁斜，包于宿存萼内。种子黑色。花期 7~8 月，果期 8~10 月。

生境分布

生于山坡及草地上。遍布全国各地。

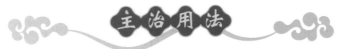

半边莲 — 清热解毒，利尿消肿

主治用法

用于痈肿疔疮，蛇虫咬伤，鼓胀水肿，湿热黄疸，湿疹湿疮。

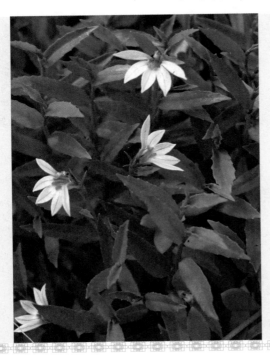

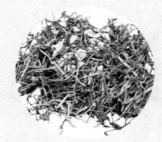

用法用量

9~15g。

性味归经

辛，平。归心、小肠、肺经。

基 源

半边莲为桔梗科（Campanulaceae）植物半边莲的全草。

植物形态

多年生矮小匍匐草本，有乳汁。叶互生，狭小，披针形或线状披针形。小花腋生，花萼5裂，花冠筒状，淡红色或淡红紫色，5裂片向一边开裂，中央3裂片较浅，两侧裂片深裂达基部。蒴果熟时三瓣开裂，有宿萼。花期5~8月，果期8~10月。

生境分布

生于水田边、沟边、湿草地。分布于中南部及安徽、江苏、浙江、江西、福建、中国台湾、贵州、四川等地区。

半夏

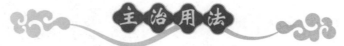

燥湿化痰，降逆止呕，消痞散结

主治用法

用于湿痰寒痰，咳喘痰多，痰饮眩悸，风痰眩晕，痰厥头痛，呕吐反胃，胸脘痞闷，梅核气；外治痈肿痰核。

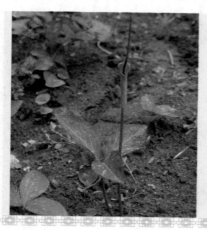

用法用量

内服一般炮制后使用，3~9g。外用适量，磨汁涂或研末以酒调敷患处。

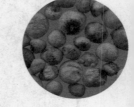

性味归经

辛，温；有毒。归脾、胃、肺经。

用药禁忌 不宜与川乌、制川乌、草乌、制草乌、附子同用；生品内服宜慎。

基　源

半夏为天南星科（Araceae）植物半夏的干燥块茎。

植物形态

多年生草本，高 15~30cm。块茎圆球形，直径 1~2cm。叶常 1~2，叶柄长 10~20cm，叶柄下部及叶的基部各生 1 白色或紫色珠芽；幼苗为单叶，卵状心形，长 2~3cm，高 2~2.5cm；2~3 年生老叶为 3 全裂，裂片长椭圆形或披针形，中间裂片较大，长 3~10cm，宽 2~4cm，两侧裂片较短，先端锐尖，基部楔形，全缘或微波状圆齿。花单性同株，肉穗花序，柄长于叶柄，佛焰苞绿色或绿白色，管部圆柱形；长 6~7cm，肉穗花序先端附属物青紫色，细长而尖，长 6~10cm，稍呈"之"字形弯曲，伸出佛焰苞外；雄花着生于肉穗花序上部；雌花在下部，二者相距 5~8mm。浆果卵状椭圆形或卵圆形，绿色，长 4~5mm，花柱宿存。花期 5~7月，果期 8~9月。

生境分布

生于草地、田边、荒地或河边。除内蒙古、新疆、西藏外，全国均有分布。

法半夏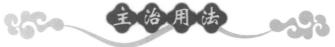

燥湿化痰

主治用法

用于痰多咳喘，痰饮眩悸，风痰眩晕，痰厥头痛。

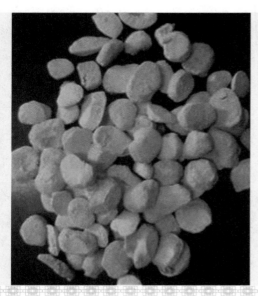

 用法用量

3～9g。

性味归经

辛，温。归脾、胃、肺经。

用药禁忌 不宜与川乌、制川乌、草乌、制草乌、附子同用。

炮 制

取半夏，大小分开，用水浸泡至内无干心，取出；另取甘草适量，加水煎煮二次，合并煎液，倒入用适量水制成的石灰液中，搅匀，加入上述已浸透的半夏，浸泡，每日搅拌1～2次，并保持浸液pH值12以上，至剖面黄色均匀，口尝微有麻舌感时，取出，洗净，阴干或烘干，即得。每100kg净半夏，用甘草15kg、生石灰10kg。

性 状

法半夏 呈类球形或破碎成不规则颗粒状。表面淡黄白色、黄色或棕黄色。质较松脆或硬脆，断面黄色或淡黄色，颗粒者质稍硬脆。气微，味淡略甘、微有麻舌感。

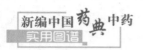

平贝母 清热润肺，化痰止咳

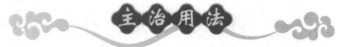

用于肺热咳嗽，干咳少痰，阴虚劳嗽，咳痰带血。

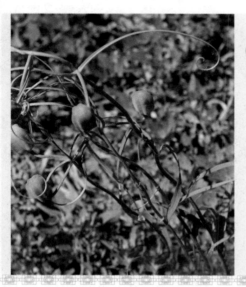

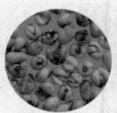

用法用量

3～9g；研粉冲服，一次1~2g。

性味归经

苦、甘，微寒。归肺、心经。

 用药禁忌 不宜与川乌、制川乌、草乌、制草乌、附子同用。

基　源

平贝母为百合科（Liliaceae）植物平贝母的鳞茎。

植物形态

多年生草本。鳞茎扁圆形。茎高40～60cm。叶轮生或对生，中上部叶常兼有互生，线形，长9～16cm，宽2～6.5mm，先端不卷曲或稍卷曲。花1～3朵，紫色，具浅色小方格，顶花具叶状苞片4～6，先端极卷曲；外轮花被片长约3.5cm，宽约1.5cm，内花被片稍短而狭，蜜腺窝在背面明显凸出；雄蕊6；花柱具乳突，柱头3深裂，裂片长约5mm。蒴果宽倒卵形，具圆棱。花期5～6月。

生境分布

生于林中、林缘、灌丛及草甸。分布于黑龙江、吉林、辽宁等省区。

玉竹 养阴润燥，生津止渴

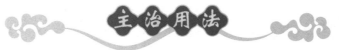

主治用法

用于肺胃阴伤，燥热咳嗽，咽干口渴，内热消渴。

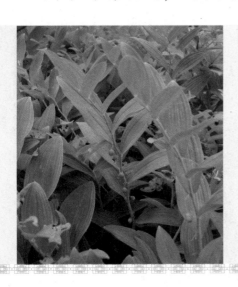

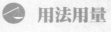

用法用量

6 ~ 12g。

性味归经

甘，微寒。归肺、胃经。

基　源

玉竹为百合科（Liliaceae）植物玉竹的根茎。

植物形态

多年生草本，高 20 ~ 60cm。根茎横生，长柱形，黄白色，节间长，有结节，密生多数须根。茎单一，生长时向一边斜立，有纵棱，有时稍带紫色。叶互生，几无柄，叶椭圆形或卵状长圆形，长 5 ~ 12cm，宽 3 ~ 6cm，先端钝尖，基部楔形，全缘，上面绿色，下面灰白色，中脉隆起，平滑或有乳头突起。花腋生，常 1 ~ 3 朵簇生，花梗下垂，总花梗长 1 ~ 1.6cm，无苞片或有线状披针形苞片；花被筒状，白色，先端6 裂，裂片卵圆形，常带绿色；雄蕊6，着生于花被筒中部，花丝丝状，白色，花药黄色，不外露；子房上位，长 3 ~ 4mm，3 室，花柱线形，长1 ~ 1.4cm。浆果球形，熟时紫黑色。花期 4 ~ 6 月，果期 7 ~ 9 月。

生境分布

生于林下或山野阴湿处。分布于全国大部分地区。

瓜蒌

清热涤痰，宽胸散结，润燥滑肠

主治用法

用于痰热咳嗽，痰浊黄稠，胸痹心痛，结胸痞满，
乳痈，肺痈，肠痈，大便秘结。

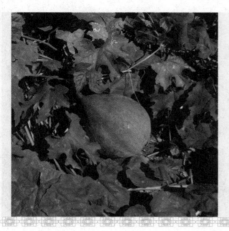

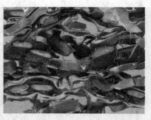

用法用量

9 ~ 15g。

性味归经

甘、微苦，寒。归肺、胃、大肠经。

用药禁忌 不宜与川乌、制川乌、草乌、制草乌、附子同用。

基 源

瓜蒌为葫芦科（Cucurbitaceae）植物栝楼和双边栝楼的果实。

植物形态

多年生攀缘草本。块根肥厚，圆柱状，灰黄色。茎多分枝，无毛，长达10余米，有棱槽；卷须2 ~ 5分枝。叶近圆形，长宽约8 ~ 15cm，常掌状3 ~ 7中裂或浅裂，稀为深裂或不裂，裂片长圆形或长圆状披针形，先端锐尖，基部心形，边缘有较大的疏齿或缺刻状，表面散生微硬毛；叶柄长3 ~ 7cm。花单性，雌雄异株；雄花3 ~ 8朵，顶生总梗端，有时具单花，总梗长10 ~ 20cm；雌花单生；苞片倒卵形或宽卵形，长1.5 ~ 2cm，边缘有齿；花萼5裂，裂片披针形，全缘，长约1.5cm；花冠白色，顶端和边缘分裂成流苏状；雄蕊5，花丝短，有毛，花药靠合，药室S形折曲；雌花子房下位，卵形，花柱3裂。果卵圆形至近球形，长8 ~ 10cm，直径5 ~ 7cm，黄褐色，光滑；种子多数，扁平，长椭圆形，长约1.5cm。

生境分布

生于山坡草丛、林缘半阴处，有栽培，分布于华北及陕西、甘肃等省区。

甘草　补脾益气，缓急止痛，调和诸药

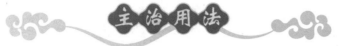

主治用法

用于脾胃虚弱，倦怠乏力，心悸气短，咳嗽痰多，
脘腹、四肢挛急疼痛，痈肿疮毒，缓解药物毒性、烈性。

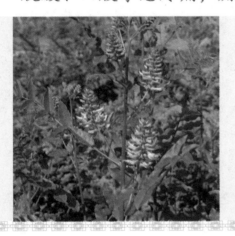

用法用量

2 ~ 10g。

性味归经

甘，平。归心、肺、脾、胃经。

用药禁忌 不宜与海藻、京大戟、红
大戟、甘遂、芫花同用。

基　源

　　甘草为豆科（Leguminosae）植物甘草、胀果甘草或光果甘草的干燥根及根茎。

植物形态

　　多年生草本，高30 ~ 80cm。根茎圆柱状，多横走；主根长，粗大，外皮红棕色或暗褐色。茎直立，基部稍木质，生白色短毛或毛状腺体。单数羽状复叶，互生，托叶披针形，早落；小叶5 ~ 17，卵状椭圆形，长2 ~ 5.5cm，宽1.5 ~ 3cm，两面被腺体及白毛。总状花序腋生，花密集，长5 ~ 12cm；花萼钟状，生短毛和刺毛状腺鳞，萼齿5，披针形；花冠蝶形，淡红紫色，长1.4 ~ 2.5cm，旗瓣大，长方椭圆形，先端圆或微缺，基部有短爪，龙骨瓣及翼瓣均有长爪；雄蕊10，2体；子房无柄；上部渐细成短花柱。荚果扁平，条状长圆形，密集排列成球状，弯曲成镰状或环状，密生黄褐色刺状腺毛。种子2 ~ 8，扁圆形或肾形，黑色光亮。花期6 ~ 7月，果期7 ~ 8月。

生境分布

　　生于干燥草原及向阳山坡，分布于东北、华北、西北等地。

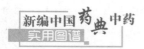
白及   收敛止血，消肿生肌

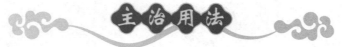
主治用法

用于咯血，吐血，外伤出血，疮疡肿毒，皮肤皲裂。

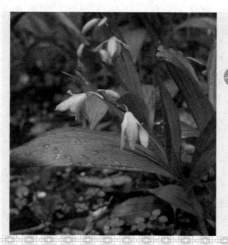

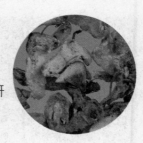

用法用量

　　6 ~ 15g；研末吞服3 ~ 6g。外用适量。

性味归经

　　苦、甘、涩，微寒。归肺、肝、胃经。

基　源

　　白及为兰科（Orchidaceae）植物白及的块茎。

植物形态

　　多年生草本，高20 ~ 60cm。块茎扁球形或不规则菱形，肉质黄白色，上有环纹，常数个连生，有多数须根。茎直立，基生叶3 ~ 5片，披针形或宽披针形，长10 ~ 30cm，宽1.5 ~ 4cm，先端渐尖，基部下延成长鞘状，全缘。总状花序顶生，有花3 ~ 8朵，苞片长圆状披针形，长2 ~ 3cm，早落；花紫色或淡紫红色，直径3 ~ 4cm，萼片狭长圆形，长约3cm，唇瓣倒卵形，长达2.8cm，白色或有紫色脉纹，上部3裂，中裂片边缘有波状齿，中央有5条褶片，侧裂片合抱蕊柱，伸向中裂片；雌蕊与雄蕊结合为蕊柱，两侧有狭翅，稍扭曲。蒴果纺锤状有6纵肋。花期4 ~ 5月，果期7 ~ 9月。

生境分布

　　生于山野、山谷较潮湿处，常于山谷地带成片生长。分布于河北、陕西、甘肃、山西、河南、山东等省区。

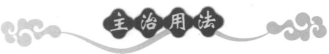

白头翁 清热解毒，凉血止痢

主治用法

用于热毒血痢，阴痒带下。

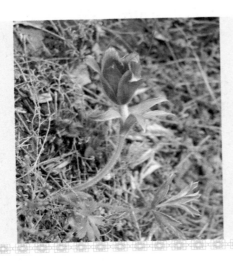

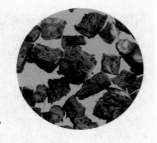

用法用量

9 ~ 15g。

性味归经

苦，寒。归胃、大肠经。

基　源

白头翁为毛茛科（Ranunculaceae）植物白头翁的干燥根。

植物形态

多年生草本，高达50cm，全株密生白色长柔毛。主根粗壮圆锥形，有时扭曲，外皮黄褐色，粗糙有纵纹。基生叶4 ~ 5；叶柄长5 ~ 7cm，基部较宽或成鞘状；叶3全裂，顶生裂片有短柄，宽倒卵形，基部楔形，3深裂，裂片先端有2 ~ 3圆齿，侧生小叶无柄，两面生伏毛。花茎1 ~ 2，高达15cm，花后伸长，密生长柔毛；总苞由3小苞片组成，基部抱茎，小苞片3深裂；花单朵顶生，钟形；萼片6，排成2轮，花瓣状，蓝紫色，卵状长圆形，长3 ~ 5cm，宽约1.5cm，密生长绵毛；雄蕊多数；雌蕊多数，心皮离生，花柱丝状，果时延长，密生白色羽状毛。瘦果多数，密集成球状，瘦果有宿存羽毛状花柱，长3.5 ~ 6cm。花期3 ~ 5月，果期5 ~ 6月。

生境分布

生于山野、山坡、田野间，喜生阳坡。分布于东北及河北、河南、山东、山西、内蒙古、江苏等省区。

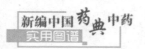
白芍　养血调经，敛阴止汗，柔肝止痛

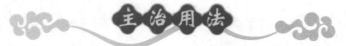
主治用法

用于血虚萎黄，月经不调，自汗，盗汗，胁痛，腹痛，四肢挛痛，头痛眩晕。

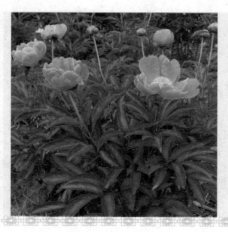

 用法用量

6 ~ 15g。

性味归经

苦、酸，微寒。归肝、脾经。

用药禁忌　不宜与藜芦同用。

基　　源

白芍为毛茛科（Ranunculacea）植物芍药的除去外皮的干燥根。

植物形态

多年生草本，高 50 ~ 80cm，根肉质粗肥，圆柱形或略呈纺锤形。茎直立，上部有分枝。叶互生，叶柄长 6 ~ 10cm；茎下部叶 2 回三出复叶，小叶窄卵形或披针形，长 7.5 ~ 12cm，宽 2 ~ 4.5cm，先端尖，基部楔形，全缘，边缘密生有骨质细乳突，下面沿脉疏生短柔毛。花单生于花茎分枝顶端和腋生，花径 5.5 ~ 10cm，每花茎有花 2 ~ 5 朵；苞片 4 ~ 5，叶状，披针形，长 3 ~ 6cm；萼片 3 ~ 4，叶状；花瓣 10 片或更多，栽培者多为重瓣，白色、粉红色，倒卵形，长 4 ~ 5cm，宽 1 ~ 2.5cm；雄蕊多数，花药黄色；心皮 3 ~ 5，分离。果 3 ~ 5，卵形，长约 2cm，先端钩状，外弯，无毛。花期 5 ~ 6 月，果期 7 ~ 9 月。

生境分布

生于山地草坡、灌木丛中。分布于东北、华北、西北等省区。河南、山东、安徽、浙江、贵州、四川等地有较大量栽培。

白芷

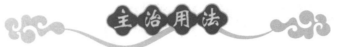

解表散寒，宣通鼻窍，消肿排脓

主治用法

用于感冒头痛，眉棱骨痛，鼻塞流涕，鼻衄，鼻渊，牙痛，带下，疮疡肿痛。

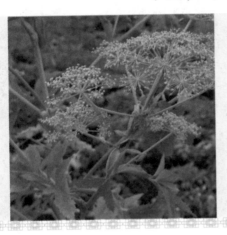

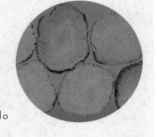

用法用量

3 ~ 10g。

性味归经

辛，温。归胃、大肠、肺经。

基　源

白芷为伞形科（Umbelliferae）植物白芷和杭白芷的干燥根。

植物形态

多年生草本，高 1 ~ 2.5m。根粗大，圆柱形，黄褐色。茎粗 2 ~ 5cm或可达 7 ~ 8cm，常带紫色。茎下部叶羽状分裂，有长柄；茎中部叶 2 ~ 3 回羽状分裂，叶柄下部囊状膨大成膜质鞘，稀有毛；末回裂片长圆形、卵形或披针形，基部沿叶轴下延成翅，边缘有不规则白色软骨质粗锯齿；茎上部叶有膨大的囊状鞘。复伞形花序，花序梗长达20cm，伞辐多达 70，无总苞片或有 1 ~ 2，长卵形，膨大成鞘状，小总苞片 5 ~ 10 或更多；花小，无萼齿；花瓣 5，白色，先端内凹；雄蕊 5；子房下位，2 室。双悬果长圆形至卵圆形，黄棕色或带紫色，长 5 ~ 7mm，宽 4 ~ 6mm，背棱扁、钝圆，较棱槽为宽，侧棱翅状，棱槽中有油管 1，合生面 2。花期 7 ~ 9 月，果期 9 ~ 10 月。

生境分布

生于湿草甸中、灌木丛中、河旁沙土中，分布于东北、华北等地区，北方多有栽培。

白附子　祛风痰，定惊搐，解毒散结

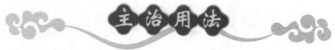

主治用法

用于中风痰壅，口眼歪斜，语言謇涩，惊风癫痫，破伤风，痰厥头痛，偏正头痛，瘰疬痰核，毒蛇咬伤。

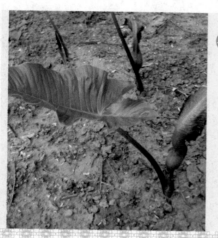

用法用量

3 ~ 6g。一般炮制后用，外用生品适量捣烂，熬膏或研末以酒调敷患处。

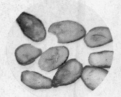

性味归经

辛，温；有毒。归胃、肝经。

 用药禁忌 孕妇慎用；生品内服宜慎。

基　源

白附子为天南星科（Araceae）植物独角莲的干燥块茎。

植物形态

多年生草本，高 15 ~ 50cm。植株光滑无毛。块茎倒卵形、卵状椭圆形或椭圆形，直径 2 ~ 5cm，密被褐色鳞片，具 6 ~ 8 条环状节。叶基生，1 ~ 2 年生通常只有 1 叶，初生叶卷成尖角状，后展开；3 ~ 4 年生有 3 ~ 4 叶；叶柄肥大，肉质，长 20 ~ 40cm；叶戟状箭形或卵状宽椭圆形，长 10 ~ 30cm，宽 7 ~ 20cm，先端渐尖，基部箭形，全缘或波状。花序从块茎处生出，花梗肥厚，圆柱形，长 8 ~ 15cm，绿色，常有紫色纵条斑纹；肉穗花序顶生，佛焰苞长 10 ~ 15cm，上部展开，下部筒状，筒长 4 ~ 5cm；肉穗花序长 8 ~ 10cm，顶端附属器圆柱状，紫色，长约 5cm，先端钝，基部无柄，雌雄同株。浆果卵圆形，红色。花期 6 ~ 7 月，果期 8 ~ 9 月。

生境分布

生于林下、山涧湿地。分布于吉林、辽宁、河北、山西、河南等地。

白果

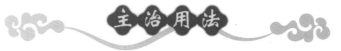
敛肺定喘，止带缩尿

主治用法

用于痰多喘咳，带下白浊，遗尿尿频。

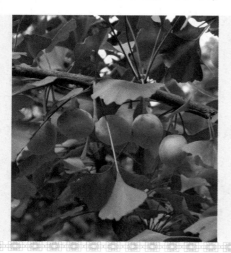

用法用量

5～10g。

性味归经

甘、苦、涩、平；有毒。归肺、肾经。

用药禁忌 生食有毒。

基源

白果为银杏科（Ginkgoaceae）植物银杏除去外种皮的干燥成熟种子。

植物形态

落叶大乔木，高达40m。树干直立，树皮淡灰色，有纵裂纹，分有长枝及短枝两种，长枝横生或下垂，短枝密集成环，顶部叶片簇生。单叶互生，叶柄长2～7cm，叶扇形，长3～7cm，宽6～9cm，叶上部边缘有波状圆齿或不规则浅裂，中央2裂，基部楔形，无明显中脉，有多数2分叉平行脉，黄绿色。花单性，雌雄异株；雄花序为短荑花序，2～6个着生于短枝叶腋中，有多数雄蕊，花药成对生于花柄顶端，黄绿色；雌花2～3生于短枝顶端，有长柄，顶端分2叉，各生一环状座，每座着生1胚株，只有1枚发育成种子。种子核果状，椭圆形或卵圆形，长2～3.2cm，淡黄色或金黄色，微有白粉状蜡质，外种皮肉质，有辛辣味，臭气。花期4～5月，果期9～10月。

生境分布

生于向阳、湿润肥沃的壤土及沙壤土中。栽培于辽宁、河北、陕西等地。

白前 降气，消痰，止咳

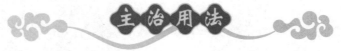

主治用法

用于肺气雍实，咳嗽痰多，胸满喘急。

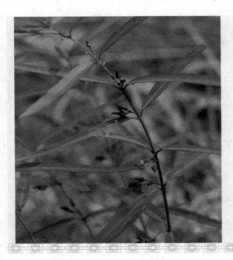

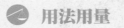

用法用量

3 ～ 10g。

性味归经

辛、苦，微温。归肺经。

基 源

白前为萝摩科（Asclepiadaceae）植物柳叶白前和芫花叶白前的根状茎及根。

植物形态

多年生草本，直立，高30 ～ 70cm。根茎细长，横长或斜生，中空，节上丛生纤细状弯曲须根。茎单一，圆柱形，灰绿色，有细棱，基部木质化。叶对生，有短柄；叶片稍革质，披针形或线状披针形，长3 ～ 12cm，宽0.3 ～ 1.4cm，先端渐尖，基部渐狭，全缘，中脉明显。聚伞花序腋生，有花3 ～ 8朵，小苞片多数；花萼5深裂，内面基部有腺体；花冠辐状，5深裂，裂片线形，紫红色，内面有长柔毛，副花冠裂片杯状，较蕊柱短；雄蕊5，与雌蕊合生成蕊柱，花药2室，每室有1下垂花粉块，淡黄色；子房上位，由2离生心皮组成，2花柱顶端连合成盘状柱头。果狭披针形，长达9cm。种子多数，黄棕色，顶端有白色丝状毛。花期5 ～ 8月，果期9 ～ 10月。

生境分布

生于山谷湿地、溪边、江边沙地浸水中。分布于江苏、浙江等省区。

白术　健脾益气，燥湿利水，止汗

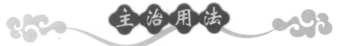

主治用法

用于脾虚食少，腹胀泄泻，痰饮眩悸，水肿，自汗，胎动不安。

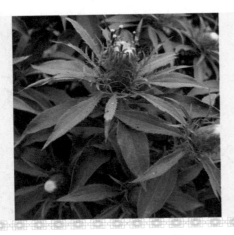

● **用法用量**

6 ~ 12g。

性味归经

苦、甘，温。归脾、胃经。

基　源

白术为菊科（Compositae）植物白术的根茎。

植物形态

多年生草本，高 30 ~ 80cm。根状茎肥厚，拳状，分枝，灰黄色。茎直立，上部分枝，基部稍木质，有纵槽。叶互生，茎下部叶有长柄，3 裂或羽状 5 深裂，裂片椭圆形或卵状披针形，顶端裂片最大，边缘有刺状齿；茎上部叶柄短，叶片椭圆形至卵状披针形，不分裂，长 4 ~ 10cm，宽 1.5 ~ 4cm，先端渐尖，基部狭，下延成柄，边缘有刺。头状花序单生于枝顶，总苞钟状，总苞片 5 ~ 7 层，总苞由一轮羽状深裂的叶状总苞片所包围；花多数，全为管状花，花冠紫红色，先端 5 裂，开展或反卷，雄蕊 5，聚药；子房下位，花柱细长，柱头头状。瘦果椭圆形，稍扁，有黄白色毛，冠毛羽状，长约 1.5cm。花期 9 ~ 10 月，果期 10 ~ 11 月。

生境分布

野生于山坡林边或灌木林中。分布于陕西、安徽、江苏、浙江、江西、湖北、湖南、四川等省。全国各地多有栽培。

白薇 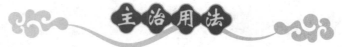 清热凉血，利尿通淋，解毒疗疮

主治用法

用于温邪伤营发热，阴虚发热，骨蒸劳热，产后血虚，发热，热淋，血淋，痈疽肿毒。

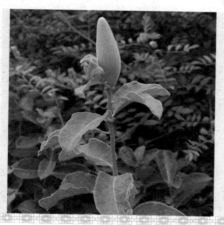

用法用量

5～10g。

性味归经

苦、咸，寒。归胃、肝、肾经。

基　源

白薇为萝摩科（Asclepiadaceae）植物白薇和蔓生白薇的根及根茎。

植物形态

多年生草本，高30～70cm，有香气。植株体有白色乳汁。根茎短，下端簇生多数细长条状根，长近20cm，直径约3mm，淡黄色。茎直立，圆柱形，绿色，不分枝，密生灰白色短毛。叶对生，有短柄，叶卵形或卵状长圆形，长5～12cm，宽3～8cm，先端短渐尖，基部圆形，全缘，两面均生白色绒毛，尤以叶下面及脉上为密。花多数，在茎顶叶腋密集成伞形聚伞花序，无总花梗，花暗紫色，直径约1cm；花萼5深裂，裂片披针形，绿色，外有绒毛，内面基部有3个小腺体；花冠辐状，5深裂，外有短毛及缘毛；副花冠5裂，裂片盾状，与合蕊柱等长；雄蕊5，花药顶端有1膜片，花粉块每药室1个，长圆状膨大，下垂；子房上位，柱头扁平。果单生，角状长椭圆形，长5～10cm。种子多数，卵圆形，有狭翅，种毛白色，长约3cm。

生境分布

生于河边、荒地、草丛、山坡及林缘，分布于东北及河北等省区。

白鲜皮 清热燥湿，祛风解毒

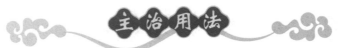

主治用法

用于湿热疮毒，黄水淋漓，湿疹，风疹，疥癣疮癞，风湿热痹，黄疸尿赤。

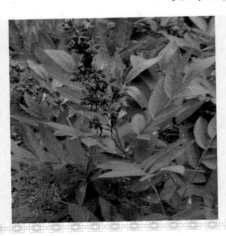

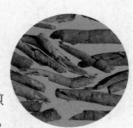

用法用量

5 ~ 10g。外用适量，煎汤洗或研粉敷。

性味归经

苦，寒。归脾、胃、膀胱经。

基　源

白鲜皮为芸香科（Rutaceae）植物白鲜的干燥根皮。

植物形态

多年生草本，高 1m，全株具特异气味。根数条丛生，长圆柱形，具较强烈的羊膻样气味，外皮灰白色或近灰黄色，内面白色，木心坚硬，新鲜时易与皮部分离。茎直立，下部呈灌木状，通常无毛；上部多分枝，淡黄绿色，外皮略带革质，常被白色细柔毛和腺体。奇数羽状复叶，互生，叶柄长 2.5 ~ 4cm；小叶通常 9，有时可至 13 片，基部一对小叶最小，无柄，小叶片卵形至椭圆形，长 3 ~ 11cm，宽 1.5 ~ 4.5cm，先端短渐尖，基部略带楔状或左右稍不对称，边缘具细锯齿，上面深绿色，下面淡绿色，羽脉于下面突起，两面沿脉有细柔毛，尤以下面较多，叶柄及叶轴两侧有狭翼。蒴果，成熟时沿腹缝线 5 裂，每一瓣呈扁囊状，外面被柔毛及棕黑色腺毛；内含种子 2 ~ 3 粒，近球形，直径约 3mm，黑色有光泽。

生境分布

生于山阳坡疏林及平原草地。分布于东北及河北、河南等省区。

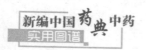
石韦　利尿通淋，清肺止咳，凉血止血

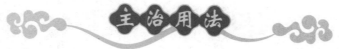

主治用法

用于热淋，血淋，石淋，小便不利，淋沥涩痛，
肺热喘咳，吐血，衄血，尿血，崩漏。

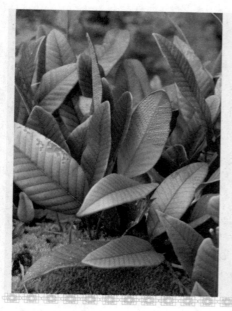

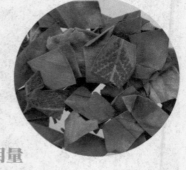

用法用量

6 ～ 12g。

性味归经

甘、苦，微寒。归肺、膀胱经。

基　　源

石韦为水龙骨科（Polypodiaceae）
植物庐山石韦、石韦或有柄石韦的干
燥叶。

植物形态

多年生草本。植株高
20 ～ 60cm。根状茎粗壮，横走或斜
生，密生棕色鳞片。叶一型，近生，
坚革质。叶柄长 10 ～ 30cm，粗壮。
叶片阔披针形，长 20 ～ 40cm，宽

3 ～ 5cm，向顶部渐狭，锐尖头，向
基部变宽，为不等的圆耳形或心形，
不下延，上面有小凹点，下面生黄色
紧密的星状毛。孢子囊群在侧脉间排
成多行，无盖。

生境分布

生于林下岩石或树干上，分布于
中国安徽、浙江、江西、福建、台湾
及中南、西南等地区。

石斛

益胃生津，滋阴清热

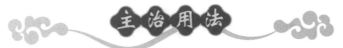

主治用法

用于热病津伤，口干烦渴，胃阴不足，食少干呕，病后虚热不退，阴虚火旺，骨蒸劳热，目暗不明，筋骨痿软。

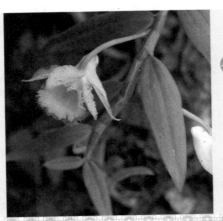

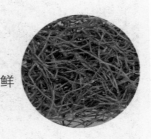

用法用量

6 ~ 12g；鲜品 15 ~ 30g。

性味归经

甘，微寒。归胃、肾经。

基 源

石斛为兰科（Orchidaceae）植物环草石斛、马鞭石斛、黄草石斛、铁皮石斛、金钗石斛等同属多种植物的新鲜或干燥茎。

植物形态

多年生附生草本，高 10 ~ 45cm，无匍匐根茎。茎直立，细圆柱形，直径 5 ~ 7mm，基部稍细，柔软下垂，节明显。叶互生，无柄，叶长圆状披针形或长条形，长 4 ~ 6cm，宽 1.2 ~ 1.8cm，先端渐尖，稍钩转，基部叶鞘松抱于茎，鞘口松开，花期有叶。花单生于茎上，稀有 2 朵，淡粉红色，有香气；苞片小，中央萼片长圆状披针形，长 1.7 ~ 2cm，宽约 6mm，先端钝，两侧萼片及中萼片长而较窄，先端锐尖，萼囊短而钝；花瓣椭圆形，较宽，唇瓣 3 浅裂，先端微凹或近圆形，黄色，边缘流苏状，中央有毛；花粉块 4 个，蒴果。

生境分布

附生于高山的树干上或岩石上，分布于广东、广西、云南、海南等省区。

石菖蒲　开窍豁痰，醒神益智，化湿开胃

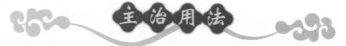

主治用法

用于神昏癫痫，健忘失眠，耳鸣耳聋，
脘痞不饥，噤口下痢。

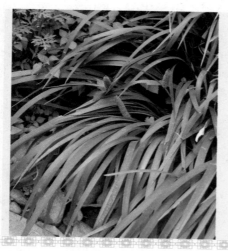

用法用量

3 ~ 10g。

性味归经

辛、苦，温。归心、胃经。

基　源

石菖蒲为天南星科（Araceae）植物石菖蒲的根茎。

植物形态

多年生常绿草本，茎丛生，高20 ~ 50cm，全株有香气。根茎横走，圆柱形或稍扁，直径5 ~ 18mm，细长而弯曲，节密集，节上密布须根，分枝甚多，外皮黄褐色或带绿色。叶基生，叶片剑状线形，长10 ~ 50cm，宽2 ~ 6mm，先端渐尖，基部对折，中部以上平展，无明显中肋。肉穗状花序，自当年生叶的叶腋抽出，花茎长10 ~ 30cm，花序长5 ~ 12cm，宽5 ~ 10mm，狭圆柱形，较柔弱；叶状佛焰苞片为花序长的2 ~ 5倍。花小，密生，两性，淡黄绿色；花被片6，2轮；雄蕊6；浆果倒卵形，长宽均约2mm。花期4 ~ 7月，果期8月。

生境分布

生于山涧浅水石上或溪流旁的岩石缝中，分布于河南、山东、江苏、浙江、江西、福建、台湾、湖北、湖南、广东、广西、陕西、贵州、四川、云南、西藏等省区。

石榴皮

涩肠止泻，止血，驱虫

主治用法

用于久泻，久痢，便血，脱肛，崩漏，带下，虫积腹痛。

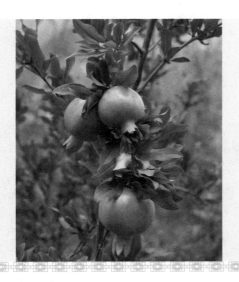

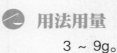

用法用量

3～9g。

性味归经

酸、涩，温。归大肠经。

基源

石榴皮为石榴科（Punicaceae）植物石榴的干燥果皮。

植物形态

落叶灌木或小乔木，高2～7m。根皮棕黄色，内皮鲜黄色；树皮青灰色或淡黄绿色；幼枝顶端呈刺状，无毛。叶对生或簇生，有短柄；叶长圆状披针形或长圆状椭圆形，长4～6cm，宽1～2cm，先端尖或微凹，基部渐狭，全缘，有光泽，无毛。花单生或数朵生于小枝顶端或叶腋，花大；花萼钟状，肥厚，红色，先端5～8裂，宿存，花药淡黄色；子房下位或半下位，上部6室，侧膜胎座，下部3室，中轴胎座，花柱单一或3枚分离。浆果球形，果皮肥厚革质，红色或带黄色，顶端有宿存花萼，内有薄隔膜。种子多数，倒卵形，有棱角，有红色肉质多汁外种皮，可食，内种皮革质，坚硬；胚直生，子叶回旋状。花期5～6月，果期7～8月。

生境分布

为庭园常见的栽培树种。分布于河北、陕西、河南、山东及长江以南等省区。

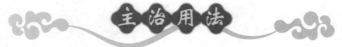

艾片

开窍醒神，清热止痛

主治用法

用于热病神昏、痉厥，中风痰厥，气郁暴厥，中恶昏迷，目赤，口疮，咽喉肿痛，耳道流脓。

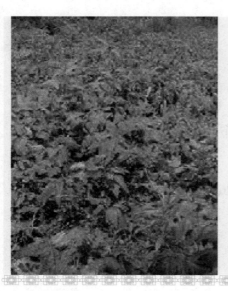

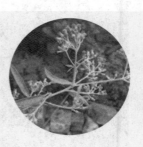

用法用量

0.15~0.3g，入丸散用。外用研粉点敷患处。

性味归经

辛、苦，微寒。归心、脾、肺经。

用药禁忌 孕妇慎用。

基　源

艾片为菊科（Compositae）植物艾纳香的新鲜叶经提取加工制成的结晶。

植物形态

为多年生木质草本，高 1~3m，全体密被黄色绒毛或绢毛，揉碎时有冰片香气。叶互生；叶片椭圆形或矩圆状披针形，长 10~17cm，宽 1.2~2.5cm，先端尖，基部狭窄，下延呈叶柄状，或近深裂，边缘具不规则锯齿，两面密被茸毛。头状花序顶生，伞房状；总苞片数轮，外轮较内轮短；管状花黄色，异形，缘花雌性，盘花两性，先端 5 裂；聚药雄蕊 5；雌蕊 1，子房下位，柱头 2 裂，线状。瘦果具 10 棱，冠毛淡白色。花期 3~5 月，果期 9~10 月。

生境分布

生于山坡草地或灌木丛中。分布于广东、广西、云南等地。广西及贵州有栽培。

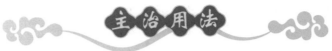

龙眼肉

补益心脾，养血安神

主治用法

用于气血不足，心悸怔忡，健忘失眠，血虚萎黄。

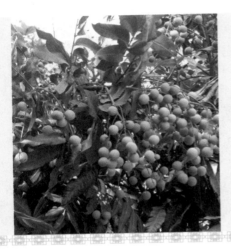

用法用量

9 ~ 15g。

性味归经

甘，温。归心、脾经。

基　源

龙眼肉为无患子科（Sapindaceae）植物龙眼的干燥假种皮。

植物形态

常绿大乔木，高20m。树皮茶褐色，粗糙，纵裂或片裂；茎上部多分枝，小枝有锈色柔毛。双数羽状复叶，互生，长15 ~ 20cm，小叶2 ~ 6对，互生或近对生，革质，长椭圆形或长椭圆状披针形，长6 ~ 15cm，宽2 ~ 5cm，先端钝尖或钝，基部偏斜，全缘或波状。花杂性或两性，顶生或腋生圆锥花序，长12 ~ 15cm，密生锈色星状毛；花小，直径3 ~ 5mm；花萼5深裂，花瓣5，匙形，淡黄色，内面有毛；花盘明显，浅裂；雄蕊8，花丝有毛。子房上位，2 ~ 3室，每室1胚株，但只有1胚株发育。果球形，核果状，直径1 ~ 2.5cm，果皮薄，干后近木质，黄褐色，幼时粗糙，老时近平滑。种子球形，黑色有光泽，外有白色、肉质、甜味的假种皮。花期3 ~ 4月，果期7 ~ 9月。

生境分布

生于热带和亚热带，多栽培于丘陵地、庭园。分布于浙江、福建等省区。

亚麻子 润燥通便，养血祛风

主治用法

用于肠燥便秘，皮肤干燥，瘙痒，脱发。

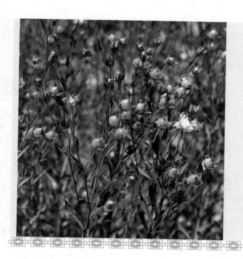

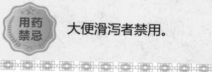

用法用量

9 ~ 15g。

性味归经

甘，平。归肺、肝、大肠经。

用药禁忌 大便滑泻者禁用。

基 源

亚麻子为亚麻科（Linaceae）植物亚麻的干燥成熟种子。

植物形态

一年生草本，高 30 ~ 100cm。茎直立，上部分枝，基部稍木质，有纵纹。叶互生，无柄，线形或线状披针形，长 1.8 ~ 3.2cm，宽 2 ~ 5mm，先端锐尖，基部渐窄，全缘，3 出叶脉。花单生于枝顶及上部叶腋，花梗长 2 ~ 3cm；萼片 5，绿色，卵形，顶端渐尖，基部近圆形，有脉 3 条，萼宿存；花瓣 5，蓝色或白色，长 7 ~ 10mm，宽 5 ~ 7mm，边缘稍有波状缺刻；雄蕊 5，与花瓣互生，退化雄蕊 5，仅留齿状痕迹，与雄蕊互生；子房椭圆状卵形，5 室，花柱 5，分离，柱头长条状。蒴果球形，稍扁，淡褐色，长 6 ~ 8mm，宽 6 ~ 10mm，成熟时顶端 5 瓣裂。种子扁平，卵形或椭圆状卵形，长约 6mm，宽约 3mm，黄褐色，有光泽。花期 6 ~ 7 月，果期 7 ~ 9 月。

生境分布

生于干燥的山坡或草原上。主要分布于东北及河北、河南、山西、内蒙古、山东、湖北、陕西、四川、云南等省区。

全蝎 息风镇痉，通络止痛，攻毒散结

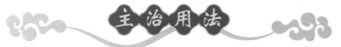

主治用法

用于肝风内动，痉挛抽搐，小儿惊风，中风口祸，半身不遂，破伤风，风湿顽痹，偏正头痛，疮疡，瘰疬。

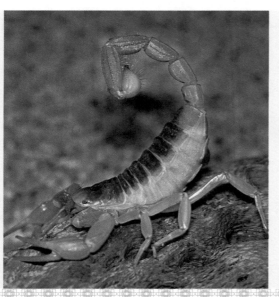

用法用量

3~6g。

性味归经

辛，平；有毒。归肝经。

用药禁忌 孕妇禁用。

基　　源

全蝎为钳蝎科（Buthidae）动物东亚钳蝎的干燥体。

动物形态

东亚钳蝎，体长约60mm，躯干（头胸部和前腹部）为绿褐色，尾（后腹部）为土黄色。头胸部背甲梯形。侧眼3对。胸板三角形，螯肢的钳状上肢有2齿。触肢钳状，上下肢内侧有12行颗粒斜列。第3、第4对步足胫节有距，各步足跗节末端有2爪和1距。前腹部的前背板上有5条隆脊线。生殖厣由2个半圆形甲片组成。栉状器有16~25枚齿。后腹部的前4节各有10条隆脊线，第5节仅有5条，第6节的毒针下方无距。

生境分布

生活于阴暗潮湿处。主产于河南、山东、湖北、安徽等地。

关黄柏 清热燥湿，泻火除蒸，解毒疗疮

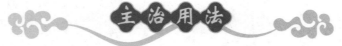

主治用法

用于湿热泻痢，黄疸尿赤，带下阴痒，热淋涩痛，脚气痿躄，骨蒸劳热，盗汗，遗精，疮疡肿毒，湿疹湿疮。

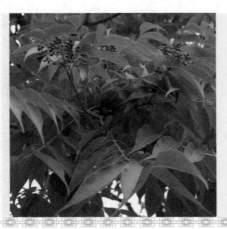

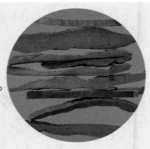

用法用量

3 ~ 12g。
外用适量。

性味归经

苦，寒。归肾、膀胱经。

基　源

关黄柏为芸香科（Rutaceae）植物黄檗的干燥树皮。

植物形态

落叶乔木，高 10 ~ 20m，胸径达 70cm。枝扩展，树皮外层灰色或灰褐色，具厚栓皮，有弹性，内层鲜黄色，小枝灰褐色或淡棕色，无毛。单数羽状复叶对生；小叶 5 ~ 13，小叶柄短或近无柄，叶片长圆状披针形、卵状披针形或近卵形，长 5 ~ 11cm，宽 3 ~ 4cm，先端长渐尖或稍尾状，基部宽楔形，边缘有波状细钝锯齿及缘毛，齿缘有腺点，上面深绿色，无毛，下面灰绿色，中脉基部有白色长柔毛。聚伞形圆锥花序顶生，花轴及花枝有毛；花单性，雌雄异株；萼片 5，卵状三角形；花瓣 5，长圆形，黄白色；雄花的雄蕊 5，长于花瓣；花丝线形，基部被毛；雌花退化雄蕊鳞片状，子房倒卵形，有短柄。浆果状核果圆球形，直径 0.8 ~ 1cm，熟时紫黑色，有特殊香气。花期 5 ~ 6 月，果期 9 ~ 10 月。

生境分布

生于山地杂木林中及溪流处。分布于东北、华北及山东等省区。

冰片

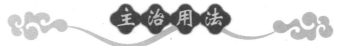

开窍醒神，清热止痛

主治用法

用于热病神昏、惊厥，中风痰厥，气郁暴厥，中恶昏迷，胸痹心痛，目赤，口疮，咽喉肿痛，耳道流脓。

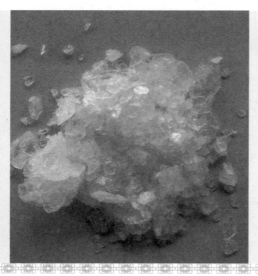

用法用量

0.15 ~ 0.3g，入丸散用。外用研粉点敷患处。

性味归经

辛、苦，微凉。归心、脾、肺经。

孕妇慎用。

基　源

　　冰片为龙脑香科（Dipterocarpaceae）植物龙脑香的树脂和挥发油加工品提取获得的结晶，是近于纯粹的右旋龙脑。

植物形态

　　乔木，常有星状毛或盾状的鳞秕；木质部有树脂。单叶，革质，互生，全缘或具波状圆齿；托叶小或大，脱落。花两性，辐射对称，芳香，排成顶生或腋生的圆锥花序，稀为聚伞花序；苞片小或无，稀大而宿存；萼筒长或短，与子房离生或合生，花萼裂片5，结果时通常扩大成翅；花瓣5片，分离或稍合生，常被毛；雄蕊5 ~ 15或更多，下位或周位，子房上位，稀半下位，3室，每室有下垂或倒生的胚珠2颗。果不开裂或开裂，通常有种子1枚，常为增长的宿萼所围绕，花萼裂片中2或3枚或全部发育成狭长的翅。

━━━ 生境分布 ━━━

　　分布于南洋群岛（即马米群岛）一带。

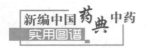
决明子

清热明目，润肠通便

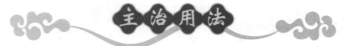
主治用法

用于目赤涩痛，羞明多泪，头痛眩晕，目暗不明，大便秘结。

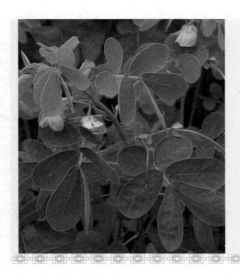

用法用量

9～15g。

性味归经

甘、苦、咸，微寒。归肝、大肠经。

基 源

决明子为豆科（Leguminosae）植物决明的干燥成熟种子。

植物形态

一年生亚灌木状草本，高50～150cm，多分枝，被短柔毛。叶互生，偶数羽状复叶，叶柄上无腺体，在各对小叶间的叶轴上有1钻形暗红色腺体。小叶3对，倒卵形或倒卵状长圆形，长2～6cm，宽1.5～3.2cm，先端圆，基部楔形，全缘，幼时疏生柔毛。花成对腋生，顶部聚生，苞片线形，萼片5，卵形或卵状披针形；外面有毛；花冠黄色，花瓣5，基部有爪，下面2片稍长。雄蕊10，3个退化。荚果细长，四棱柱状，稍弯曲，长8～24cm，宽2～6mm，果梗长2～4cm。种子多粒，棱柱形，褐绿色，光亮。花期6～8月，果期8～10月。

生境分布

生于村边、路旁、山坡等地。全国各地均有栽培。

合欢皮

解郁安神，活血消肿

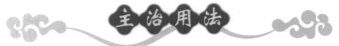

主治用法

用于心神不安，忧郁失眠，肺痈，疮肿，跌扑伤痛。

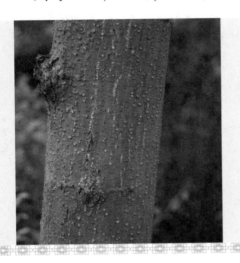

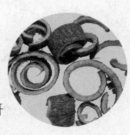

◢ 用法用量

6 ~ 12g。
外用适量，研
末调敷。

性味归经

甘，平。归心、肝、肺经。

基　源

　　合欢皮为豆科（Leguminosae）
植物合欢的干燥树皮。

植物形态

　　落叶乔木，高 6 ~ 16m。树皮
灰褐色，不裂或浅裂。小枝灰褐色，
有棱，皮孔明显。2 回双数羽状复叶
互生；托叶早落，羽片 5 ~ 15 对；
每羽片小叶 10 ~ 30 对，无柄；小
叶镰刀状长圆形，长 6 ~ 12mm，
宽 1 ~ 4mm，先端尖，基部圆截形，
不对称，全缘，夜晚闭合；叶缘及
下面中脉有短柔毛，托叶线状披针
形，早落。头状花序多数腋生或顶生，
枝端呈伞房状；花淡红色；花萼小，
筒状，有毛，先端 5 裂；花冠漏头状，
疏生短柔毛，5 裂，裂片三角状卵形；
雄蕊多数，基部结合成管状包围子
房，上部分离，花丝细长，上部淡
红色，伸出花冠管外；子房上位，
花柱细长，几与花丝等长，柱头圆
柱状。荚果扁平，长 8 ~ 15cm，宽
1 ~ 2.5cm，黄褐色，幼时有毛。种
子椭圆形而扁平，褐色。花期 6 ~ 8
月，果期 8 ~ 10 月。

■ 生境分布

　　生于山谷、林缘、山坡地。分布
于辽宁、河北、甘肃等省区。

合欢花 解郁安神

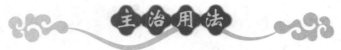

主治用法

用于心神不安，忧郁失眠。

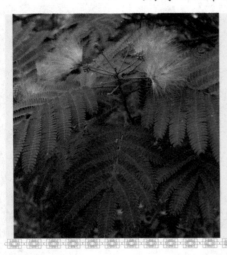

用法用量

5 ~ 10g。

性味归经

甘，平。归心、肝经。

基　源

　　合欢花为豆科（Leguminosae）植物合欢的干燥花序。

植物形态

　　落叶乔木，高6 ~ 16m。树皮灰褐色，不裂或浅裂。小枝灰褐色，有棱，皮孔明显。2回双数羽状复叶互生；托叶早落，羽片5 ~ 15对；每羽片小叶10 ~ 30对，无柄；小叶镰刀状长圆形，长6 ~ 12mm，宽1 ~ 4mm，先端尖，基部圆截形，不对称，全缘，夜晚闭合；叶缘及下面中脉有短柔毛，托叶线状披针形，早落。头状花序多数腋生或顶生，枝端呈伞房状；花淡红色；花萼小，筒状，有毛，先端5裂；花冠漏头状，疏生短柔毛，5裂，裂片三角状卵形；雄蕊多数，基部结合成管状包围子房，上部分离，花丝细长，上部淡红色，伸出花冠管外；子房上位，花柱细长，几与花丝等长，柱头圆柱状。荚果扁平，长8 ~ 15cm，宽1 ~ 2.5cm，黄褐色，幼时有毛。种子椭圆形而扁平，褐色。花期6 ~ 8月，果期8 ~ 10月。

生境分布

　　生于山谷、林缘、山坡等地，多栽培于庭园中或路旁。分布于辽宁、河北、甘肃、宁夏、陕西、山东、河南及长江以南各省、自治区。

地骨皮 凉血除蒸，清肺降火

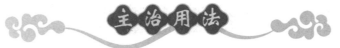

主治用法

用于阴虚潮热，骨蒸盗汗，肺热咳嗽，咯血，衄血，内热消渴。

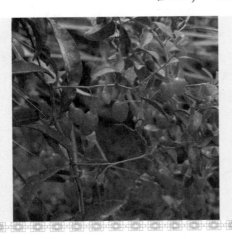

用法用量

9~15g。

性味归经

甘，寒。归肺、肝、肾经。

基 源

地骨皮为茄科（Solanaceae）植物枸杞或宁夏枸杞的干燥根皮。

植物形态

落叶灌木，高达2m。主根长，有支根。茎多分枝，枝条细长，幼枝有棱，浅灰黄色，无毛，常具棘刺，生于叶腋，长0.5~2cm。叶互生或2~3片簇生，叶柄短，长0.5~1cm，叶卵形，卵状菱形或卵状披针形，长2~5cm，宽0.5~2.5cm。花在长枝上生，花梗长1~2cm；花萼长3~4mm，先端3中裂或4~5齿裂，裂片有缘毛，基部有耳；花冠漏斗状，长9~12mm，管下部急缩，后向上扩大，5裂，裂片与筒部等长或稍短于筒部，长卵形，边缘具缘毛，花冠筒内雄蕊着生处具绒毛一轮；雄蕊5，着生于花筒内，花药丁字形着生，花丝伸出花筒外，长约7mm；花盘5裂；子房长卵形，花柱细，伸出花冠筒处，柱头头状。浆果卵圆形或长圆形，长7~15mm，深红色。种子多数，长扁肾形，长约2.5~3mm，黄色。

生境分布

枸杞生于荒山坡，路边或丘陵地带。分布于全国大部分省区。

地黄　清热凉血，养阴生津

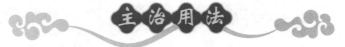

主治用法

用于热入营血，温毒发斑，吐血衄血，热病伤阴，舌绛烦渴，津伤便秘，阴虚发热，骨蒸劳热，内热消渴。

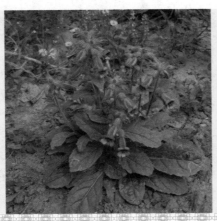

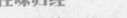

用法用量

10～15g。

性味归经

甘，寒。归心、肝、肾经。

基　源

　　地黄为玄参科（Scrophulariaceae）植物地黄的新鲜或干燥块根。熟地黄为生地黄的炮制加工品。

植物形态

　　多年生草本，高10～35cm，全株密生灰白色长柔毛及腺毛。根肥厚肉质，圆柱形或纺锤形。叶基生成丛，倒卵状披针形，长3～10cm，宽1.5～4cm，先端钝，基部渐狭，下延成长柄，叶面多皱，边缘有不整齐钝齿。花茎圆柱形，单生或2～3枝丛生；苞片叶状；总状花序，花萼钟状，先端5裂，花冠宽筒状，稍弯曲，长3～4cm，外面暗紫色，内面带黄色，有明显紫纹，先端5浅裂，稍二唇状；雄蕊4，二强，着生于花冠筒基部；子房上位，卵形，2室，花后渐变1室，柱头膨大。蒴果球形或卵圆形，先端尖，上有宿存花柱，外为宿存花萼所包。种子多数。花期4～5月，果期5～6月。

生境分布

　　生于山坡、路旁或栽培。分布于华北及辽宁、陕西、河南、山东、安徽、江苏、浙江、湖北、湖南、四川等省区。

熟地黄 补血滋阴，益精填髓

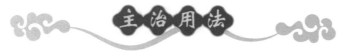

用于血虚萎黄，心悸怔忡，月经不调，崩漏下血，肝肾阴虚，腰膝酸软，骨蒸潮热，盗汗遗精，内热消渴，眩晕，耳鸣，须发早白。

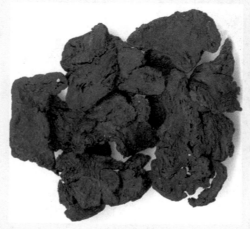

用法用量

9 ~ 15g。

性味归经

甘，微温。归肝、肾经。

炮 制

（1）取净生地黄，照酒炖法炖至酒吸尽，取出，晾晒至外皮黏液稍干时，切厚片或块，干燥，即得。每100kg生地黄，用黄酒30 ~ 50kg。(2)取净生地黄，照蒸法蒸至黑润，取出，晒至约八成干时，切厚片或块，干燥，即得。

性 状

本品为不规则的块片、碎块，大小、薄厚不一。表面乌黑色，有光泽，黏性大。质柔软，而带韧性，不易折断，断面乌黑色，有光泽。气微，味甜。

地榆

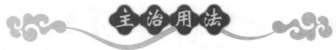

凉血止血，解毒敛疮

主治用法

用于便血，痔血，血痢，崩漏，水火烫伤，痈肿疮毒。

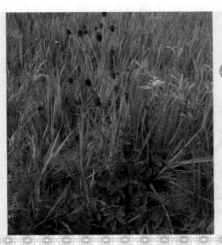

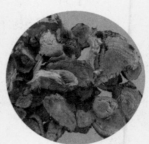

用法用量

9 ~ 15g。
外用适量，研末
调敷患处。

性味归经

苦、酸、涩，微寒。归肝、大肠经。

基　源

地榆为蔷薇科（Rosaceae）植物地榆和长叶地榆的干燥根。

植物形态

多年生草本，高50 ~ 150cm。根茎粗壮，生多数纺锤形或长圆柱形根。茎上部分枝。单数羽状复叶，基生叶有长柄；小叶4 ~ 6对，小叶卵圆形或长圆状卵形，先端尖或钝圆，基部心形或微心形，边缘粗锯齿，小叶柄基部有小托叶；茎生叶有短柄，小叶长圆形或长圆状披针形，长2 ~ 7cm，宽0.5 ~ 3cm，基部心形或楔形，托叶镰刀状抱茎，有齿。花密集成近球形或短圆柱形穗状花序，花序长1 ~ 4cm，直径约1cm，花暗紫色、紫红色或红色；每小花有膜质苞片2；萼片4，短小，宿存；无花冠；雄蕊4，花丝丝状；花药黑紫色；子房上位。瘦果暗棕色，有细毛。花期6 ~ 7月，果期8 ~ 9月。

生境分布

生于山坡、林缘、草原、灌丛或田边，分布于东北、华北及陕西等省区。

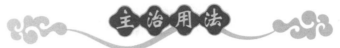

延胡索 活血，行气，止痛

主治用法

用于胸胁、脘腹疼痛，胸痹心痛，经闭痛经，产后瘀阻，跌扑肿痛。

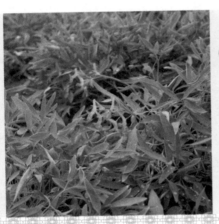

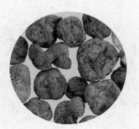

用法用量

3 ~ 10g；研末吞服，一次1.5~3g。

性味归经

辛、苦，温。归肝、脾经。

基　源

延胡索为罂粟科（Papaveraceae）植物延胡索的干燥块茎。

植物形态

多年生草本，高10 ~ 20cm。块茎扁球状，直径0.5 ~ 2.5cm，黄色。茎纤细，稍肉质。基生叶与茎生叶同形，有柄；茎生叶互生，2回3出，第2回深裂，末回裂片披针形、长圆形或狭椭圆形，长2 ~ 3.5cm，宽6 ~ 8mm，先端钝或锐尖，全缘或有缺刻。总状花序顶生或与叶对生；苞片阔披针形，全缘或有少数牙齿或3 ~ 5裂，花红紫色，长约2cm，小花梗长约6mm；萼片2，早落；花瓣4，外轮2片稍大，上部1片边缘波状，顶端微凹，凹部中央有突尖，尾部延伸成长距，距长约占全长的一半，内轮2片比外轮2片小；雄蕊6，花丝连合成两束；子房扁柱形，花柱细短，柱头似蝴蝶状。蒴果线形。花期4月，果期5 ~ 6月。

生境分布

生长于溪流两岸或山脚的砂质壤土或沙土中，分布于江西、江苏、安徽、浙江、河南、湖北等省区。全国多数地区有栽培，主产于浙江。

当归

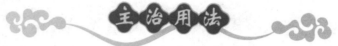

补血活血，调经止痛，润肠通便

主治用法

用于血虚萎黄，眩晕心悸，月经不调，经闭痛经，虚寒腹痛，风湿痹痛，跌扑损伤，痈疽疮疡，肠燥便秘。

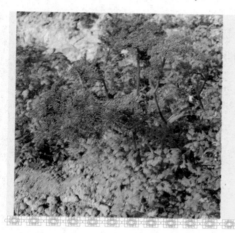

用法用量

6 ~ 12g。

性味归经

甘、辛，温。归肝、心、脾经。

基　源

当归为伞形科（Umbelliferae）植物当归干燥根。

植物形态

多年生草本，高 30 ~ 100cm。全株有特异香气。主根粗短，肥大肉质。茎直立，带紫色，有纵沟。叶互生，叶柄长 3 ~ 13cm，基部膨大呈鞘状抱茎；叶为 2 ~ 3 回奇数羽状复叶，最终裂片卵形或椭圆形，小叶 3 对，近顶端的一对无柄，1 ~ 2 回分裂，裂片边缘有缺刻。复伞形花序，顶生，伞梗 10 ~ 14 枚，长短不等，基部有 2 枚线形总苞片或缺；小总苞片 2 ~ 4 枚，线形；每一小伞形花序有花 12 ~ 36 朵，小伞梗长 3 ~ 15mm，密被细柔毛；萼齿 5，细卵形；花瓣 5，白色，长卵形，先端狭尖略向内折。双悬果椭圆形，长 4 ~ 6mm，宽 3 ~ 4mm，成熟后易从合生面分开；分果有果棱 5 条，背棱线形隆起，侧棱发展成宽而薄的翅，翅边缘淡紫色，背部扁平，每棱槽有 1 个油管，接合面 2 个油管。

生境分布

生于海拔 1800 ~ 2500m 的高寒阴湿地方。栽培于甘肃、四川、云南、湖北、陕西、贵州等省区。

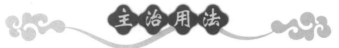

当药

清湿热，健胃

主治用法

用于湿热黄疸，胁痛，痢疾腹痛，食欲不振。

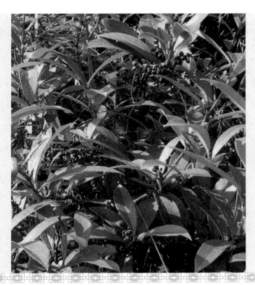

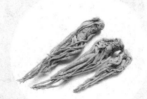

用法用量

6~12g，儿童酌减。

性味归经

苦，寒。归肝、胃、大肠经。

基　源

当药为龙胆科（Gentianaceae）植物瘤毛獐牙菜的干、全草。

植物形态

一年生草本，高15～30cm。根通常黄色，粗壮，味苦。茎直立，四棱形，沿棱具窄翅，有时具微点状突起，通常多分枝。叶对生，线状披针形或线形，长1.5～4cm，宽2～6mm，先端长渐尖，全缘，基部渐狭，无毛。花梗直立，长10～25mm；花5基数；萼片长10～15mm，先端锐尖或渐尖；花冠淡蓝紫色，管部长1～1.5mm，裂片窄卵形，先端渐尖，基部具2囊状淡黄色腺窝，其边缘具白色流苏状长毛；花药狭椭圆形，长2.5～3mm。花果期9～10月。

生境分布

生于海拔500～1600m的溪边、山坡、林下、灌丛。分布于河北、内蒙古、宁夏、陕西、山东、山西等省区。

灯心草 清心火，利小便

主治用法

用于心烦失眠，尿少涩痛，口舌生疮。

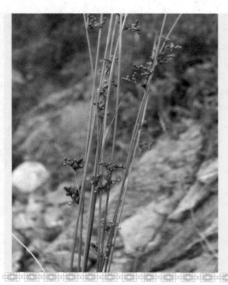

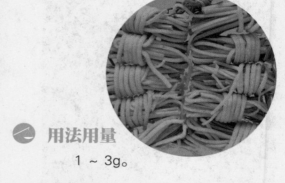

用法用量

1 ～ 3g。

性味归经

甘、淡，微寒。归心、肺、小肠经。

基 源

灯心草为灯心草科（Juncaceae）植物灯心草的茎髓。

植物形态

多年生草本，高 40 ～ 100cm。根茎横走，具多数须根。茎丛生，直立，圆柱状，直径 1.5 ～ 4mm，绿色，具纵条纹；髓部白色，下部鞘状叶数枚，长至 15cm，红褐色或淡黄色，上部的绿色，有光泽；叶片退化呈刺芒状。花序聚伞状，假侧生，多花，密集或疏散；总苞圆柱状，直立，长 5 ～ 20cm；花小，淡绿色，具短柄；花被片 6，2 轮，条状披针形，外轮稍长，边缘膜质；雄蕊 3，稀为 6，较花被短；雌蕊 1，子房上位，3 室，柱头 3 裂。蒴果卵状三棱形或椭圆形，3 室，顶端钝或微凹，略与花被等长或稍长。种子多数，卵状长圆形，长约 0.4mm，褐色。花期 5 ～ 6 月，果期 6 ～ 7 月。

生境分布

生于湿地、沼泽边、溪边、田边等潮湿地带。分布于全国各地。

百合 养阴润肺，清心安神

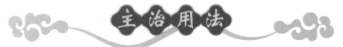

主治用法

用于阴虚燥咳，劳嗽带血，虚烦惊悸，
失眠多梦，精神恍惚。

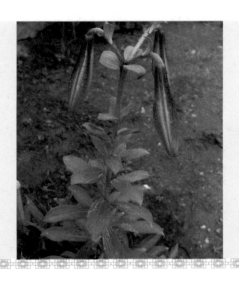

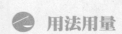

用法用量

6 ~ 12g。

性味归经

甘，寒。归心、肺经。

基　源

百合为百合科（Liliaceae）植物卷丹、百合或细叶百合的干燥肉质鳞叶。

植物形态

多年生草本。鳞茎宽卵状球形，白色，鳞片叶宽卵形。茎直立，常带紫色条纹，具白色绵毛。叶互生，长圆状披针形或披针形，两面近无毛，先端具白毛，叶缘具乳头状突起，具 5 ~ 7 脉，上部叶腋具珠芽。花3 ~ 6 朵或更多，苞片叶状，卵状披针形；花下垂，花被片披针形，反卷，橙红色，具紫黑色斑点，蜜腺两边具乳头状突起；雄蕊6，向四面开张，淡红色；子房圆柱形；柱头膨大，3裂。蒴果，狭长卵形，长 3 ~ 4cm。花期 7 ~ 8 月，果期 8 ~ 10 月。

生境分布

生于林缘路旁，山坡草地，多有栽培，分布于河北、河南、陕西、山西、山东、江苏、安徽、浙江、江西、湖北、湖南、广西、甘肃、青海、四川等省区。

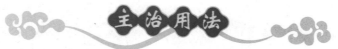

百部 润肺下气止咳，杀虫灭虱

主治用法

用于新久咳嗽，肺痨咳嗽，顿咳；外用于头虱，体虱，蛲虫病，阴痒。蜜百部润肺止咳。用于阴虚痨嗽。

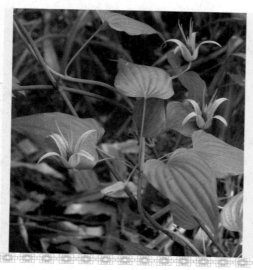

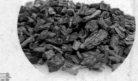

用法用量

3～9g。外用适量，水煎或酒浸。

性味归经

甘、苦，微温。归肺经。

基源

百部为百部科（Stemonaceae）植物直立百部、蔓生百部或对叶百部的干燥块根。

植物形态

多年生草本，高30～60cm。块根肉质，纺锤形，数个至数十个簇生。茎直立，不分枝。叶常3～4片轮生，偶有5片，或2片对生；叶片卵形或椭圆形，长4～6cm，宽2～4cm，先端短尖，基部渐窄成短柄或近无柄，全缘，主脉3～5（～7）条，中间3条明显。花多数生于茎下部鳞叶腋间，苞片稍大；雄蕊4，紫色，药隔先端膨大成披针形附属物，花药线形，顶端具窄卵形附属物；子房三角形，柱头短，无花柱。蒴果扁卵形，二裂。花期4～5月，果期7月。

生境分布

生于山地林下或栽培，分布于陕西、河南、山东、安徽、江苏、浙江、江西、福建、湖北、湖南、四川等省区。

红花 活血通经，散瘀止痛

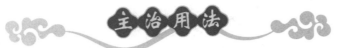

主治用法

用于经闭，痛经，恶露不行，癥瘕痞块，胸痹心痛，瘀滞腹痛，胸胁刺痛，跌扑损伤，疮疡肿痛。

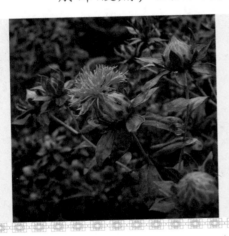

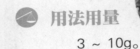

用法用量

3 ~ 10g。

性味归经

辛，温。归心、肝经。

基　源

红花为菊科（Compositae）植物红花的干燥花。

植物形态

一年生草本，高 30 ~ 100cm。茎基部木质化，上部分枝。叶互生，无柄，稍抱茎，叶长椭圆形或卵状披针形，长 4 ~ 12cm，宽 1 ~ 3.5cm，先端尖，基部渐狭，边缘有齿裂，齿端有尖刺。上部叶渐小，边缘不分裂，成苞片状包围头状花序，有尖刺，边缘有针刺，直径 2 ~ 3cm；总苞近球形，总苞片数轮，外层 2 ~ 3 轮，叶状，边缘有针刺；内层数轮，苞片卵形，边缘无刺，膜质；最内层为线形鳞片状，透明膜质。花多数，生于扁平花托上，全为管状花，长 2 ~ 2.5cm，先端 5 裂，线形，初开时黄色，渐变橘红色，成熟时变为深红色；雄蕊 5，花丝短，着生于花冠口部，花药合生成管状，包围雌蕊；花柱伸出花药管外，柱头 2 浅裂。子房下位，椭圆形。瘦果椭圆形或倒卵形，具 4 棱，基部稍斜，白色。花期 5 ~ 8 月，果期 7 ~ 9 月。

生境分布

生于温暖干燥气候，排水良好的砂质壤土。我国多有栽培。

红景天　益气活血，通脉平喘

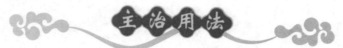

主治用法

用于气虚血瘀，胸痹心痛，中风偏瘫，倦怠气喘。

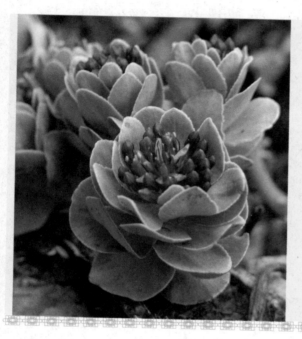

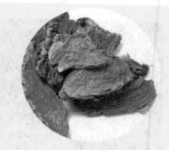

用法用量

3~6g。

性味归经

甘、苦，平。归肺、心经。

基　源

红景天为景天科（Crassulaceae）植物大花红景天的干燥根及根茎。

植物形态

多年生肉质草本，根状茎粗短，不分枝，被有宽披针形膜质鳞片。茎丛生，肉质，不分枝，光滑。叶互生，肉质，宽椭圆形，先端钝圆形，全缘或上部边缘具波状齿，无柄，上部排列紧密。伞房花序顶生，雌雄异株；花5数，花瓣长圆形或条形，基部渐狭，紫红色；腺体鳞片状。果条形。花果期7~8月。

生境分布

生于海拔5000m的石堆中和岩石缝中。分布于西藏、四川、云南等省区。

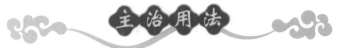

肉苁蓉　补肾阳，益精血，润肠通便

主治用法

用于肾阳不足，精血亏虚，阳痿不孕，
腰膝酸软，筋骨无力，肠燥便秘。

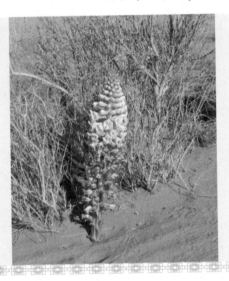

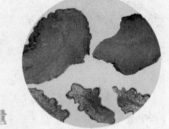

用法用量

6 ~ 10g。

性味归经

甘、咸，温。归肾、大肠经。

基　源

肉苁蓉为列当科（Orobanchaceae）植物肉苁蓉及管花肉苁蓉的干燥带鳞叶的肉质茎。

植物形态

多年生寄生草本。茎肉质，黄色，高 10 ~ 45cm。叶鳞片状，黄褐色，覆瓦状排列，卵形或卵状披针形，在下部排列较紧密。穗状花序，长 5 ~ 20cm，宽达 5cm，密生多花；苞片卵状披针形，长 1.5cm；小苞片 2，狭披针形，与萼近等长；花萼钟状，5 浅裂，裂片近圆形；花冠近唇形，顶端 5 裂，裂片蓝紫色，筒部白色，筒内面离轴方向具 2 条凸起的黄色纵纹；雄蕊 4，花丝基部和花药上被毛；丁字形侧膜胎座，4 室。蒴果椭圆形，2 裂，花柱宿存。

生境分布

生于荒漠中，寄生在藜科植物梭梭的根上。分布于内蒙古、陕西、甘肃、宁夏、青海、新疆等省、自治区。

肉豆蔻 温中行气，涩肠止泻

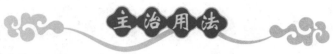

主治用法

用于脾胃虚寒，久泻不止，脘腹胀痛，食少呕吐。

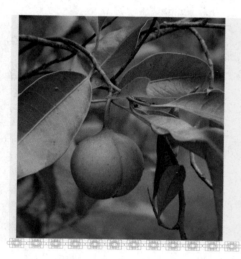

用法用量

3～10g。

性味归经

辛，温。归脾、胃、大肠经。

基　源

　　肉豆蔻为肉豆蔻科（Myristicaceae）植物肉豆蔻的种仁。

植物形态

　　常绿大乔木，高达15m。全株无毛。叶互生，叶柄长6～12mm；叶革质，椭圆状披针形，长4～15cm，宽1.5～6cm，先端尾状，基部急尖，全缘，上面暗绿色，下面灰绿色。总状花序腋生，花单性，雌雄异株。雄花的总状花序长2.5～5cm；花疏生，花被壶形，3裂，黄白色，长约6mm，下垂；雄蕊8～12，花丝连合成圆柱状有柄的柱，花药合生；雌花子房1室，柱头无柄，果实梨形或近于圆球形，悬挂，长4～7cm，淡红色或淡黄色，成熟后纵裂成2瓣，显出绯红色不规则分裂的假种皮。种子卵圆形或长圆形，长2～3cm，直径约2cm，种仁红褐色至深棕色，质坚，有浅色纵行沟纹及不规则肉网沟纹，断面显大理石样花纹，极芳香。花期4～5月，果期6～8月。

生境分布

　　主产于热带。我国台湾、海南、广东、云南等省有引种栽培。

肉桂　补火助阳，散寒止痛，温通经脉

主治用法

用于阳痿宫冷，腰膝冷痛，肾虚作喘，虚阳上浮，眩晕目赤，心腹冷痛，虚寒吐泻，寒疝腹痛，痛经经闭。

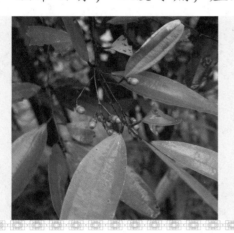

用法用量

1 ~ 5g。

性味归经

辛、甘，大热。
归肾、脾、心、肝经。

用药禁忌　有出血倾向者及孕妇慎用，不宜与赤石脂同用。

基　源

肉桂为樟科（Lauraceae）植物肉桂的干燥树皮。

植物形态

常绿乔木，高 10 ~ 15m。树皮灰棕色，有细皱纹及小裂纹，皮孔椭圆形，内皮红棕色，芳香而味甜辛。幼枝有不规则的四棱，幼枝、芽、花序、叶柄均被褐色茸毛。叶互生或近对生，叶柄稍膨大；叶革质，长椭圆形或披针形，长 8 ~ 20cm，宽 4 ~ 5.5cm，全缘，上面绿色，有光泽，下面灰绿色，微被柔毛，离基 3 出脉。圆锥花序，腋生或近顶生，分枝末端为 3 花的聚伞花序；花被 6 片，内外两片密被黄色绒毛，花丝被柔毛，第一、二轮雄蕊花丝扁平，花室内向，第三轮雄蕊花丝上方 1/3 处有 1 对圆状肾形腺体，花室外向，退化雄蕊 3，位于最内轮而短；子房卵球形，花柱纤细，柱头小。浆果状核果椭圆形，成熟时黑紫色，无毛，果托成杯状，边缘截平或略有齿裂。花期 6 ~ 8 月，果期 10 ~ 12 月。

生境分布

栽培于沙土或山地。分布于福建、广东、云南等省区。

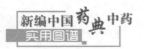
血竭　活血定痛，化瘀止血，生肌敛疮

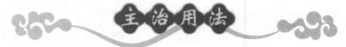

主治用法

用于跌打损伤，心腹瘀痛，外伤出血，疮疡不敛。

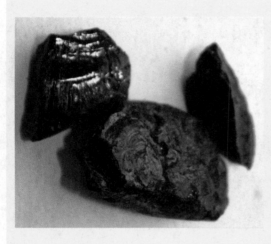

用法用量

研末，1～2g，或入丸剂。外用研末撒或入膏药用。

性味归经

甘、咸，平。归心、肝经。

基　源

血竭为棕榈科（Palmae）植物麒麟竭果实中渗出的树脂。

植物形态

云状复叶在枝梢互生，基部有时近于对生；叶柄和叶轴均被稀疏小刺，小叶片多数，互生，条形至披针形。花单性，雌雄异株，肉穗花序形大，具有圆锥状分枝；基部外被长形蒐包，花黄色。果实核果状，阔卵形或近球形，果皮腥红色，表皮密被复瓦状鳞片。

生境分布

多为栽培，分布于马来西亚、印度尼西亚、伊朗等地，我国广东、台湾等地也有栽培。

西红花　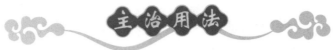活血化瘀，凉血解毒，解郁安神

主治用法

用于经闭癥瘕，产后瘀阻，温毒发斑，忧郁痞闷，惊悸发狂。

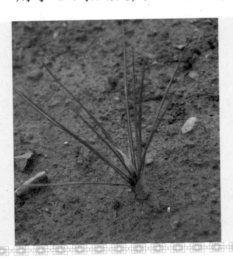

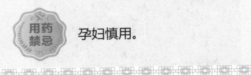

用法用量

1 ~ 3g，煎服或沸水泡服。

性味归经

甘，平。归心、肝经。

用药禁忌 孕妇慎用。

基　源

西红花为鸢尾科（Iridaceae）植物番红花的柱头。

植物形态

多年生宿根草本，无地上茎。地下茎球形，直径 1 ~ 10cm，有褐色膜质鳞叶。叶基生，由球茎生出 7 ~ 15 片，无柄；叶线形，长 15 ~ 25cm，宽 2 ~ 4mm，先端尖，叶缘反卷，上面绿色有细毛；基部由 4 ~ 5 片膜质鳞片包围。花生于鳞茎顶端，1 ~ 2 朵，直径 3 ~ 5cm；花被 6 片，长圆形或倒卵圆形，淡紫色，花被管细管状，长 4 ~ 6cm；喉部有毛；雄蕊 3，花药黄色，基部箭形，比花丝长；雌蕊 3，子房下位，心皮 3，合生成 3 室，花柱细长，淡黄色，先端 3 深裂，伸出花筒外，下垂，深红色，柱头顶部略膨大成漏斗状，边缘有不整齐的锯齿，一侧具一裂隙。蒴果长圆形，有 3 钝棱，长约 3cm，宽约 1.5cm。种子多数，圆球形，革质。花期 10 ~ 11 月，果期 11 ~ 12 月。

生境分布

主要栽培于山东、江苏、浙江、江西、北京等地。

西洋参　补气养阴，清热生津

主治用法

用于气虚阴亏，虚热烦倦，咳喘痰血，内热消渴，口燥咽干。

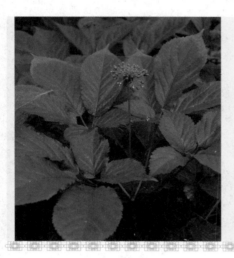

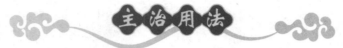

用法用量

3 ～ 6g，
另煎兑服。

性味归经

甘、微苦，凉。归心、肺、肾经。

基　源

西洋参为五加科（Araliaceae）植物西洋参的干燥根。

植物形态

多年生草本，高达60cm。根茎短；主根肉质，圆柱形或纺锤形，有分枝。茎单一，有细纵条纹或略具棱。掌状5出复叶，通常3 ～ 4轮生于茎端，叶柄长5 ～ 7cm，5小叶膜质，小叶柄长约1.5cm，最下2小叶近无柄；叶广卵形或倒卵形，长6 ～ 12cm，宽4 ～ 9cm，先端急尖，基部楔形，边缘有不规则粗锯齿，两面无毛或有时仅上面有极少刚毛。总花梗由茎端中央抽出；伞形花序顶生，有花多数，总花梗与叶柄近等长，小花梗基部有卵形小苞片1；花萼绿色，钟状，5齿裂；花瓣5，绿白色，长圆形；雄蕊5，与药瓣互生，花药卵形至矩圆形；子房下位，2室；花柱下部合生，上部分离呈叉状；花盘肉质，环状。浆果扁球形，熟时鲜红色，果柄伸长。花期7 ～ 8月，果期9月。

生境分布

原产于美国、加拿大，我国吉林、山东、北京、陕西等地均有栽培。

防己

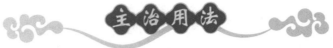

祛风止痛，利水消肿

主治用法

用于风湿痹痛，水肿脚气，小便不利，湿疹疮毒。

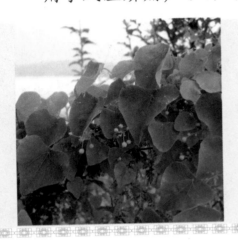

用法用量

5 ~ 10g。

性味归经

苦，寒。归膀胱、肺经。

基　源

防己为防己科（Menispermaceae）植物粉防己的干燥块根。

植物形态

多年生落叶缠绕藤本。根通常呈圆柱形或长块状，直径 3 ~ 10cm，外皮淡棕色或棕褐色，具横向纹理。茎柔弱，纤细，圆柱形，有扭曲的细长纵条纹。叶互生，叶柄盾状着生，长 5 ~ 6cm，薄纸质，三角宽卵形，长 4 ~ 6cm，宽 5 ~ 6cm，先端钝，具细小突尖，基部截形，或略呈心形，上面绿色，下面灰绿色至粉白色，两面均被短柔毛，以下面较密，全缘，掌状脉 5 条。花小，雌雄异株，雄花聚集成头状聚伞花序，呈总状排列；雄花绿色，花萼 4，萼片匙形，长 1mm，宽 0.5mm，基部楔形；花瓣 4 枚，倒卵形，长约 0.9mm，宽约 0.7mm，肉质，边缘略向内弯，有时具短爪；雄蕊 4 枚，花丝愈合成柱状体，上部盘状，花药着生其上；雌花成缩短的聚伞花序，萼片、花瓣与雄花同数，子房椭圆形，长约 1mm，花柱 3，乳头状。花期 5 ~ 6 月，果期 7 ~ 9 月。

生境分布

生于山坡、丘陵地带的草丛及灌木林的边缘。分布于江苏、安徽等省区。

防风　　祛风解表，胜湿止痛，止痉

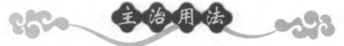

主治用法

用于感冒头痛，风湿痹痛，风疹瘙痒，破伤风。

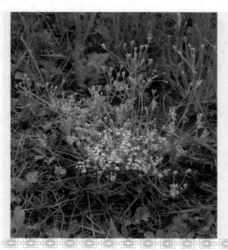

用法用量

5 ~ 10g。

性味归经

辛、甘，微温。归膀胱、肝、脾经。

基　　源

防风为伞形科（Umbelliferae）植物防风的干燥根。

植物形态

多年生草本，高 30 ~ 80cm。根粗壮，根茎处密生纤维状叶残基。茎单生，两歧分枝，分枝斜上升，与主茎近等长，有细棱。基生叶簇生，有长柄，基部鞘状，稍抱茎；叶卵形或长圆形，2 ~ 3 回羽状深裂，第一次裂片卵形，有小叶柄，第二次裂片在顶部的无柄，在下部的有短柄，再分裂成狭窄的裂片，先端尖锐；茎生叶较小，有较宽叶鞘。复伞形花序，花多数，形成聚伞状圆锥花序，伞辐 5 ~ 7，不等长，无总苞片，小总苞片 4 ~ 6，披针形；萼齿三角状卵形；花瓣 5，白色；雄蕊 5；子房下位，2 室，花柱 2，花柱基部圆锥形。双悬果卵形，幼时具疣状突起，成熟时光滑，每棱槽中常有油管 1，合生面有油管 2。花期 8 ~ 9 月，果期 9 ~ 10 月。

生境分布

生于草原、丘陵、多石砾的山坡。分布于东北及河北、山东、山西、内蒙古、陕西、宁夏等地。

两面针

活血化瘀，行气止痛，解毒消肿

主治用法

用于跌扑损伤，胃痛，牙痛，风湿痹痛，
毒蛇咬伤；外治烧烫伤。

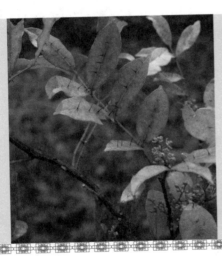

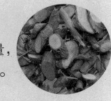

用法用量

5～10g。外用适量，研末调敷或煎水洗患处。

性味归经

苦、辛，平；有小毒。归肝、胃经。

用药禁忌 不能过量服用；忌与酸味食物服用。

基源

两面针为芸香科（Rutaceae）植物光叶花椒的根。

植物形态

木质藤本，长3～5m。根棕黄色。茎、枝、叶轴上面、叶柄及主脉上着生下弯皮刺。茎棕褐色，有皮孔。单数羽状复叶互生，叶轴上无翼或近无翼，小叶5～11，对生，卵形或卵状长圆形，坚纸质或厚革质，上面暗绿色，下面黄绿色，干后发亮，先端具骤狭的短尖头，钝圆或凹入，基部圆形或宽楔形，边缘有疏圆齿或近全缘。伞房状圆锥花序腋生，花单性，苞片细小，锥形；萼片4，宽卵形，花瓣4，卵状长圆形；雄花有雄蕊4；雌花雄蕊退化，心皮4，近离生，柱头头状。果2，紫红色，有粗大油腺点，顶端有短喙；种子卵圆形，黑色光亮，味麻辣。花期3～4月，果期9～10月。

生境分布

生于山野向阳的杂木林中。分布于我国浙江、福建、台湾、广东、海南、广西、湖南、贵州、四川、云南等省区。

何首乌　解毒，消痈，截疟，润肠通便

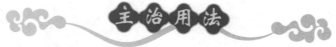

主治用法

用于疮痈，瘰疬，风疹瘙痒，久疟体虚，肠燥便秘。

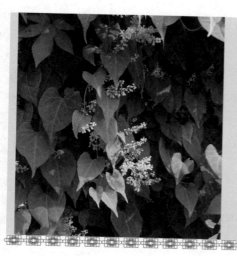

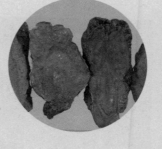

用法用量

3 ~ 6g。

性味归经

苦、甘、涩，微温。归肝、心、肾经。

基　源

何首乌为蓼科（Polygonaceae）植物何首乌的干燥块根。制何首乌为其炮制加工品。

植物形态

多年生缠绕草本。根细长，先端膨大成肥大的块根，红褐色至暗褐色。茎缠绕，基部稍木质化，中空，上部多分枝，枝草质。叶互生，有长柄；托叶鞘膜质，长 4 ~ 7mm，褐色，抱茎，顶端易破碎；叶狭卵形或心形，长 4 ~ 9cm，宽 2.5 ~ 5cm，先端渐尖，基部心形或耳状箭形，全缘或微波状。花小，多数，密集成圆锥花序，基部膜质小苞片卵状披针形，内生小花 2 ~ 4 朵或更多；花绿白色或白色，花被片 5，外侧 3 片背部有翅；雄蕊 8，不等长；子房卵状三角形，柱头 3 裂。瘦果椭圆形，有三棱，黑色而光亮，包于宿存增大翅状花被内，倒卵形，下垂，直径 5 ~ 6mm。花期 8 ~ 9 月，果期 9 ~ 11 月。

生境分布

生于山坡石缝中、篱边、林下，山脚阳处或灌丛中。分布于河北、河南、山东以及长江以南各省区。

制何首乌 补肝肾，益精血，乌须发，强筋骨

主治用法

用于血虚萎黄，眩晕耳鸣，须发早白，腰膝酸软，
肢体麻木，崩漏带下，高脂血症。

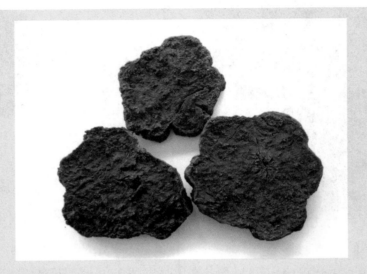

用法用量

6 ~ 12g。

性味归经

苦、甘、涩，微温。归肝、
心、肾经。

炮　制

　　制何首乌　取首乌片或块，用黑
豆汁拌匀，置非铁质容器内，炖至
汁液吸尽并显棕红色。或清蒸或用
黑豆汁拌匀后蒸，蒸至内外均呈棕
褐色，或晒至半干，切片、干燥。
每100kg何首乌片（块），用黑豆
10kg。

性　状

　　本品为不规则皱缩状的块片，厚
约1cm。表面黑褐色或棕褐色，凹
凸不平。质坚硬，断面角质样，棕
褐色 w。气微，味微甘而苦涩。

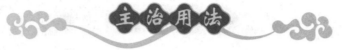

余甘子 — 清热凉血，消食健胃，生津止咳

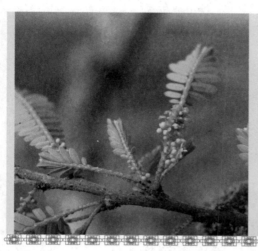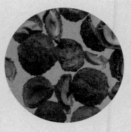

主治用法

用于血热血瘀，消化不良，腹胀，咳嗽，喉痛，口干。

用法用量

3 ~ 9g，
多入丸散服。

性味归经

甘、酸、涩，凉。归肺、胃经。

基　源

余甘子为大戟科（Euphorbiaceae）植物余甘子的干燥果实。

植物形态

落叶灌木或小乔木，高达 8m。树皮灰褐色，皮薄易脱落，裸露出红色内皮，小枝细，有锈色短柔毛。单叶互生，几无柄，线状披针形，叶密生，2 排，形似羽状复叶；叶长圆形，长 1 ~ 2cm，宽 3 ~ 6cm，先端钝，基部圆或偏斜，全缘。花单性，雌雄同株，花小，黄色，3 ~ 6 朵呈团伞花序，簇生于叶腋，每花簇有 1 朵雌花和数朵雄花；萼片 6，倒卵状长圆形，花盘腺体 6，分离，与萼片互生，雄蕊 3 ~ 5，花丝合生；花盘杯状，边缘撕裂状，包着子房达一半以上，子房 3 室。蒴果球形或扁圆形，6 棱，成熟时淡黄色或紫红色，干后裂成 6 片。种子 6，外种皮褐色，稍 3 棱形，有 3 个突起。花期 4 ~ 5 月，果期 9 ~ 11 月。

生境分布

生于疏林下、灌木丛中或山坡向阳处。分布于福建、台湾、广东、广西、四川、贵州、云南等省、自治区。

佛手

疏肝理气，和胃止痛，燥湿化痰

主治用法

用于肝胃气滞，胸胁胀痛，胃脘痞满，食少呕吐，咳嗽痰多。

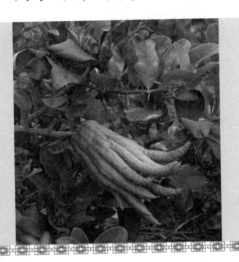

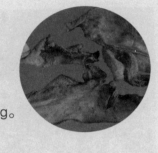

用法用量

3 ～ 10g。

性味归经

辛、苦、酸，温。归肝、脾、胃、肺经。

基 源

佛手为芸香科（Rutaceae）植物佛手的干燥果实。

植物形态

常绿小乔木或灌木，高3～4m。老枝灰绿色，幼枝微带紫红色，有短硬刺。叶互生，革质，有透明油点；叶柄短，无翅，顶端无关节；叶长椭圆形或倒卵状长圆形，长5～16cm，宽2.5～7cm，先端钝或有时凹缺，基部近圆形或楔形，叶缘有浅波状钝锯齿。花单生，簇生或为短总状花序；花萼杯状，5浅裂，裂片三角形；花瓣5，内面白色，外面紫色；雄蕊多数；子房椭圆形，上部狭尖。柑果卵形、长圆形或矩圆形，长10～25cm，顶端分裂如拳状，或张开如指状，故称"佛手"，表面橙黄色，粗糙，果肉淡黄色。种子7～8粒，卵形，先端尖，有时不完全发育。花期4～5月，果熟期10～12月。

生境分布

生于热带、亚热带、阳光充足的砂质壤土，或栽培于庭园或果园，分布于安徽、浙江、江西、福建、台湾、广东、广西、云南、四川等省区。

109

吴茱萸　散寒止痛，降逆止呕，助阳止泻

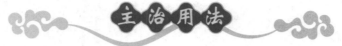

主治用法

用于厥阴头痛，寒疝腹痛，寒湿脚气，经行腹痛，
脘腹胀痛，呕吐吐酸，五更泄泻。

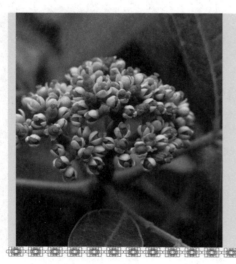

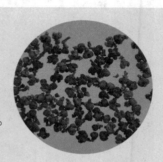

🔹 **用法用量**

2 ~ 5g。
外用适量。

性味归经

辛、苦，热；有小毒。归肝、脾、
胃、肾经。

基　源

　　吴茱萸为芸香科（Rutaceae）
植物吴茱萸、石虎或疏毛吴茱萸的
干燥近成熟果实。

植物形态

　　常绿灌木或小乔木，高3 ~ 10m。
树皮灰褐色；幼枝、叶轴及花序轴
生锈色绒毛，小枝紫褐色。单数羽
状复叶对生，小叶5 ~ 9片，椭
圆形或卵形，长5.5 ~ 15cm，宽
3 ~ 7cm，先端短尖或渐尖，基部
楔形或宽楔形，全缘或有不明显钝

锯齿，两面有淡黄褐色长柔毛及粗
大透明油点。花单性异株，聚伞状
圆锥花序顶生；花轴粗壮，密生黄
褐色长柔毛，花轴基部有叶片状对
生苞片2；萼片5，广卵形；花瓣5，
黄白色。成熟果序密集成团，蒴果
扁球形，成熟时裂开5果瓣，果状，
紫红色，有油腺点。种子1，黑色，
卵圆形，有光泽。花期6 ~ 8月，
果期9 ~ 11月。

生境分布

　　生于山地、疏林下或林缘处，分
布于陕西、甘肃及长江以南各地区。

杜仲

补肝肾，强筋骨，安胎

主治用法

用于肝肾不足，腰膝酸痛，筋骨无力，头晕目眩，妊娠漏血，胎动不安。

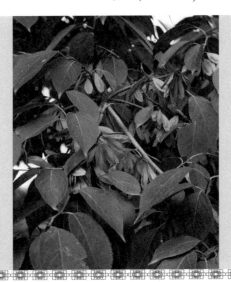

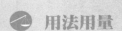 **用法用量**

6 ～ 10g。

性味归经

甘，温。归肝、肾经。

基　源

　　杜仲为杜仲科（ Eucommiaceae ）植物杜仲的干燥树皮。

植物形态

　　落叶乔木，高约10m。树皮灰色，折断后有银白色橡胶丝。小枝无毛，淡褐色至黄褐色，枝具片状髓心。单叶互生，卵状椭圆形或长圆状卵形，长 6 ～ 16cm，宽 3 ～ 7cm，先端锐尖，基部宽楔形或圆形，边缘有锯齿，表面无毛，背面脉上有长柔毛。雌雄异株，无花被。花常先叶开放，生于小枝基部。雄花具短梗，长约 9mm；雄蕊 4 ～ 10，花药线形，花丝极短。雌花具短梗，长约 8mm；子房狭长，顶端有 2 叉状花柱，1 室，胚珠 2。果为具翅小坚果，扁平，连翅长 3 ～ 4cm。花期 4 ～ 5 月，果期 9 ～ 10 月。

生境分布

　　生于山地林中或栽培。分布于陕西、甘肃、河南、浙江、江西、湖南、广东、广西、四川、贵州、云南等省区。

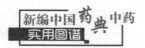
沙苑子

补肾助阳，固精缩尿，养肝明目

主治用法

用于肾虚腰痛，遗精早泄，遗尿尿频，
白浊带下，眩晕，目暗昏花。

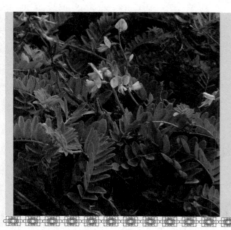

用法用量

9 ~ 15g。

性味归经

甘，温。归肝、肾经。

基　源

　　沙苑子为豆科（Leguminosae）植物扁茎黄芪的种子。

植物形态

　　多年生草本，高30 ~ 100cm。根粗壮，暗褐色，全体疏生柔毛。茎稍扁，多分枝，基部倾斜。羽状复叶互生；叶柄短；托叶小，狭披针形；小叶9 ~ 21，椭圆形，长0.7 ~ 2cm，宽3 ~ 8mm，先端钝或微缺，有小尖，基部圆形，全缘。总状花序腋生，有花3 ~ 9朵；花萼钟状，萼齿5，披针形，与萼筒等长，萼下有线形小苞片2；花冠蝶形，旗瓣近圆形，先端凹，基部有短爪，翼瓣稍短，龙骨瓣与旗瓣等长；雄蕊10，9枚合生，1枚分离；雄蕊较雌蕊短；子房上位，密生白色柔毛；花柱无毛，柱头有髯毛。荚果纺锤形，稍膨胀，长2.5 ~ 3.5cm，先端有喙，背腹稍扁，疏生短毛。种子20 ~ 30粒，圆肾形。花期8 ~ 9月，果期9 ~ 10月。

生境分布

　　生于路边潮湿地、阳坡或灌丛中，分布于东北、华北及陕西、宁夏、甘肃等省区。

没药

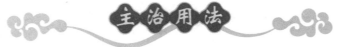

散瘀定痛，消肿生肌

主治用法

用于胸痹心痛，胃脘疼痛，痛经经闭，产后瘀阻，癥瘕腹痛，风湿痹痛，跌打损伤，痈肿疮疡。

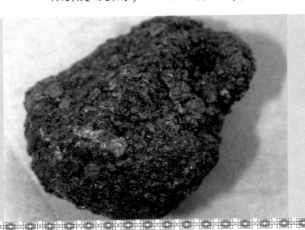

用法用量

3~5g，炮制去油，多入丸散用。

性味归经

辛、苦，平。归心、肝、脾经。

基　源

没药为橄榄科（Burseraceae）植物地丁树或哈地丁树的干燥树脂。

植物形态

低矮灌木或乔木，高约3m。树干粗，具多数不规则尖刺状的粗枝；树皮薄，光滑，小片状剥落，淡橙棕色，后变灰色。叶散生或丛生，单叶或三出复叶；小叶倒长卵形或倒披针形、中央1片长7~18mm，宽4~8mm，远较两侧1对为大，钝头，全缘或末端稍具锯齿。花小，丛生于短枝上；萼杯状，宿存，上具4钝齿；花冠白色，4瓣，长圆形或线状长圆形，直立；雄蕊8，从短杯状花盘边缘伸出，直立，不等长；子房3室，花柱短粗，柱头头状。核果卵形，尖头、光滑、棕色。外果皮革质或肉质。种子1~3颗，但仅1颗成熟，其余均萎缩。

生境分布

生于海拔500~1500m的山坡地。分布于热带非洲和亚洲西部。

灵芝

补气安神，止咳平喘

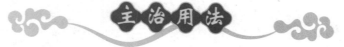

主治用法

用于心神不宁，失眠心悸，肺虚咳喘，虚劳短气，不思饮食。

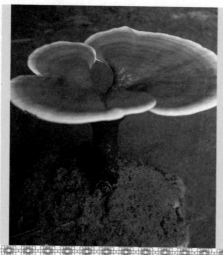

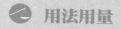 **用法用量**

6 ~ 12g。

性味归经

甘，平。归心、肺、肝、肾经。

基　源

灵芝为多孔菌科（Polyporaceae）真菌赤芝或紫芝的干燥子实体。

植物形态

腐生真菌。子实体有柄；菌柄长 3 ~ 19cm，直径 0.5 ~ 4cm，紫褐色，质坚硬，有光泽；菌盖（菌帽）半圆形至肾形，长 4 ~ 12cm，宽 3 ~ 20cm，厚 0.5 ~ 2cm，坚硬木质，由黄色渐变为红褐色，稍有光泽，有环状棱纹和辐射状皱纹，边缘薄或平截，常稍内卷。菌肉近白色或淡褐色，厚 0.2 ~ 1cm。菌盖下面为白色，有细密菌管，长与菌肉厚度相等，内生担子器及担孢子。孢子褐色，卵形，一端平截，长 8.5 ~ 11.5μm，宽 5 ~ 7μm，外孢壁光滑，内孢壁粗糙，中央有一个大油滴。

生境分布

生于栎树或其他阔叶树根部枯干或腐朽的木桩上，分布于河北、山西、山东及长江以南各省区，现有大量栽培。

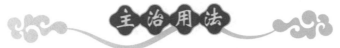

牡丹皮 | 清热凉血，活血化瘀

主治用法

用于热入营血，温毒发斑，吐血衄血，夜热早凉，无汗骨蒸，经闭痛经，跌打损伤，痈肿疮毒。

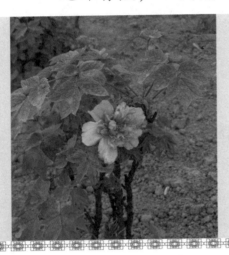

用法用量

6 ~ 12g。

性味归经

苦、辛，微寒。
归心、肝、肾经。

用药禁忌 孕妇慎用。

基　源

牡丹皮为毛茛科（Ranunculaceae）植物牡丹的干燥根皮。

植物形态

落叶小灌木，高 1 ~ 2m。根皮厚，灰褐色或紫棕色。树皮黑灰色。枝短粗。叶互生；叶柄长 6 ~ 10cm；叶为 2 回 3 出复叶；小叶卵形或广卵形，顶生小叶宽卵形，常 3 裂，侧生小叶 2 浅裂或不裂，近无柄，上面绿色，下面带白粉，沿叶脉有白色短柔毛或近无毛。花单生于枝端，直径 10 ~ 20cm；苞片 5，长椭圆形；萼片 5，宽卵形，大小不等；花瓣 5，栽培者多为重瓣，通常倒卵形，长 5 ~ 8cm，宽 4.5 ~ 6cm，先端有凹缺。品种不同而有白色、紫红色、粉红色、黄色等多种颜色。雄蕊多数，花丝红色，花盘杯状，紫红色；心皮 2 ~ 5，密生短毛，柱头叶状。果 2 ~ 5 个，长卵圆形，密生褐色硬毛。花期 5 月，果期 6 月。

生境分布

生于向阳山坡及土壤肥沃处。山东、安徽、陕西、甘肃、四川、贵州、湖北、湖南等省有大量栽培。

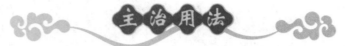

牡蛎

重镇安神，潜阳补阴，软坚散结

主治用法

用于惊悸失眠，眩晕耳鸣，瘰疬痰核，癥瘕痞块。
煅牡蛎收敛固涩，制酸止痛。用于自汗盗汗，
遗精滑精，崩漏带下，胃痛吞酸。

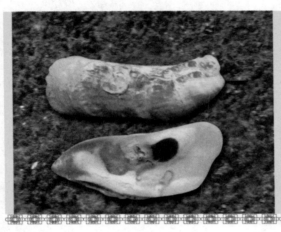

用法用量

9~30g，先煎。

性味归经

咸，微寒。归肝、胆、肾经。

基　源

　　牡蛎为牡蛎科（Ostreidae）动物长牡蛎、大连湾牡蛎或近江牡蛎的贝壳。

动物形态

　　贝壳呈圆形、卵圆形、三角形或略长，壳坚厚，较大者壳长100~242mm，高 70~150mm，左壳较大而厚，背部为附着面，形状不规则。右壳略扁平，表面环生薄而平直的鳞片，黄褐色或暗紫色，1~2 年生的个体，鳞片平薄而脆，有时边缘呈游离状；2 年至数年的个体，鳞片平坦，有时后缘起伏略呈水波状；多年生者鳞片层层相叠，甚为坚厚。壳内面白色或灰白色，边缘常呈灰紫色，凹凸不平，铰合部不具齿，韧带槽长而宽，如牛角形，韧带紫黑色。闭壳肌痕甚大，位于中部背侧，淡黄色，形状不规则，常随壳形变化而异，大多为卵圆形或肾脏形。

生境分布

　　生活于低潮线附近、江河入海近处、泥滩及泥沙质海底、潮间带的蓄水入口及岩礁上。

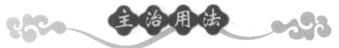

皂角刺 消肿托毒，排脓，杀虫

主治用法

用于痈肿疮毒初起或脓成不溃；外治疥癣麻风。

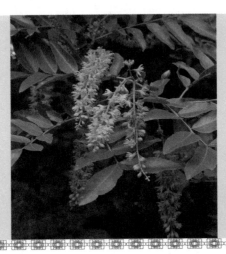

用法用量

3～10g。外用适量，醋蒸取汁涂患处。

性味归经

辛，温。归肝、胃经。

 痈肿已溃及孕妇忌用。

基　源

皂角刺为豆科（Leguminocae）植物皂荚的棘刺。

植物形态

落叶乔木，高达15m。树干有坚硬的棘刺，常分枝。偶数羽状复叶，近革质；小叶3～8对，对生或互生，有短柄；小叶片长卵状或卵形，长3～8cm，宽1～4cm，先端钝，顶有细尖，基部宽楔形或近圆形，稍偏斜，边缘有小波状细锯齿，两面均有短柔毛，下面网脉明显。总状花序顶生或腋生，花杂性；花梗长3～10mm，被短柔毛；花萼钟状，先端4裂；花瓣4，椭圆形；雄蕊6～8，其中3～4枚较长；子房扁平，有短柄，胚珠多数。荚果长条状，长12～25cm，宽2～3.5cm，紫黑色，质坚硬，有光泽，边缘平滑，有灰色粉霜。种子10余粒，长椭圆形，长10～20mm，宽约8mm，棕褐色，光滑而有光泽，质坚硬。花期5月，果期10月。

生境分布

生于山坡林中、山谷或栽培。分布于华北、华东、中南、西南及陕西、甘肃等省区。

117

羌活   解表散寒，祛风除湿，止痛

主治用法

用于风寒感冒，头痛项强，风湿痹痛，肩背酸痛。

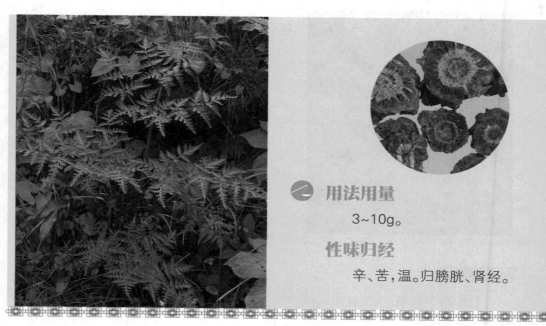

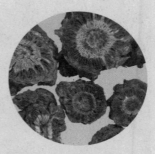

用法用量

3~10g。

性味归经

辛、苦，温。归膀胱、肾经。

基　源

羌活为伞形科（Umbelliferae）植物羌活或宽叶羌活的干燥根茎。

植物形态

多年生草本，根茎粗壮。茎直立，中空，表面淡紫色，有纵直细条纹。基生叶及茎下部叶有长柄，叶柄由基部向两侧扩展成膜鞘，抱茎；叶片为三出三回羽状复叶，小叶3~4对，末回裂片边缘缺刻状浅裂至羽状深裂；茎上部简化成鞘状，近于无柄，顶端有羽状分裂的小叶片。复伞形花序顶生或腋生。花白色；分果长圆形，主棱均扩展为宽约1mm的翅，油管明显。

生境分布

生于海拔2000～4200m的林缘、灌丛下、沟谷草丛中。分布于陕西、甘肃、青海、四川、云南、西藏等省区。

芡实

益肾固精，补脾止泻，除湿止带

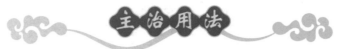

主治用法

用于梦遗滑精，遗尿尿频，脾虚久泻，白浊，带下。

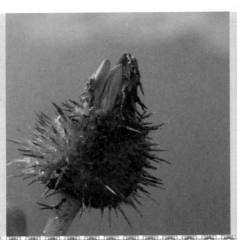

用法用量

9 ~ 15g。

性味归经

甘、涩，平。归脾、肾经。

基　　源

芡实为睡莲科（Nymphaeaceae）植物芡的种仁。

植物形态

一年水生草本。全株有多尖刺，须根白色。叶着生于短缩而肥厚的根茎上；叶柄长，密生针刺；初生叶小，膜质，箭形，具长柄，沉水；次生叶椭圆状肾形，一侧有缺刻，浮水。花单一顶生，沉于水中或半露或伸出水面，半开，花梗长，多刺；花蕾似鸡头状，昼开夜合；萼片4，肉质；内面紫色，外面绿色；花瓣多数，紫色；雄蕊多数；子房下位，胚珠多数，着生于肉质的胎座上。浆果球形，有宿存萼片，海绵质，污紫红色，密生尖刺，形似鸡头。种子球形，直径1 ~ 1.5cm，假种皮的外层较薄，密布紫红色纹理，内层稍厚，污蓝色或紫黑色，外种皮坚硬，暗灰色或暗灰褐色，有不规则乳突，顶端四周凹陷，中央为圆形突起的种孔及椭圆形的种脐。花期6 ~ 9月，果期8 ~ 10月。

生境分布

生于池沼及湖泊有淤泥处。分布于东北及河北、河南、山东等省区。

119

芫花　泻水逐饮；外用杀虫疗疮

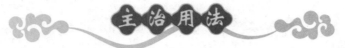

主治用法

用于水肿胀满，胸腹积水，痰饮积聚，气逆咳喘，二便不利；外治疥癣秃疮，痈肿，冻疮。

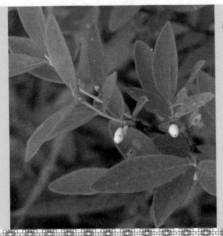

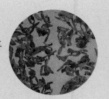

用法用量

1.5 ~ 3g。醋芫花研末吞服，一次 0.6~0.9g，一日 1 次。外用适量。

性味归经

苦、辛，温；有毒。归肺、脾、肾经。

用药禁忌　孕妇禁用；不宜与甘草同用。

基　源

芫花为瑞香科（Thymelaeaceae）植物芫花的花蕾。

植物形态

落叶灌木，高 1m。枝条稍带紫褐色，幼时有绢状柔毛。叶对生或偶互生，叶柄短，有密短柔毛；叶椭圆形、长椭圆形或宽披针形，长2.5 ~ 6cm，宽 0.5 ~ 2cm，先端尖，基部楔形，全缘，幼时下面密生淡黄色绢状柔毛，老叶除叶脉外无毛。花先叶开放，常 3 ~ 7 花簇生腋间，以枝端为多，花丛基部常有数片冬芽和外鳞，紫色；花被筒状，淡紫色，长约1cm，先端 4 裂，外生白色绢毛状短柔毛；雄蕊8，生于花被筒内面，上下 2 轮，无花丝；子房上位，瓶状，1 室，外密生白色柔毛，花柱极短或无花柱，柱头头状，红色。核果白色，革质，状如绿豆。花期3 ~ 4月，果期6 ~ 7月。

生境分布

生于山地、路旁及山坡向阳草丛中。分布于河北、山西、陕西、甘肃、山东、江苏、安徽、浙江、江西、福建、台湾、河南、湖北、湖南、四川、贵州等省区。

苍术

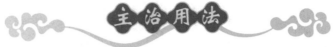

燥湿健脾，祛风散寒，明目

主治用法

用于湿阻中焦，脘腹胀满，泄泻，水肿，脚气痿躄，风湿痹痛，风寒感冒，夜盲，眼目昏涩。

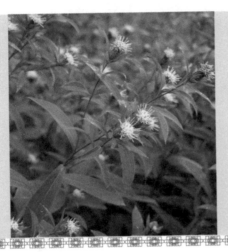

用法用量

3～9g。

性味归经

辛、苦，温。归脾、胃、肝经。

基源

苍术为菊科（Compositae）植物茅苍术的干燥根茎。

植物形态

多年生草本，高30～80cm。根茎横生，结节状，粗大不整齐。茎不分枝或上部少分枝。叶互生，革质，长3～8cm，先端渐尖，基部渐狭，上面深绿色，下面浅绿色，边缘有细锯齿，上部叶无柄，多不分裂，最宽处在叶片中部以上；下部叶不裂或3裂，全缘、羽状半裂或深裂。头状花序顶生，总苞羽裂叶状，苞片6～8层；花多数，两性花与单性花多异株；两性花有多数羽状长冠毛，花冠白色；雄蕊5；子房下位，密生白色柔毛；单性花均为雌花，退化雄蕊5，先端卷曲。瘦果长圆形，有白色羽状冠毛。花期8～10月，果期9～10月。

生境分布

生于山坡灌丛、草丛中，分布于吉林、辽宁、内蒙古、河北、河南、山东、山西、陕西、宁夏、甘肃、安徽、江苏、浙江、江西、湖北、四川等省、自治区。

苍耳子　散风寒，通鼻窍，祛风湿

主治用法

用于风寒头痛，鼻塞流涕，鼻鼽，鼻渊，
风疹瘙痒，湿痹拘挛。

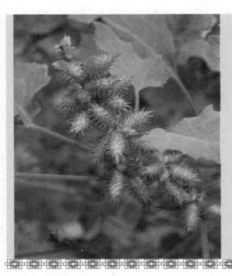

用法用量

3~10g。

性味归经

辛、苦，温；有毒。归肺经。

基　源

苍耳子为菊科（Compositae）植物苍耳干燥成熟带总苞的果实。

植物形态

一年生草本，高30～90cm。全体密生白色短毛。叶互生，有长柄。叶卵状三角形或心形，长5～10cm，宽4～9cm，先端尖，基部浅心形，边缘有锯齿或3浅裂，两面有短粗毛。花单性，雌雄同株；头状花序顶生或腋生；雄花序球状，生于上部叶腋，雄蕊5，有退化雌蕊。雌花序卵形，总苞片2～3列，连合成椭圆形囊状体，密生钩刺，先端2喙，内有小花2朵，无花冠；子房下位，卵形，2室，柱头2深裂。瘦果2，纺锤形，包在有刺的总苞内，连同喙部总苞长1.2~1.5cm，宽0.4~0.7cm，瘦果内有种子1。花期7～10月，果期8～11月。

生境分布

生于荒野、草地、路旁等地向阳处。分布于全国各地。

苏木

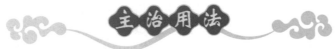

活血祛瘀，消肿止痛

主治用法

用于跌打损伤，骨折筋伤，瘀滞肿痛，经闭痛经，产后瘀阻，胸腹刺痛，痈疽肿痛。

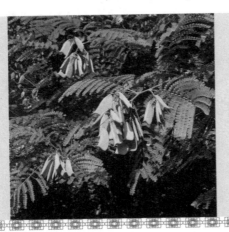

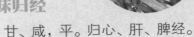

用法用量

3 ~ 9g。

性味归经

甘、咸，平。归心、肝、脾经。

用药禁忌 孕妇慎用。

基　源

　　苏木为豆科（Leguminosae）植物苏木的干燥心材。

植物形态

　　灌木或小乔木，高5 ~ 10m。树干及枝条有刺，新枝幼时被细柔毛，皮孔凸出圆形。2回双数羽状复叶互生，有柄，羽片7 ~ 13对，长6 ~ 15cm，小叶10 ~ 17对，长圆形，长10 ~ 15mm，宽约5mm，先端钝圆或微凹，基部截形，全缘，两面无毛，下面有腺点。圆锥花序顶生或腋生，与叶近等长，有短柔毛；花两性，花萼5裂，4片相等，下面1片较小；雄蕊10，花丝上部细，扭曲，中部以下被密绵毛；雌蕊1；子房上位，密生灰色绒毛，花柱细长，短于雄蕊。荚果，扁斜状倒卵圆形，先端截形而有尾尖，厚革质，长6 ~ 10cm，宽3 ~ 4cm，成熟后红棕色，有短柔毛，背缝线处明显，不裂开。种子3 ~ 5，椭圆形或长圆形，长约2cm，宽1cm，褐黄色或暗黄色。花期4 ~ 6月，果期8 ~ 11月。

生境分布

　　生于高温高湿，阳光充足的山坡、路旁、村旁。分布于福建、海南等省区。

补骨脂 温肾助阳，纳气平喘，温脾止泻

主治用法

用于肾阳不足，阳痿遗精，遗尿尿频，腰膝冷痛，肾虚作喘，五更泄泻；外用治白癜风，斑秃。

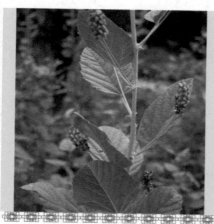

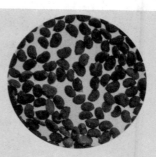

用法用量

6 ～ 10g。外用 20% ～ 30% 酊剂涂患处。

性味归经

辛、苦，温。归肾、脾经。

基源

补骨脂为豆科（Leguminosae）植物补骨脂的果实。

植物形态

一年生草本，高 50 ～ 150cm。全株生白色柔毛及黑棕色腺点。茎直立，有纵棱，枝坚硬。叶互生，枝端有侧生小叶 1 片；叶柄长 2 ～ 4cm，小叶柄长 2 ～ 3mm，被白色绒毛；托叶成对，三角状披针形，膜质；叶宽卵形或三角状卵形，长 4 ～ 11cm，宽 3 ～ 8cm，先端圆钝，基部微心形、斜心形或截形，边缘有疏粗齿，两面有黑色腺点。总状花序密集成穗状，腋生；花序长 2 ～ 4cm；花梗短，花萼淡黄褐色，有多数棕褐色腺点，基部合生成钟状，萼齿 5，中央 1 萼片较长大；花冠蝶形，淡紫色或黄色，旗瓣倒卵形，翼瓣阔线形，龙骨瓣长圆形，先端钝；雄蕊 10，连成 1 束，较花瓣短；子房上位，倒卵形或线形，花柱丝状。荚果椭圆状肾形，熟后黑色，不开裂，有宿萼。种子 1，与果皮相粘连，扁圆形，棕黑色。花期 7 ～ 8 月，果期 9 ～ 10 月。

生境分布

生于山坡、溪边，各地多有栽培。分布于河北、山西等省。

诃子

主治用法

用于久泻久痢，便血脱肛，肺虚喘咳，
久嗽不止，咽痛音哑。

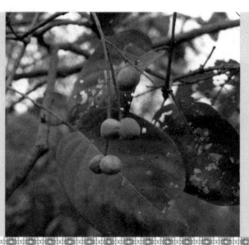

用法用量

3 ~ 10g。

性味归经

苦、酸、涩，平。归肺、大肠经。

基　　源

　　诃子为使君子科(Combretaceae)植物诃子或绒毛诃子的干燥成熟果实。

植物形态

　　落叶乔木，高 18 ~ 30m。树皮暗褐色，纵裂，幼枝、叶芽和嫩叶有柔毛。叶互生或近对生，叶柄长 1.5 ~ 3cm，稍有锈色短柔毛，顶端处有 2 腺体；叶卵形、椭圆形或长椭圆形，长 7 ~ 14cm，宽 4.5 ~ 8.5cm，先端短尖，基部钝圆或楔形，稍偏斜，全缘或微波状，两面密生瘤点。穗状花序顶生或腋生组成圆锥花序，长 5.5 ~ 10cm，花序轴有毛；花细少；两性，淡黄色；花萼合生成杯状，5 齿裂，裂片三角形，内面有黄棕色柔毛，无花瓣；雄蕊 10，花丝伸出萼外；子房下位，圆柱状，有毛，花柱粗长。核果卵形或椭圆形，长 3 ~ 5cm，直径 1.5 ~ 2.2cm。粗糙，灰黄色或黄褐色，干时有 5 条钝棱。种子 1。花期 4 ~ 5 月，果期 7 ~ 9 月。

生境分布

　　生于疏林中或阳坡林缘。分布于广东、海南、广西、云南等省区。

谷精草 疏散风热，明目退翳

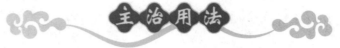

主治用法

用于风热目赤，肿痛羞明，眼生翳膜，风热头痛。

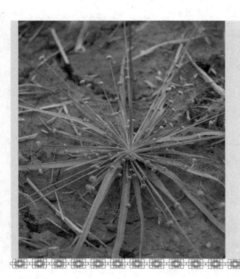

用法用量

5 ~ 10g。

性味归经

辛、甘，平。归肝、肺经。

基　源

谷精草为谷精草科（Eriocaulaceae）植物谷精草带花茎的头状花序。

植物形态

一年生小草本。叶基部簇生，长披针状线形，长6 ~ 20cm，基部宽0.3 ~ 0.6cm，先端稍钝，无毛，有13 ~ 17条纵脉，亦有横脉。花茎多数，长短不一，高者达30cm，具5 ~ 6条纵棱，稍扭转，鞘筒状，长4 ~ 10cm。头状花序近半球形，直径4 ~ 6mm，总苞片宽倒卵形或近圆形，长2.5mm，宽2mm，草黄色；花苞片倒卵形，顶端骤尖，膜质，长约2.2mm，宽约1.5mm，背面的上部及边缘密生白色短毛。雌花苞片先端短尖锐；花托有柔毛；雄花少数，生于花托中央，有短花梗，外轮花被片合生成倒卵形佛焰苞状，顶端3浅裂，钝，有短毛；内轮花被片合生成倒圆锥形筒状。蒴果长约1mm，3裂。种子长椭圆形，有茸毛。花期6 ~ 8月，果期8 ~ 11月。

生境分布

生于湖沼地、溪沟、田边潮湿处。分布于陕西、江西、安徽、江苏等省区。

豆蔻

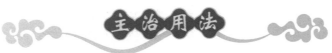

化湿行气，温中止呕，开胃消食

主治用法

用于湿浊中阻，不思饮食，湿温初起，胸闷不饥，寒湿呕逆，胸腹胀痛，食积不消。

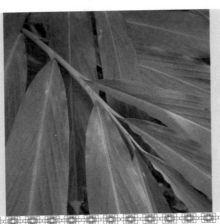

用法用量

3 ~ 6g，
入煎剂宜后下。

性味归经

辛，温。归肺、脾、胃经。

基 源

豆蔻为姜科（Zingiberaceae）植物白豆蔻或爪哇白豆蔻的干燥成熟果实。

植物形态

多年生草本，高2m。根茎粗壮，棕红色。叶二列；叶鞘边缘薄纸质，有棕黄色长柔毛；叶舌圆形，长3 ~ 5mm，被粗长柔毛；叶片狭椭圆形或披针形，长40 ~ 60cm，宽5 ~ 9cm，先端尾尖，基部楔形。花序2至多个从茎基处抽出，椭圆形或卵形，长7 ~ 14cm，直径3 ~ 4.5cm；总苞片宽椭圆形或披针形，长2 ~ 3cm，宽1 ~ 1.8cm，膜质或薄纸质，黄色，有柔毛，纵细条纹多数；花着生于苞片腋内；花萼管状，先端膨大，3齿裂，有细柔毛。蒴果黄白色或稍带污红色，球形，稍三棱形，易开裂。种子团3瓣，每瓣有种子7 ~ 10粒，呈不规则多面体，直径3 ~ 4mm，暗棕色，气味芳香而辛凉。花期4 ~ 5月，果期7 ~ 8月。

生境分布

生于山沟阴湿处，多栽培于树荫下。福建、海南、广东等省均有分布。

127

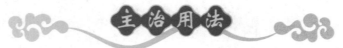

赤小豆　利水消肿，解毒排脓

主治用法

用于水肿胀满，脚气浮肿，黄疸尿赤，风湿热痹，
痈肿疮毒，肠痈腹痛。

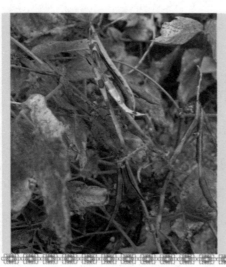

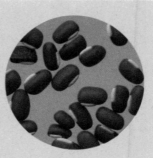

用法用量

9～30g。
外用适量，研
末调敷。

性味归经

甘、酸，平。归心、小肠经。

基　源

　　赤小豆为豆科（Leguminosae）
植物赤豆及赤小豆的干燥成熟种子。

植物形态

　　一年生草本，茎直立或上部缠
绕状，高20～70cm。三出羽状
复叶，叶柄长5～7cm。托叶披针
形，基部以上着生。顶生小叶披针
形或长圆状披针形，长4～8cm，
宽2～5cm，先端渐尖，基部圆形
或近截形。侧生小叶比顶生小叶略
小；小托叶线形。总状花序，腋生
或顶生，有2～3朵花。萼钟状，
长3～4mm，萼齿披针形。花冠黄
色，长约1cm。荚果，细圆柱形，
长6～10cm，直径约5mm，无
毛。种子6～10粒，长圆形，长
6～7mm，直径3～3.5mm，暗红
色，种脐凹陷。花期6～7月，果
期8～9月。

生境分布

　　全国各地均有栽培。主要分布于
吉林、北京、河北、陕西、安徽、江苏、
浙江、江西、广东、四川、云南等省区。

赤芍　清热凉血，散瘀止痛

主治用法

用于热入营血，温毒发斑，吐血衄血，目赤肿痛，肝郁胁痛，经闭痛经，癥瘕腹痛，跌扑损伤，痈肿疮疡。

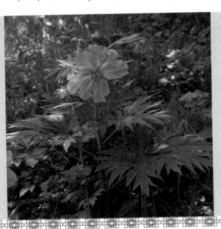

用法用量

6 ~ 12g。

性味归经

苦，微寒。归肝经。

用药禁忌

不宜与藜芦同用。

基　源

　　赤芍为毛茛科（Ranunculaceae）植物芍药、川赤芍的不去外皮的干燥根。

植物形态

　　多年生草本。根粗壮，分枝黑褐色。茎高 40 ~ 70cm，无毛。下部茎生叶为二回三出复叶，上部茎生叶为三出复叶；小叶狭卵形、椭圆形或披针形，先端渐尖，基部楔形或偏斜，边缘具白色骨质细齿，两面无毛，背面沿叶脉疏生短柔毛。花数朵，生茎顶和叶腋，有时仅顶端一朵开放，而近顶端叶腋处有发育不好的花芽，直径 8 ~ 11.5cm；苞片 4 ~ 5，披针形，大小不等；萼片 4，宽卵形或近圆形，长 1 ~ 1.5cm，宽 1 ~ 1.7cm；花瓣 9 ~ 13，倒卵形，长 3.5 ~ 6cm，宽 1.5 ~ 4.5cm，白色，有时基部具深紫色斑；花丝长 0.7 ~ 1.2cm，黄色；花盘浅杯状，包裹心皮基部，顶端裂片钝圆；心皮 3 ~ 5，无毛。果长 2.5 ~ 3cm，直径 1.2 ~ 1.5cm，顶端具喙。种子圆形，黑色。

生境分布

　　生于山坡草地及林缘，分布于东北、华北、西北等地。

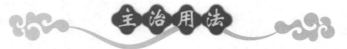

辛夷　散风寒，通鼻窍

主治用法

用于风寒头痛，鼻塞流涕，鼻衄，鼻渊。

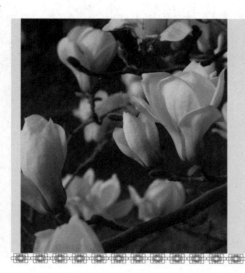

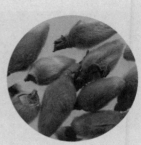

用法用量

3 ~ 10g，
包煎。外用
适量。

性味归经

辛，温。归肺、胃经。

基　源

辛夷为木兰科（Magnoliaceae）植物望春玉兰、玉兰或武当玉兰的干燥花蕾。

植物形态

落叶乔木，高 6 ~ 12m。树皮淡灰色，小枝细长。叶互生，叶柄长 1 ~ 2cm；叶长圆状披针形，长 10 ~ 18cm，宽 3.5 ~ 6.5cm，先端尖，基部宽楔形或圆形，初有毛，后渐无毛，全缘。花单生于幼枝顶，长 1.7 ~ 2.5cm，直径 1 ~ 1.2cm，苞片密生灰白色或黄色长柔毛；花先叶开放，长 6 ~ 8cm，花被片 9，白色，外面基部带紫色，排成 3 轮，外轮 3 片近宽线形，约 1cm，内两轮近匙形，长 4 ~ 5cm；雄蕊与心皮多数，花柱顶端微弯。聚合果柱形，稍扭曲，长 8 ~ 14cm。果球形，黑色，两侧扁，密生小瘤点。种子扁圆状卵形，鲜红色，干后暗红色。花期 4 月，果期 8 ~ 9 月。

生境分布

野生于森林中，或多栽培于庭院，分布于陕西、甘肃、河南、湖北、四川等省区。

远志

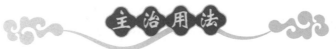

安神益智，祛痰，消肿

主治用法

用于心肾不交引起的失眠多梦、健忘惊悸、神志恍惚，咳痰不爽，疮疡肿毒，乳房肿痛。

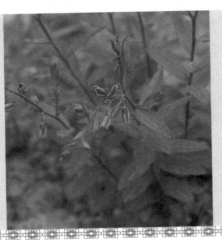

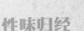

用法用量

3 ~ 10g。

性味归经

苦、辛，温。归心、肾、肺经。

基　源

远志为远志科（Polygalaceae）植物远志或卵叶远志的干燥根或根皮。

植物形态

多年生草本，株高 15 ~ 40cm。茎丛生，直立或斜生。叶互生，近无柄。叶片线形或线状披针形，长 1 ~ 4cm，宽 1 ~ 3mm，全缘，两端尖，通常无毛。总状花序，偏侧生于小枝顶端。花淡蓝色或蓝紫色，长 6mm；花梗细长，与花等长或短。苞片 3，易脱落。萼片 5，外轮 3 片小，内轮 2 片花瓣状，长圆状倒卵形，长 5 ~ 6mm。花瓣 3；中央 1 瓣呈龙骨瓣状，长 5 ~ 6mm，下面顶部有鸡冠状附属物；侧瓣长约 4mm，基部与雄蕊管贴生。雄蕊 8，结合成长 8mm 的雄蕊管。蒴果，近圆形，径约 4mm，顶端凹陷。种子 2 粒，长圆形，长约 2mm。花期 5 ~ 7 月，果期 6 ~ 9 月。

生境分布

生于向阳带石砾或砂质干山坡、路旁或河岸谷地，有栽培，分布于东北、华北、西北及河南、山东等省区。

连翘　　清热解毒，消肿散结，疏散风热

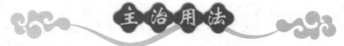

主治用法

用于痈疽，瘰疬，丹毒，风热感冒，温病初起，
温热入营，高热烦渴，神昏发斑，热淋涩痛。

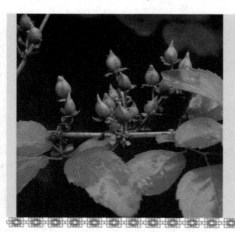

用法用量

6 ~ 15g。

性味归经

苦，微寒。归肺、心、小肠经。

基　源

　　连翘为木犀科（Oleaceae）植物连翘的干燥果实。

植物形态

　　落叶灌木，高2 ~ 3m。茎丛生，枝条细长，展开或下垂。小枝稍四棱形，节间中空，节部有髓。单叶或3裂至三出复叶；叶卵形或宽卵形，长5 ~ 10cm，宽2 ~ 5cm，先端锐尖，基部阔楔形或圆形，叶缘除基部外有不整齐锯齿。花先叶开放，单生或2至6花簇生于叶腋。花萼基部合生成管状，4深裂，裂片边缘有睫毛；花冠金黄色，直径约3cm，4裂片，卵圆形，花冠管内有橘红色条纹；雄蕊2，着生于花冠基部，花丝极短；子房卵圆形，花柱细长，柱头2裂。蒴果狭卵形或卵状长椭圆形，稍扁，木质，散生瘤点，2室，长约2cm，先端尖，熟时顶端2裂。种子多数，狭椭圆形，棕色扁平，一侧有薄翅。花期3 ~ 5月，果期7 ~ 8月。

生境分布

　　生于山野，荒坡，多有栽培。分布于辽宁、河北、河南、山西、山东、江苏、湖北、陕西、甘肃、云南等省区。

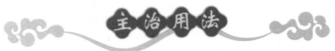

阿胶　　补血滋阴，润燥，止血

主治用法

用于血虚萎黄，眩晕心悸，肌痿无力，心烦不眠，
虚风内动，肺燥咳嗽，劳嗽咳血，
吐血尿血，便血崩漏，妊娠胎漏。

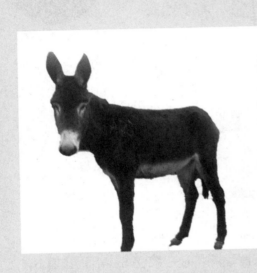

用法用量

3～9g。烊化兑服。

性味归经

甘，平。归肺、肝、肾经。

基　源

阿胶为马科（Equidae）动物
驴及其他驴皮经煎煮浓缩制成的固
体胶。

生境分布

阿胶的原产地是山东"东阿"，
由于历史原因，东阿县治多有变迁，
因此阿胶原产地应为"泛东阿区"。

阿魏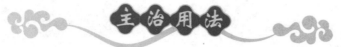

消积，化癥，散痞，杀虫

主治用法

用于肉食积滞，瘀血癥痕，腹中痞块，虫积腹痛。

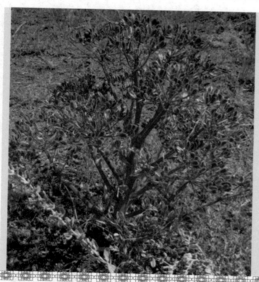

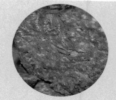

用法用量

1 ~ 1.5g，多入丸散和外用膏药。

性味归经

苦、辛，温。归脾、胃经。

用药禁忌 孕妇禁用。

基源

阿魏为伞形科（Umbelliferae）植物新疆阿魏或阜康阿魏的树脂。

植物形态

多年生草本，具强烈蒜臭味。根生叶近肉质，早落；近基部叶三至四回羽状全裂，长达50cm，叶柄基部略膨大；末回裂片长方披针形或椭圆状披针形，灰绿色，下面常有毛；茎上部叶一至二回羽状全裂。花茎粗壮，高达2m，具纵纹。花单性或两性；复伞形花序顶生，中内花序有伞梗20~30枝，每枝又有小伞梗多枝；两性花和单性花各成单独花序，或两性花序中内着生1雌花序；两性花黄色；萼齿5，小；花瓣5，椭圆形；雄蕊5，长于花瓣；雄花与两性花相似；雌花白色，花盘肥大，2心皮合生，被毛。双悬果卵形、长卵形或近方形，长16~22mm，宽6~12mm，背面无毛，果棱10条，丝状，略突起，油管多数，极狭。花期3~4月，果期4~5月。

生境分布

生于戈壁滩及荒山上。主要分布于我国的新疆。

附子

回阳救逆，补火助阳，散寒止痛

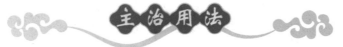

主治用法

用于亡阳虚脱，肢冷脉微，心阳不足，胸痹心痛，虚寒吐泻，脘腹冷痛，肾阳虚衰，阳痿宫冷，阴寒水肿。

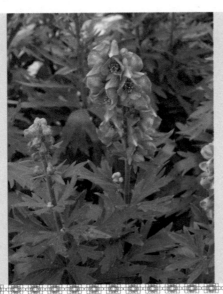

用法用量

3 ~ 15g，
先煎，久煎。

性味归经

辛、甘，大热；有毒。
归心、肾、脾经。

用药禁忌

孕妇慎用；不宜与半夏、瓜蒌、瓜蒌子、瓜蒌皮、天花粉、川贝母、浙贝母、平贝母、伊贝母、湖北贝母、白蔹、白及同用。

基　源

附子为毛茛科（Ranunculaceae）植物乌头的子根的加工品。

植物形态

多年生草本，高60 ~ 150cm。块根圆锥形，常2个连生，栽培品侧根（子根）肥大，倒卵圆形或倒卵形，直径达5cm。茎直立。叶互生，有柄；叶卵圆形，革质，宽5 ~ 12cm或更宽，掌状3裂几达基部，两侧裂片再2裂，中央裂片菱状楔形，上部再3浅裂，各裂片边缘有粗齿或缺刻。总状花序狭长，花序轴上密生反曲柔毛；花蓝紫色，花瓣盔形，长1.5 ~ 1.8cm，宽约2cm，侧瓣近圆形，外生短柔毛；蜜叶1对紧贴盔瓣下，有长爪，距长1 ~ 2.5mm，雄蕊多数；心皮3 ~ 5，离生，微有柔毛。果长圆形，长约2cm。种子有膜质翅。花期6 ~ 7月。

生境分布

生于山地草坡、灌丛中。分布于辽宁、陕西、甘肃、河南等省区。

陈皮 理气健脾，燥湿化痰

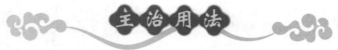

主治用法

用于脘腹胀满，食少吐泻，咳嗽痰多。

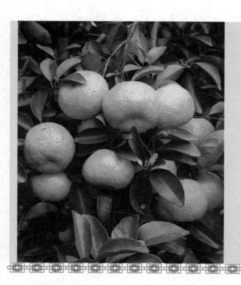

用法用量

3 ~ 10g。

性味归经

苦、辛，温。归肺、脾经。

基　源

陈皮为芸香科（Rutaceae）植物橘及其栽培变种的干燥成熟果皮，药材分为"陈皮"和"广陈皮"。

植物形态

常绿小乔木或灌木，高3 ~ 4m。枝有刺或无刺。叶互生，叶柄长0.5 ~ 1.5cm，叶翅不明显，有关节；叶革质，披针形或椭圆形，长4 ~ 11cm，宽1.5 ~ 4cm，先端渐尖，微凹，基部楔形，全缘或有细钝齿，有半透明油点。花单生或数朵生于枝端和叶腋，白色或带淡红色，花萼杯状，5裂，裂片三角形；花瓣5，长椭圆形，外卷；雄蕊15 ~ 25，花丝3 ~ 5枚连合；子房圆形，9 ~ 15室，柱头头状。柑果近圆形或扁圆形，直径5 ~ 7cm，红色、朱红色、橙黄色或淡红黄色，果皮疏松，易剥离；种子卵圆形，灰白色，1端尖。花期3 ~ 4月，果期10 ~ 11月。

生境分布

栽培于丘陵、低山地带、江河、湖泊沿岸或平原。分布于我国长江以南各省区、台湾及陕西南部。

鸡内金 | 健胃消食，涩精止遗，通淋化石

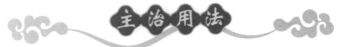

主治用法

用于食积不消，呕吐泻痢，小儿疳积，遗尿，遗精，石淋涩痛，胆胀胁痛。

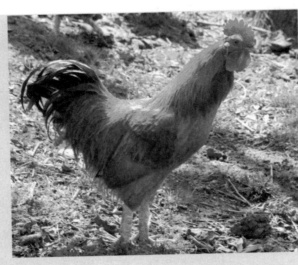

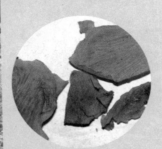

用法用量

3～10g。

性味归经

甘，平。归脾、胃、小肠、膀胱经。

基 源

鸡内金为雉科（Phasianidae）动物家鸡的砂囊内壁。

动物形态

家鸡，家禽。嘴短而坚，略呈圆锥状，上嘴稍弯曲。鼻孔裂状，被有鳞状瓣。眼有瞬膜。头上有肉冠，喉部两侧有肉垂，通常呈褐红色；肉冠以雄者为高大，雌者低小；肉垂亦以雄者为大。翼短；羽色雌、雄不同，雄者羽色较美，有长而鲜丽的尾羽；雌者尾羽甚短。足健壮，跗、跖及趾均被有鳞板；趾4，前3趾，后1趾，后趾短小，位略高，雄者跗跖部后方有距。

生境分布

全国各地均产。

麦冬

养阴生津，润肺清心

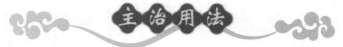

主治用法

用于肺燥干咳，阴虚痨嗽，喉痹咽痛，津伤口渴，内热消渴，心烦失眠，肠燥便秘。

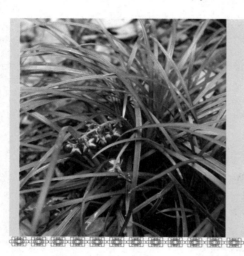

用法用量

6 ~ 12g。

性味归经

甘、微苦，微寒。归心、肺、胃经。

基　源

麦冬为百合科（Liliaceae）植物麦冬的块根。

植物形态

多年生常绿草本，茎短，高15 ~ 40cm。须根中部或先端常有膨大部分，形成纺锤形肉质块根。叶丛生，狭长线形，基部有多数纤维状老叶残基；叶长15 ~ 40cm，宽1.5 ~ 4mm，先端急尖或渐尖，基部稍扩大，绿白色，边缘有膜质透明叶鞘。花葶比叶短，长7 ~ 15cm，总状花序顶生，穗状，长3 ~ 8cm，小苞片膜质，每苞片腋生1 ~ 3朵；花梗长3 ~ 4mm，关节位于中部以上或近中部；花微下垂，花被片6，不展开，披针形，长约5mm，淡紫色或白色；雄蕊6，着生于花被片基部，花药三角状披针形；子房半下位，3室，花柱长约4mm，基部宽阔稍呈圆锥形。果实浆果状，球形，直径5 ~ 7mm，成熟时黑蓝色。花期5 ~ 8月，果期7 ~ 9月。

生境分布

生于林下、山沟边或阴湿的山坡草地。分布于河北、河南、山东等省区。

麦芽

行气消食，健脾开胃，回乳消胀

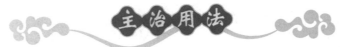

主治用法

用于食积不消，脘腹胀痛，脾虚食少，乳汁郁积，乳房胀痛，妇女断乳，肝郁胁痛，肝胃气痛。生麦芽健脾和胃，疏肝行气。用于脾虚食少，乳汁郁积。炒麦芽行气消食回乳。用于食积不消，妇女断乳。焦麦芽消食化滞。用于食积不消，脘腹胀痛。

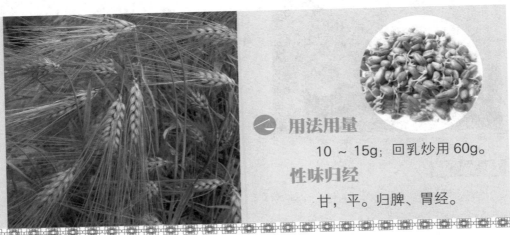

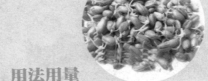

用法用量

10 ~ 15g；回乳炒用 60g。

性味归经

甘，平。归脾、胃经。

基　源

　　麦芽为禾本科（Gramineae）植物大麦的发芽颖果。

植物形态

　　一年生或二年生草本，高 50 ~ 100cm。秆粗壮，直立，光滑无毛。叶鞘无毛，先端两侧具弯曲钩状的叶耳；叶舌小，长 1 ~ 2mm，膜质；叶片扁平，长披针形，长 8 ~ 18cm，宽 6 ~ 18mm，上面粗糙，下面较平滑。穗状花序直立，长 3 ~ 8cm，每节生 3 枚结实小穗；颖线形，无脉，长 8 ~ 14mm，顶端延伸成 8 ~ 14mm 的芒；外稃无毛，5 脉，芒粗糙，长 8 ~ 13cm；颖果成熟后与稃体粘连不易脱粒，顶端具毛。花期 3 ~ 4 月，果期 4 ~ 5 月。

生境分布

全国各地均有栽培。

龟甲

滋阴潜阳，益肾强骨，养血补心

主治用法

用于阴虚潮热，骨蒸盗汗，头晕目眩，虚风内动，筋骨痿软，心虚健忘，崩漏经多。

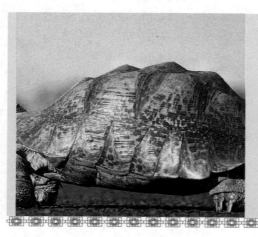

用法用量

9 ~ 24g，先煎。

性味归经

咸、甘，微寒。归肝、肾、心经。

基源

龟甲为龟科（Emydidae）动物乌龟的背甲及腹甲。

动物形态

体外具椭圆形的硬壳，壳的前后端各有一个大孔，头尾和四肢都可由此伸缩。硬壳可分为背甲、腹甲，后缘呈三角形凹状，各由大型的角质板和骨质板所组成，骨质板跟躯干部的背柱和肋骨愈合，硬壳是骨骼组成部分。吻较尖，无齿，上下颌有角质鞘，边缘锐利，能够咬断食物，头顶后部覆以颗粒状的皮肤，头部前端上方有眼和鼻。四肢短，略扁平，具5趾，趾间有蹼，趾具爪，尾长且尖。背甲栗黄色，有3条纵隆起，中央的最显著，且为黑褐色。头、颈、四肢及尾均为橄榄色，头的两侧有少数黄色线状条纹，下颌有不规则的黄色线纹和斑点，颈上有由黄色斑点组成的线纹，腹甲深褐色，腹甲后缘、前缘及部分缝线均为淡黄色。

生境分布

主产于湖北、湖南、江西、安徽、江苏、浙江、福建、四川等地。

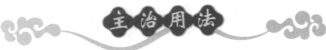

乳香 活血定痛，消肿生肌

主治用法

用于胸痹心痛，胃脘疼痛，痛经经闭，产后瘀阻，癥瘕腹痛，风湿痹痛，筋脉拘挛，跌打损伤，痈肿疮疡。

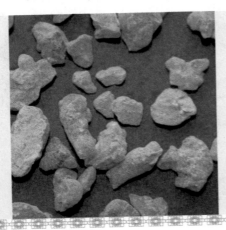

用法用量

煎汤或入丸、散，3~5g；外用适量，研末调敷。

性味归经

辛、苦，温。归心、肝、脾经。

用药禁忌 孕妇及胃弱者慎用。

基 源

乳香为橄榄科（Burseraceae）植物乳香树及同属植物树皮渗出的树脂。

植物形态

矮小灌木，高4~5m，稀达6m。树干粗壮，树皮光滑，淡棕黄色，纸状，粗枝的树皮鳞片状，逐渐剥落。奇数羽状复叶互生，长15~25cm；小叶15~21，基部者最小，向上渐大，长卵形，长达3.5cm，顶端者长达7.5cm，宽1.5m，先端钝，基部圆形、近心形或截形；边缘有不规则的圆锯齿或近全缘，两面均被白毛，或上面无毛。花小，排列成稀疏的总状花序；花萼杯状，5裂，裂片三角状卵形；花瓣5，淡黄色，卵形，长约为萼片的2倍，先端急尖；雄蕊10，着生于花盘外侧，花丝短；子房上位，3~4室，柱头头状，略3裂。核果倒卵形，长约1cm，具3棱，钝头，果皮肉质，肥厚，每室具种子1颗。花期4月。

生境分布

乳香树生于热带沿海山地，分布于红海沿岸至利比亚、苏丹、土耳其等地。

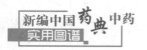

京大戟 泻水逐饮，消肿散结

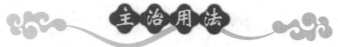

主治用法

用于水肿胀满，胸腹积水，痰饮积聚，气逆喘咳，二便不利，痈肿疮毒，瘰疬痰咳。

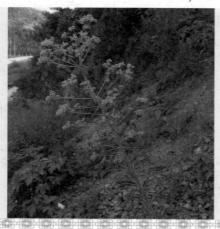

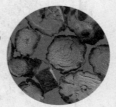

用法用量

1.5～3g。入丸散服，每次1g；内服醋制用。外用适量，生用。

性味归经

苦，寒；有毒。归肺、脾、肾经。

用药禁忌 孕妇禁用；不宜与甘草同用。

基源

京大戟为大戟科（Euphorbiaceae）植物大戟的根。

植物形态

多年生草本，高30～80cm，全株含乳汁。根细长，圆锥状。茎直立，上部分枝，被白色短柔毛，基部稍紫色。叶互生，近无柄，长圆状披针形或披针形，长3～8cm，宽0.5～1.4cm，先端尖，基部稍狭，全缘，边缘反卷。伞形聚伞花序顶生，常有5伞梗，伞梗顶端着生1杯状聚伞花序，基部有卵形或卵状披针形苞片，5片轮生，较宽大，杯状花序总苞坛形，先端4裂，腺体4，椭圆形；无花瓣状附属物；花小，黄绿色，单性同株，生于杯状总苞中。雄花多数，雄蕊1；花丝细柱形；雌蕊1，子房球形，3室，花柱3，顶端2浅裂，伸出总苞外而下垂。蒴果三棱状球形，有疣状突起。种子卵形，光滑，灰褐色。花期4～5月，果期6～7月。

生境分布

生于山坡、路旁、荒地、草丛、林缘及疏林下。除新疆及西藏外，分布几遍全国。

佩兰

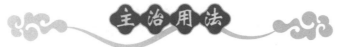

芳香化湿，醒脾开胃，发表解暑

主治用法

用于湿浊中阻，脘痞呕恶，口中甜腻，口臭，多涎，
暑湿表证，湿温初起，发热倦怠，胸闷不舒。

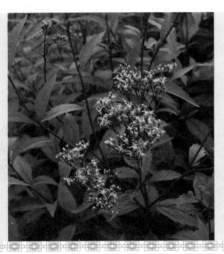

用法用量

3 ~ 10g。

性味归经

辛，平。归脾、胃、肺经。

基　源

佩兰为菊科（Compositae）植物佩兰的全草。

植物形态

多年生草本，高 50 ~ 100cm。茎带紫红色。叶对生，下部叶常枯萎，中部叶有短枝；叶 3 全裂或深裂，中裂片长椭圆形或长椭圆状披针形，长 5 ~ 10cm，宽 1.5 ~ 2.5cm，上部叶常不分裂或全部不分裂，先端渐尖，边缘有粗齿或不规则锯齿，两面光滑或沿脉疏生柔毛，无腺点。头状花序顶生，排成复伞房花序，总苞钟状，总苞片 2 ~ 3 层，外层短、卵状披针形，中、内层苞片渐长，苞片紫红色或带淡红色，无毛，无腺点；每头状花序含 4 ~ 6 花，白色或带微红色，全为管状花，两性，花冠外无腺点，5 齿裂；雄蕊 5，聚药；子房下位，柱头 2 裂。瘦果圆柱形，熟时黑褐色，无腺点，冠毛白色。花期 7 ~ 11 月，果期 8 ~ 12 月。

生境分布

生于路旁灌丛中或溪边，分布于陕西、山东及长江以南大部分地区。

使君子 杀虫消积

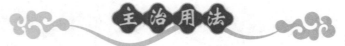

主治用法

用于蛔虫病，蛲虫病，虫积腹痛，小儿疳积。

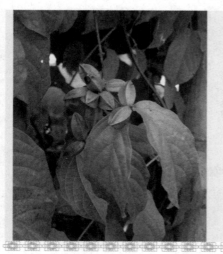

用法用量

使君子 9 ~ 12g，捣碎入煎剂；使君子仁 6 ~ 9g，多入丸散用或单用，作 1~2 次分服。小儿每岁 1~1.5 粒，炒香嚼服，1 日总量不超过 20 粒。

性味归经

甘，温。归脾、胃经。

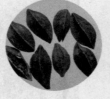

用药禁忌 服药时忌饮浓茶。

基源

使君子为使君子科（Combretaceae）植物使君子的干燥成熟果实。

植物形态

落叶藤状灌木，高 2 ~ 8m，幼株生黄褐色柔毛。叶对生，薄纸质；叶柄长约 1cm，下部有关节，有毛，基部刺状；叶长椭圆状披针形，长 5 ~ 15cm，宽 2 ~ 6cm，先端渐尖，基部圆形或微心形，全缘，两面有黄褐色短柔毛，脉上尤多。穗状花序顶生，有花 10 余朵，着生较疏，下垂；每花下有苞片 1，披针形或线形；萼筒细管状长约 7cm，先端 5 裂，裂片三角形，有柔毛及腺毛；花瓣 5，长圆形或倒卵形，长 1.5 ~ 2cm，先端圆，基部宽楔形，初放时白色，后渐转紫红色，雄蕊 10，排为上下 2 轮，上轮 5 枚外露；子房下位，圆柱状纺锤形，有 5 条纵棱，花柱丝状，下部与萼筒合生，柱头短。果实橄榄状，稍木化，长约 3cm，黑褐色或深棕色，有 5 棱，种子 1。花期 5 ~ 9 月，果期 6 ~ 10 月。

生境分布

生于平地、山坡等向阳灌丛中，亦有栽培。分布于江西、福建等省区。

刺五加 益气健脾，补肾安神

用于脾肺气虚，体虚乏力，食欲不振，肺肾两虚，久咳虚喘，肾虚腰膝酸痛，心脾不足，失眠多梦。

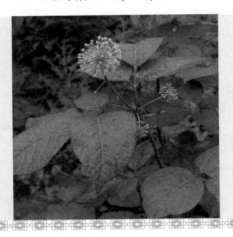

用法用量

9 ~ 27g。

性味归经

辛、微苦，温。归脾、肾、心经。

基　　源

刺五加为五加科（Araliaceae）植物刺五加的根及根状茎。

植物形态

落叶灌木，高达 2m。茎直立，生细长倒刺。掌状复叶互生，叶柄长 3.5 ~ 12cm，有细刺或无刺，生疏毛或无毛；小叶 5，稀 4 或 3，小叶柄长 0.5 ~ 2cm，生褐色毛。小叶椭圆状倒卵形或长圆形，长 6 ~ 13cm，宽 2 ~ 6cm，先端渐尖或急尖，基部楔形，边缘有尖锐重锯齿或锯齿，上面暗绿色，稍生短毛或无毛，下面淡绿色，沿脉上密生淡褐色短柔毛。伞形花序顶生或 2 ~ 4 聚生，花多而密，总花梗长达 8cm；花梗长 1 ~ 2cm；花萼绿色，与子房合生，萼齿 5；花瓣 5，卵形，黄色带紫；雄蕊 5；子房 5 室，花柱细柱状。核果浆果形，紫黑色，近球形或卵形，干后明显 5 棱，先端有宿存花柱。种子 4 ~ 6，扁平，新月形。花期 6 ~ 7 月，果期 7 ~ 9 月。

生境分布

生于森林或灌丛中。分布于黑龙江、吉林、辽宁、河北和山西等省区。

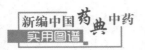

卷柏 活血通经

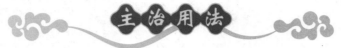
主治用法

用于经闭痛经，癥瘕痞块，跌扑损伤。
卷柏炭化瘀止血。用于吐血，崩漏，便血，脱肛。

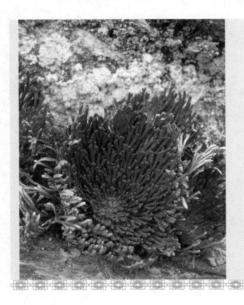

 用法用量

5 ~ 10g。

性味归经

辛，平。归肝、心经。

用药禁忌 孕妇忌服。

基　源

卷柏为卷柏科（Selaginellaceae）植物卷柏、垫状卷柏的干燥全草。

植物形态

多年生常绿草本。主茎短，直立。须根聚生成短干。枝丛生成莲座状，干后内卷如拳。2 ~ 3次羽状分枝，背腹扁平，高5 ~ 15cm。叶二形，侧叶斜卵状钻形，长2.5 ~ 3mm，宽1.5mm，先端具长芒，外缘向下面反卷，具微细锯齿，内缘薄，宽膜质；中叶两排，斜向排列，内缘不形成二平行线，斜卵状披针形，长约2mm，先端具长芒。孢子囊穗生枝顶，四棱形；孢子叶卵状三角形，先端具长芒。

生境分布

生于山坡岩石缝中或岩石上。卷柏分布于全国各地。

146

板蓝根

清热解毒，凉血利咽

主治用法

用于瘟疫时毒，发热咽痛，温毒发斑，痄腮，烂喉丹痧，大头瘟疫，丹毒，痈肿。

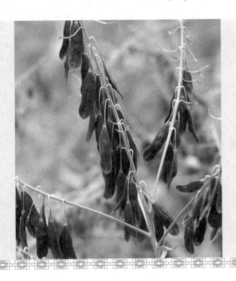

用法用量

9 ~ 15g。

性味归经

苦，寒。归心、胃经。

基　源

板蓝根为十字花科（Cruciferae）植物菘蓝的干燥根。

植物形态

一年生或二年生草本，高40 ~ 100cm。主根粗长，长20 ~ 50cm，直径1 ~ 2.5cm，根皮浅黄棕色或灰白色。茎直立，上部多分枝，光滑，有白粉。叶互生；基生叶较大，有柄；叶长圆状椭圆形，长15 ~ 30cm，宽3 ~ 7cm，全缘或波状，有时有不规则齿裂；茎生叶长圆形或长圆状披针形，下部叶较大，往上叶渐小，长3 ~ 15cm，宽0.5 ~ 3.5cm，先端钝尖，基部耳圆形，半抱茎，全缘。复总状花序，花小，直径3 ~ 5mm，花梗细，长5 ~ 10mm；花萼4，绿色；花瓣4，黄色，倒卵形；雄蕊6，4强；雌蕊1，长圆形。长角果长圆形，扁平翅状，有中肋，顶端钝圆或截形，基部渐窄。种子1枚。花期4 ~ 5月，果期6月。

生境分布

多为栽培，分布于全国各地。

枇杷叶 清肺止咳，降逆止呕

主治用法

用于肺热咳嗽，气逆喘急，胃热呕吐，烦热口渴。

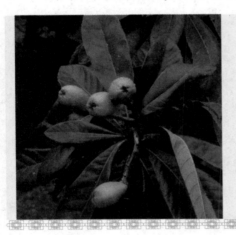

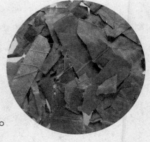

用法用量

6～10g。

性味归经

苦，微寒。归肺、胃经。

基　源

枇杷叶为蔷薇科（Rosaceae）植物枇杷的叶。

植物形态

常绿小乔木，高达10m。小枝粗壮，黄褐色，密生锈色绒毛。叶互生，革质；叶柄短或近无柄，托叶2，三角形，渐尖或短渐尖；叶长椭圆形至倒卵状披针形，长15～30cm，宽4～7cm，先端短尖或渐尖，基部楔形，边缘有疏锯齿，上面深绿色，下面密生锈色绒毛。圆锥花序顶生，密生锈色绒毛，花密集，白色，直径约1.2cm；苞片钻形，长2～5mm，有浅褐色绒毛，

萼筒壶形，黄绿色，密生绒毛，5浅裂；花瓣5，倒卵形，长约8mm，宽约4mm；内面近基部有毛；雄蕊20～25，短于花瓣，花丝基部较粗，稍呈三角形；子房下位，有长绒毛，5室，每室胚珠2，花柱5，柱头头状。梨果球形、卵形或长圆形，长4～6cm，直径3～5cm；黄色或橙色。种子1～5，圆形或扁圆形，棕褐色，光亮。花期9～11月，果期翌年4～5月。

生境分布

多栽培于村边，平地或坡地。分布于陕西及长江以南各省区。

泽兰
活血调经，祛瘀消痈，利水消肿

主治用法

用于月经不调，经闭，痛经，产后瘀血腹痛，
疮痈肿毒，水肿腹水。

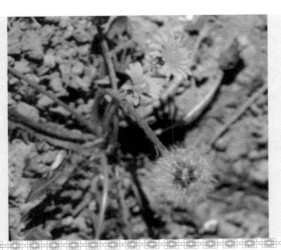

用法用量

6 ~ 12g。

性味归经

苦、辛，微温。归肝、脾经。

基　　源

　　泽兰为唇形科（Labiatae）多年生草本植物地笋（地瓜儿苗）或硬毛地笋（毛叶地瓜儿苗）的全草。

植物形态

　　多年生草本，高 0.3 ~ 1.2m。地下茎横走，先端常膨大成纺锤状肉质块茎。茎方形，常呈紫红色，沿棱及节上密生白色。叶对生，有短柄，披针形或长圆状披针形，长 2.5 ~ 12cm，宽 0.4 ~ 4cm，先端渐尖，基部楔形，边缘具锐锯，有缘毛，上面密被刚毛状硬毛，下面脉上被刚毛状硬毛及腺点。轮伞花序腋生，每轮有 6 ~ 10 花；苞片披针形，有缘毛；花萼钟形，5 齿；花冠白色，不明显 2 唇形，上唇近圆形，下唇 3 裂，外面有腺齿；花冠白色，不明显 2 唇形，上唇近圆形，下唇 3 裂，外面有腺点；前对雄蕊能育，后对雄蕊退化为棒状。小坚果倒卵圆状三棱形。花期 6 ~ 9 月，果期 8 ~ 10 月。

生境分布

　　生于沼泽地、水边，有栽培。全国大部分地区均产。

泽泻 利水渗湿，泄热，化浊降脂

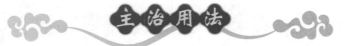

主治用法

用于小便不利，水肿胀满，泄泻尿少，痰饮眩晕，
热淋涩痛，高脂血症。

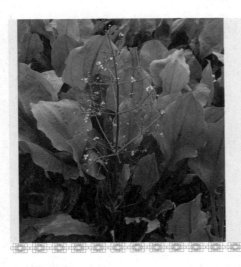

用法用量

6～10g。

性味归经

甘、淡，寒。归肾、膀胱经。

基　源

泽泻为泽泻科（Alismataceae）植物泽泻的干燥块茎。

植物形态

多年生沼生草本，高50～100cm。块茎球形，直径达4.5cm，皮褐色，密生多数须根。叶基生；叶柄长10～40cm，基部膨大呈鞘状；叶卵状椭圆形，长5～18cm，宽2～10cm，先端短尖，基部心形或圆形，全缘，光滑无毛。花茎由叶丛中生出，花序常有5～7轮分枝，集成大型轮生状圆锥花序；总苞片和小苞片3～5，披针形或线形，先端长渐尖；外轮花被片3，萼片状，绿色，宽卵形，内轮花被片3，花瓣状，白色，倒卵形；雄蕊6；雌蕊心皮多数，分离，子房倒卵形，侧扁，花柱侧生，弯曲。瘦果多数，扁平，倒卵形，长1.5～2mm，褐色，花柱宿存。花期6～8月，果期7～9月。

生境分布

生于浅沼泽地、水稻田及潮湿地。多有栽培。分布于全国大部分省区。

狗脊　祛风湿，补肝肾，强腰膝

主治用法

用于风湿痹痛，腰膝酸软，下肢无力。

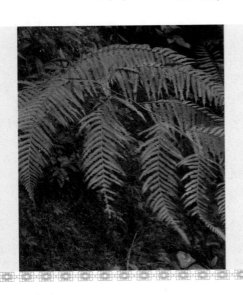

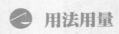
用法用量

6 ~ 12g。

性味归经

苦、甘，温。归肝、肾经。

基　源

狗脊为蚌壳蕨科（Dicksoniaceae）植物金毛狗脊的根茎。

植物形态

多年生大型蕨类植物，高达 3m。根茎粗壮，顶端同叶柄基部密生金黄色长柔毛，有光泽。叶簇生，叶柄粗壮，基部扁三角状，扭曲，凹面密生鳞毛；叶片近革质，阔卵状三角形，长达 2cm，3 回羽状分裂；羽片互生，下部羽片卵状披针形，长 30 ~ 80cm，上部羽片逐渐短小；小羽片线状披针形，渐尖，羽状深裂至全裂，末回裂片镰状披针形，边缘具浅锯齿；上面暗绿色，下面粉绿色，小羽轴两面略有短毛，侧脉单一，或在不育裂片为 2 叉。孢子囊群生于裂片侧脉顶端，每裂片上有 1 ~ 6 对，囊群盖 2 瓣，内瓣较小，双唇状，形如蚌壳，棕褐色，成熟时侧裂。

生境分布

生于山脚沟边及林下阴处酸性土壤中。分布于我国浙江、江西、福建、台湾、湖北、湖南、广东、广西、四川、贵州、云南等省区。

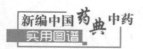
知母 清热泻火，滋阴润燥

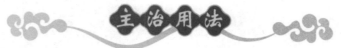
主治用法

用于外感热病，高热烦渴，肺热燥咳，骨蒸潮热，
内热消渴，肠燥便秘。

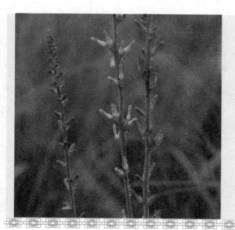

用法用量

6～12g。

性味归经

苦、甘，寒。归肺、胃、
肾经。

基　源

知母为百合科（Liliaceae）植物知母的干燥根茎。

植物形态

多年生草本。根茎肥厚，横生，有残留多数黄褐色纤维状旧叶残基，下部生多数肉质须根。叶基生，线形，质稍硬，长20～70cm，宽3～7mm，基部扩大成鞘状，上部淡绿色，下面深绿色。花葶直立，不分枝，高50～100cm或更长，其上疏生鳞片状小苞片；2～6花成一簇，散生在花序轴上，排成长穗状；花黄白色或淡紫色，有短梗，夜间开花，有香气；花被片6，2轮，长圆形，外轮有紫色脉纹，内轮淡黄色；雄蕊3，着生于内轮花被片中央，花药黄色；子房长卵形，3室。蒴果长圆形，长10～15mm，直径5～7mm，有纵棱6条，3室，每室有种子1～2。种子长三棱形，黑色，两侧有翼，长8～12mm。花期5～8月，果期8～9月。

生境分布

生于山坡、干燥丘陵或草原地带。分布于东北及河北、内蒙古、山西、河南、山东、陕西、甘肃等省区。

细辛

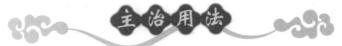

解表散寒，祛风止痛，通窍

主治用法

用于风寒感冒，头痛，牙痛，鼻塞，鼻渊，鼻衄，风湿痹痛，痰饮喘咳。

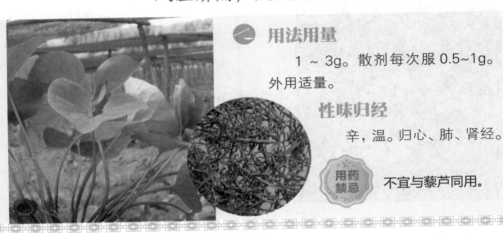

用法用量

1 ~ 3g。散剂每次服 0.5~1g。外用适量。

性味归经

辛，温。归心、肺、肾经。

用药禁忌 不宜与藜芦同用。

基　源

细辛为马兜铃科（Aristolochiaceae）植物北细辛的干燥根茎及根。

植物形态

多年生草本，高 10~30cm。根状茎横走，直径约 3mm，顶端生长数棵植株，下生多数细长黄白色的根，手捻之有辛香。叶 2~3 片，生于基部卵状心形或近肾形，长 4~9cm，宽 6~12cm，先端圆钝或急尖，基部心形至深心形，两侧圆耳状，上下两面均多少有疏短毛，下面的毛较密。芽苞叶近圆形。花单一，由两叶间抽出，花紫棕色、稀紫绿色；花梗长 3~5cm，花期在近花被管处呈直角弯曲，果期直立；花被管壶状杯形或半球形，直径约 1cm，喉部稍缢缩，花被裂片三角状卵形，花丝与花药近等长；子房半下位或几近上位，近球形，花柱 6，顶端分叉为二，柱头着生于裂槽外侧。蒴果浆果状，半球形，长约 10mm，直径约 12mm，成熟后不开裂，常于腐烂后破裂。花期 5 月，果期 6 月。

生境分布

生于潮湿环境，湿润肥沃的土壤，分布于东北，辽宁有栽培。

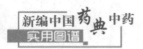
罗布麻叶　平肝安神，清热利水

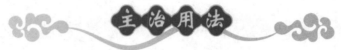
主治用法

用于肝阳眩晕，心悸失眠，浮肿尿少。

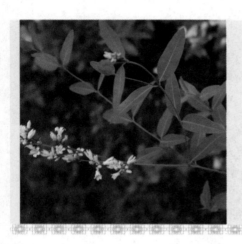

用法用量

6～12g。

性味归经

甘、苦，凉。归肝经。

基　源

罗布麻叶为夹竹桃科（Apocynaceae）植物罗布麻的干燥叶。

植物形态

多年生草本，株高1～2m，全株含乳汁。茎直立，上部黄绿色，下部紫红色，无毛。叶柄短，叶对生，长圆状披针形，长2～5cm，宽0.5～1.5cm，先端钝，基部楔形或圆形，边缘稍反卷，两面无毛，下面有白粉。聚伞花序顶生于茎端或分枝上；苞片小，膜质，先端尖；萼5裂，有短毛；花冠钟状，粉红色或浅紫色，钟形，下部筒状，有短毛，先端5裂，花冠里面基部有副花冠；花盘边缘有蜜腺；雄蕊5，花药孔裂；柱头2裂。果长角状，熟时黄褐色，带紫晕，长15～20cm，直径3～4mm，成熟后沿粗脉开裂，散有种子，种子多数，黄褐色，先端簇生白色细长毛。花期6～7月，果期8～9月。

生境分布

生于河岸、山沟、山坡等。分布于吉林、辽宁、内蒙古、甘肃、陕西、山西、山东、河南、河北等省区。

罗汉果

清热润肺，利咽开音，滑肠通便

主治用法

用于肺热燥咳，咽痛失音，肠燥便秘。

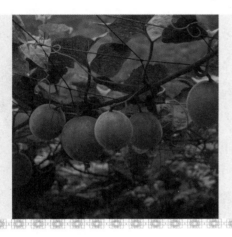

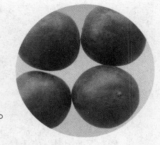

用法用量

9 ~ 15g。

性味归经

甘，凉。归肺、大肠经。

基　源

　　罗汉果为葫芦科（Cucurbitaceae）植物罗汉果的果实。

植物形态

　　多年生草质藤本，长达5cm。有块根，茎细，暗紫色，有纵棱，被白色或黄色柔毛，卷须2裂几达中部。叶互生；叶柄长4 ~ 7cm，稍扭曲，有短柔毛；叶心状卵形，膜质，长10 ~ 15cm，宽4 ~ 12cm，先端急尖或渐尖，基部宽心形或耳状心形，全缘，两面有白柔毛，下面有红棕色腺毛。花单性，雌雄异株；雄花腋生，数朵排成总状花序，长达12cm，有柔毛及腺毛，花梗长达3cm，有小苞片1，花萼漏斗状，被柔毛，5裂，先端有线状长尾，花冠5全裂，橙黄色，先端渐尖，外生白色杂有棕色柔毛；雄蕊3，有白色柔毛；雌花单生或2 ~ 5花簇生于叶腋，成短总状花序。子房下位，有柔毛，花柱3，柱头2分叉，有退化雄蕊3。瓠果圆形或长圆形，有黄色及黑色茸毛，有纵线10条。种子扁长圆形，淡黄色，边缘有缺刻，中央稍凹。花期6 ~ 8月，果期8 ~ 10月。

生境分布

　　生于山区海拔较低处。多为栽培。分布于江西、广东、广西、贵州等省区。

苦杏仁 降气止咳平喘，润肠通便

主治用法

用于咳嗽气喘，胸满痰多，肠燥便秘。

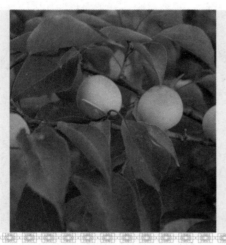

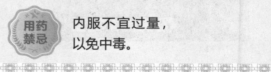

用法用量

5～10g，生品入煎剂后下。

性味归经

苦，微温；有小毒。归肺、大肠经。

用药禁忌 内服不宜过量，以免中毒。

基　源

苦杏仁为蔷薇科（Rosaceae）植物杏、山杏、西伯利亚杏或东北杏的干燥成熟种子。

植物形态

落叶乔木，高5～10m。树皮暗红棕色，有纵裂纹。单叶互生，叶柄长达4.5cm，基部有1～6个腺点；叶宽卵圆形或近圆形，长5～9cm，宽7～8cm，先端短尖，基部圆形或近心形，边缘有圆钝齿，脉腋间有柔毛。花先叶开放，单生于枝端，较密，有极短柄；花萼圆筒状，基部疏生短柔毛，萼片5，花后反卷；花瓣5，卵形或倒卵形，有短爪，白色或粉红色，直径约3cm，有3～5条紫红色脉纹；雄蕊多数，生于萼筒边缘；雌蕊单心皮，生于萼筒基部，子房有柔毛，柱头头状。核果卵圆形，直径3～4cm，侧面有1浅凹沟，黄色、黄红色或白色，微带红晕。核扁圆形，腹缝中部有龙骨状棱，两侧有扁棱或浅沟。花期3～4月，果期4～6月。

生境分布

多栽培于低山地或丘陵山地，分布于我国东北、华北、西北及河南、山东、江苏、台湾等地区。

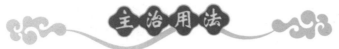

苦参　　清热燥湿，杀虫，利尿

主治用法

用于热痢，便血，黄疸尿闭，赤白带下，阴肿阴痒，湿疹，湿疮，皮肤瘙痒，疥癣麻风；外治滴虫性阴道炎。

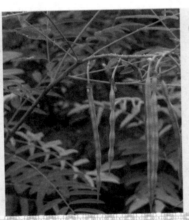

用法用量

4.5 ～ 9g。外用适量，煎汤洗患处。

性味归经

苦，寒。归心、肝、胃、大肠、膀胱经。

（用药禁忌）不宜与藜芦同用。

基　源

苦参为豆科（Leguminosae）植物苦参的根。

植物形态

落叶灌木，高 0.5 ～ 1.5m。根圆柱形，黄色。幼枝生黄色细毛。单数羽状复叶，互生，长 12 ～ 25cm，叶轴生细毛，托叶线形，长 5 ～ 8mm；小叶片 11 ～ 25，有短柄，长椭圆形或长椭圆状披针形，长 2 ～ 4.5cm，宽 0.8 ～ 2cm，先端渐尖，基部圆形或宽楔形，上面无毛，下面疏生柔毛。总状花序顶生，长 10 ～ 20cm，有短柔毛；小苞片线形；花萼钟状，疏生短毛或无毛，先端 5 裂；花冠淡黄白色，旗瓣匙形，稍长于其他花瓣，翼瓣无耳，先端近圆形，龙骨瓣离生；雄蕊 10，离生，基部联合；子房上位，有毛，具短柄，花柱细长。荚果线形，长 5 ～ 12cm，种子之间稍缢缩，稍呈念珠状，先端有长喙，成熟后不开裂。种子 1 ～ 5，近球形，棕黄色。花期 5 ～ 7 月，果期 8 ～ 9 月。

生境分布

生于山地、平原、沙地或红壤地等。除新疆、青海外，全国大部分省区均有分布。

虎杖

利湿退黄，清热解毒，散瘀止痛

主治用法

用于湿热黄疸，淋浊，带下，风湿痹痛，痈肿疮毒，水火烫伤，经闭，癥瘕，跌打损伤，肺热咳嗽。

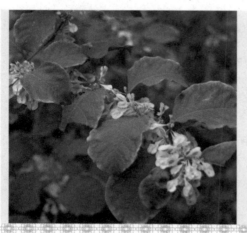

用法用量

9～15g。外用适量，制成煎液或油膏涂敷。

性味归经

微苦，微寒。归肝、胆、肺经。

用药禁忌

孕妇慎服。

基源

虎杖为蓼科（Polygonaceae）植物虎杖的根茎及根。

植物形态

多年生草本，高1～2m。根茎粗大，木质，棕色，断面黄色。茎直立，丛生，中空，基部木质化，散生红色或紫红色斑点，节结明显，上有膜质托叶鞘。叶有短柄，叶卵状椭圆形或宽卵形，长6～12cm，宽5～9cm，先端短聚尖，基部圆形或近楔形。花单性，雌雄异株，密集成圆锥花序腋生；花小，花被5，白色或淡绿白色，2轮排列，外轮3片在果期增大，背部有翅；雄花有雄蕊8，有退化雌蕊；雌花有退化雄蕊，子房上位，花柱3，分离，柱头扩展呈鸡冠状。瘦果卵状三棱形，长3～4mm，黑褐色，光亮，包于宿存翅状花被内，翅倒心状卵形，长6～10mm，基部楔形，下延至果梗。花期6～8月，果期9～10月。

生境分布

生于湿润深厚土壤，常见于山坡、溪谷两岸灌丛边或沟边草丛中。分布于河北、河南、山东及长江以南各省区。

158

贯叶金丝桃 疏肝解郁，清热利湿，消肿通乳

主治用法

用于肝气郁结，情志不畅，心胸郁闷，
关节肿痛，乳痛，乳少。

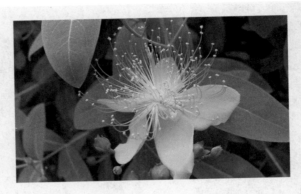

用法用量

2~3g。

性味归经

辛，寒。归肝经。

基　源

贯叶金丝桃为金丝桃科（Tropaeolaceae）植物贯叶金丝桃的全草。

植物形态

多年生草本，高50 ~ 100cm。茎直立，多分枝，枝皆腋生。叶较密，对生，椭圆形至椭圆状线形，长1 ~ 3cm，宽3 ~ 12mm，先端钝，基都抱茎，全缘，叶面散布有透明腺点，叶缘有黑色腺点。花着生茎项或枝端，集聚伞花序；萼片5枚，披针形，边缘有黑色腺点；花瓣5片，长于萼片，黄色；花瓣和花药都有黑色腺点；雄蕊多数，组成3束；子房卵状，1室，花柱3裂。蒴果长圆形，成熟时开裂；种子多数，碎小，圆筒形。花期6 ~ 8月，果期9 ~ 10月。

生境分布

喜生于山坡、林下或草丛中。分布于我国江苏、山东、四川、江西、新疆等地；国外俄罗斯、伊朗、印度等地也有分布。

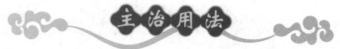

郁李仁 润燥通便，下气利水

主治用法

用于津枯肠燥，食积气滞，腹胀便秘，水肿，脚气，小便不利。

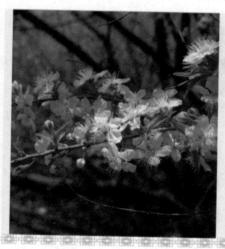

用法用量

6~10g。

性味归经

辛、苦、甘、平。
归脾、大肠、小肠经。

用药禁忌

孕妇慎服。

基　源

郁李仁为蔷薇科（Rosaceae）植物郁李、欧李或长柄扁桃的干燥成熟种子。

植物形态

落叶灌木，高约1.5m。树皮灰褐色，有规则纵条纹，小枝细，光滑，幼枝黄棕色，无毛。叶互生，叶柄长2～3mm，被短柔毛；托叶2，线形，早落；叶长卵形或卵圆形，少有卵状披针形，长5～6cm，宽约2.5～3cm，先端渐尖，基部圆形，边缘有不整齐锐重锯齿，上面深绿色，无毛，下面浅绿色，沿叶脉生短柔毛。花先叶开放或与叶同时开放，2～3朵族生，粉红色或白色；子房长圆形，1室，花柱被柔毛。核果近球形，直径约1cm，深红色，光滑无沟；核圆形或近圆形，黄白色。种子上端尖，下端钝圆，种皮红棕色。花期4～5月，果期5～6月。

生境分布

生于山野灌木丛中或山坡路旁，分布于河北、山西、河南、湖北、广东及华东地区。

郁金 活血止痛，行气解郁，利胆退黄

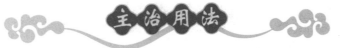

主治用法

用于胸胁刺痛，胸痹心痛，经闭痛经，乳房胀痛，热病神昏，癫痫发狂，血热吐衄，黄疸尿赤。

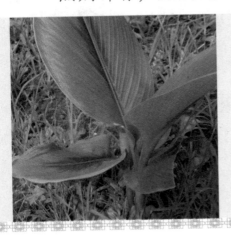

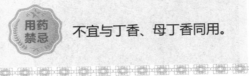

用法用量

3 ~ 10g。

性味归经

辛、苦，寒。归肝、心、肺经。

用药禁忌 不宜与丁香、母丁香同用。

基源

郁金为姜科（Zingiberaceae）植物温郁金、姜黄、广西莪术或蓬莪术的干燥块根。前两者分别习称"温郁金"和"黄丝郁金"，其余按性状不同习称"桂郁金"或"绿丝郁金"。

植物形态

多年生草本。块根肉质纺锤状，白色。根茎长圆锥形，侧根茎指状，内黄色。叶二列，叶柄长约为叶片之半或更短；叶宽椭圆形，长35 ~ 75cm，宽14 ~ 22cm，先端渐尖或短尾状，基部下延至叶柄，绿色，无毛。花序于根茎处先叶抽出，圆锥状；冠部苞片长椭圆形，淡紫红色，腋内无毛，中下部苞片宽卵形，绿白色，腋内有1 ~ 2花，花外侧有小苞片数枚，膜质，花萼筒状，有3齿；花冠白色，裂片3，长椭圆形，上方1裂片较大，先端微兜状，近顶端处有粗毛；侧生退化雄蕊花瓣状，黄色，唇瓣倒卵形，黄色；发育雄蕊1，花丝短扁，花药基部有距；子房下位，密生长柔毛，花柱细长。花期4 ~ 6月。

生境分布

栽培或野生，生于湿润田园或水沟边，分布于浙江南部。

161

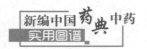
金银花 清热解毒，疏散风热

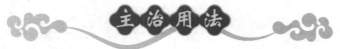
主治用法

用于痈肿疔疮，喉痹，丹毒，热毒血痢，风热感冒，温病发热。

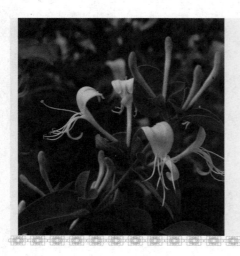

用法用量

6 ～ 15g。

性味归经

甘，寒。归肺、心、胃经。

基　源

金银花为忍冬科 (Caprifoliaceae) 植物忍冬花蕾或带初开的花。

植物形态

半常绿缠绕灌木。茎似藤蔓，中空，多分枝，幼枝绿色或暗红褐色，密生黄褐色、开展的硬直糙毛，并杂有腺毛和柔毛；老枝红棕色，毛少或光滑。叶对生；叶柄长4 ～ 10mm；叶卵形或长卵形，长2.5 ～ 8cm，宽 1 ～ 5.5cm，先端短渐尖或钝，基部圆形，或近心形，全缘，两面有短柔毛。花成对腋生，初开白色，后渐变黄色；花梗密生短柔毛；苞片叶状，1 对，卵形或椭圆形，长 2 ～ 3cm；小苞片长约1mm，离生；花萼筒状，短小，5裂，先端尖，有长毛；花冠筒状，长 3 ～ 4cm，白色，基部向阳面稍带紫色，后变黄色，外面有倒生开展或半开展糙毛和长腺毛，唇形，上唇 4 裂，下唇反转；雄蕊 5；子房上位，花柱和雄蕊超出花冠。浆果球形，熟时呈黑色，有光泽。花期4 ～ 6 月，果期 7 ～ 10 月。

生境分布

生于山坡灌丛或疏林中、田埂、路边等处。分布于全国大部分省区。

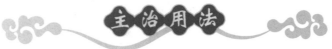

金樱子 | 固精缩尿，固崩止带，涩肠止泻

主治用法

用于遗精滑精，遗尿尿频，崩漏带下，久泻久痢。

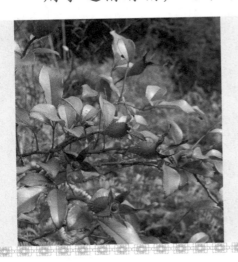

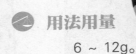

用法用量

6～12g。

性味归经

酸、甘、涩，平。归肾、膀胱、大肠经。

基　源

金樱子为蔷薇科（Rosaceae）植物金樱子的果实。

植物形态

常绿攀缘灌木，高达5m。茎有倒钩状皮刺和刺毛。叶单数羽状互生；叶柄长达2cm，有棕色脉点及细刺；托叶条形，与叶柄分离，早落；小叶3或5，椭圆状卵形或披针状卵形，革质，长2～7cm，宽1.5～4.5cm，先端尖，基部宽楔形，边缘有细锐锯齿，上面光泽，下面中脉、叶柄和叶轴有小皮刺和刺毛。花大，单生于侧枝顶端，直径5～9cm；花梗长达3cm，有直刺；花托膨大，有细刺；萼片5，卵状披针形，宿存；花瓣5，白色，平展倒广卵形；雄蕊多数；雌蕊有数心皮，离生，有绒毛。花柱线形。柱头圆形。蔷薇果梨形或倒卵形，熟时黄红色，外有直刺，顶端有长弯宿萼，内有多数瘦果。花期3～4月，果期6～12月。

生境分布

生于向阳多石山坡灌木丛中，或山谷两旁。分布于华东、华中、华南及四川、贵州、云南等地区。

163

闹羊花　祛风除湿，散瘀定痛

主治用法

用于风湿痹痛，偏正头痛，跌扑肿痛，顽癣。

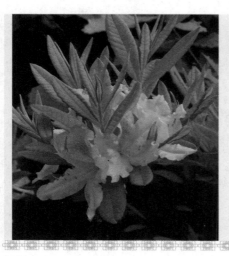

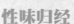

用法用量

0.6 ~ 1.5g，浸酒或入丸散。外用适量，煎水洗。

性味归经

辛，温；有大毒。归肝经。

用药禁忌 不宜多服、久服；体虚者及孕妇禁用。

基　源

闹羊花为杜鹃花科（Ericaceae）植物羊踯躅的花。

植物形态

落叶灌木，高 1 ~ 2m。幼枝密生短柔毛及刚毛，老枝灰褐色，光滑无毛。单叶互生，叶柄长 2 ~ 6mm，有白色柔毛；叶纸质，长椭圆形、长椭圆状披针形或倒披针形，长 5 ~ 12cm，宽 2 ~ 4cm，先端钝，有凸尖，基部楔形，全缘，常反卷，边缘有睫毛，上面疏生粗状毛，下面密生灰白色短柔毛。花多数，集成顶生伞形总状花序，花先叶开放或同时开放；花萼 5 浅裂，裂片小，半圆形，宿存，密生短毛；花冠钟状漏斗形，直径 4 ~ 5cm，不整齐 5 中裂，金黄色，上 1 裂片较大，有绿色斑点，先端稍反卷，外疏生短柔毛；雄蕊 5，与花冠等长或伸出花冠外，花药顶孔开裂；雌蕊长于雄蕊，子房上位，卵形，5 室。蒴果长椭圆形，长约 3cm，熟时深褐色，有疏硬毛。种子多数，有膜质薄翅。花期 4 ~ 5 月，果期 6 ~ 7 月。

生境分布

生于山坡、丘陵地灌木丛中，适于酸性土壤。分布于河南、安徽等省。

降香　化瘀止血，理气止痛

主治用法

用于吐血，衄血，外伤出血，肝郁胁痛，胸痹刺痛，跌扑伤痛，呕吐腹痛。

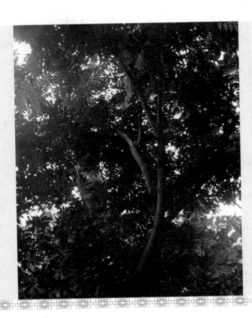

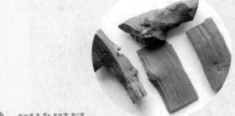

用法用量

9～15g，后下。外用适量，研细末敷患处。

性味归经

辛，温。归肝、脾经。

基　源

降香为豆科（Leguminosae）植物降香檀树干和根的干燥心材。

植物形态

高大乔木，树皮褐色，小枝具密集的白色小皮孔。叶互生，近革质，单数羽状复叶，小叶9～13片，叶片卵圆形或椭圆形，长4～7cm，宽2～3cm，小叶柄长4～5cm。圆锥花序腋生，花小，长约5mm，萼钟状，5齿裂，花冠淡黄色或乳白色，雄蕊9枚一组，子房狭椭圆形，花柱短。荚果舌状椭圆形，长4.5～8cm，宽1.5～2cm，种子1枚，稀2枚。

生境分布

生长于中海拔地区的山坡疏林中、林边或村旁。分布于广东、广西、云南等地。

青皮 疏肝破气，消积化滞

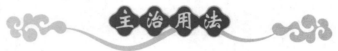

主治用法

用于胸胁胀痛，疝气疼痛，乳癖，乳痈，食积气滞，脘腹胀痛。

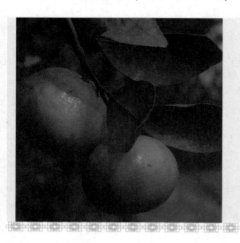

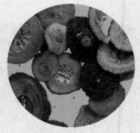

用法用量

3 ~ 10g。

性味归经

苦、辛，温。归肝、胆、胃经。

基　源

青皮为芸香科（Rutaceae）植物橘及其栽培变种的干燥幼果或未成熟果实的果皮。栽培变种主要有茶枝柑（广陈皮）、大红袍、温州蜜柑、福橘。

植物形态

常绿小乔木或灌木，高3 ~ 4m。枝有刺或无刺。叶互生，叶柄长0.5 ~ 1.5cm，叶翅不明显，有关节；叶革质，披针形或椭圆形，长4 ~ 11cm，宽1.5 ~ 4cm，先端渐尖，微凹，基部楔形，全缘或有细钝齿，有半透明油点。花单生或数朵生于枝端和叶腋，白色或带淡红色，花萼杯状，5裂，裂片三角形；花瓣5，长椭圆形，外卷；雄蕊15 ~ 25，花丝3 ~ 5枚连合；子房圆形，9 ~ 15室，柱头头状。橘果近圆形或扁圆形，直径5 ~ 7cm，红色、朱红色、橙黄色或淡红黄色，果皮疏松，易剥离；种子卵圆形，灰白色，1端尖。花期3 ~ 4月，果期10 ~ 11月。

生境分布

栽培于丘陵、低山地带、江河、湖泊沿岸或平原。分布于我国长江以南各省区、台湾及陕西南部。

青果

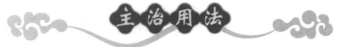
清热解毒，利咽，生津

主治用法

用于咽喉肿痛，咳嗽痰黏，烦热口渴，鱼蟹中毒。

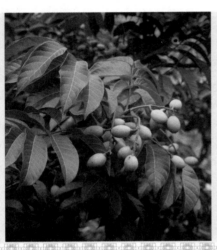

用法用量

5 ～ 10g。

性味归经

甘、酸，平。归肺、胃经。

基　源

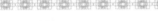

　　青果为橄榄科（Burseraceae）植物橄榄的果实。

植物形态

　　常绿乔木，高达20m，树干粗壮，树皮灰褐色，有黏性芳香树脂。幼芽、新枝、叶柄及叶轴有短毛。单数羽状复叶互生，长15 ～ 30cm，小叶9 ～ 15，对生，革质，椭圆状披针形，长6 ～ 15cm，宽2.5 ～ 5cm，先端渐尖，基部偏斜，全缘，网脉明显有小窝点。圆锥花序顶生或腋生，与叶等长或稍短。花小，两性或杂性；花梗短，萼杯状，3浅裂，少有5裂，花瓣3 ～ 5，白色，倒卵形，芳香，先端钝；雄蕊6，基部合生成管状，生于花盘边缘，花盘肉质，有柔毛，花丝短粗；子房上位，3室。核果卵状纺锤形，长约3cm，直径1.3 ～ 2cm，初为青绿色或黄绿色，后变黄白色。果核坚硬，两端钝尖，有棱槽。种子1 ～ 3枚。花期5 ～ 7月，果期8 ～ 10月。

生境分布

　　栽培于杂木林中或山坡上。分布于我国福建、台湾、广东、广西、海南、四川及云南等省区。

青葙子 清肝泻火，明目退翳

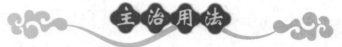

主治用法

用于肝热目赤，目生翳膜，视物昏花，肝火眩晕。

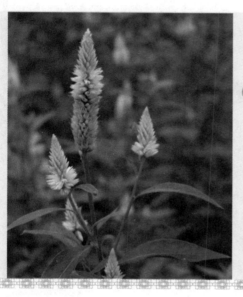

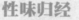

用法用量

9 ~ 15g。

性味归经

苦，微寒。归肝经。

用药禁忌 本品有扩散瞳孔的作用，青光眼患者禁用。

基源

青葙子为苋科（Amaranthaceae）植物青葙的干燥成熟种子。

植物形态

一年生草本，高30 ~ 100cm。茎直立，多分枝，绿色或紫红色，有条纹。叶互生，纸质，披针形或长圆状披针形，长5 ~ 9cm，宽1 ~ 3cm，先端渐尖，基部狭，下延成叶柄，全缘。穗状花序圆锥状或圆柱状，顶生或腋生，长3 ~ 10cm。花甚密，苞片、小苞片披针形，干膜质，白色。花被片5，长圆状披针形，初为淡白色，顶端淡红色，后变为银白色；雄蕊5，花丝基部合生成杯状，花药粉红色。子房长圆形，1室，胚珠多数，柱头2裂。胞果卵状椭圆形，盖裂，包于宿存花被片内，种子多数，扁圆形，黑色，有光泽。花期5 ~ 7月，果期8 ~ 9月。

生境分布

生于坡地、路旁干燥向阳处。分布于全国各地，也有栽培。

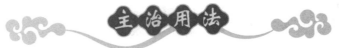

青黛 清热解毒，凉血消斑，泻火定惊

主治用法

用于温毒发斑，血热吐衄，胸痛咳血，口疮，痄腮，喉痹，小儿惊痫。

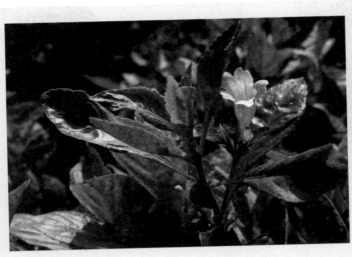

用法用量

1～3g，宜入丸散用。外用适量。

性味归经

咸，寒。归肝经。

基　源

青黛为爵床科（Acanthaceae）植物马蓝的叶或茎叶经加工制得的干燥粉末或团块。

植物形态

多年生草本，高达 1 米。根茎粗壮。茎基部稍木质化，略带方形，节膨大。单叶对生，叶片卵状椭圆形，长 15 ～ 16 厘米，先端尖，基部渐狭而下延。穗状花序顶生或腋生；苞片叶状；花冠漏斗状，淡紫色；裂片 5；雄蕊 4；子房上半部被毛，花柱细长。蒴果匙形，无毛。种子卵形，褐色，有细毛。

生境分布

主产于福建、云南、江苏、安徽等地。此外，江西、河南、四川等地亦产。

鱼腥草 清热解毒，消痈排脓，利尿通淋

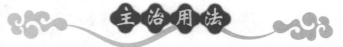

主治用法

用于肺痈吐脓，痰热喘咳，热痢，热淋，痈肿疮毒。

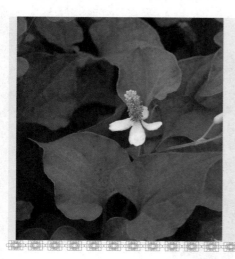

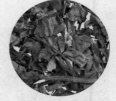

用法用量

15 ～ 25g，不宜久煎；鲜品用量加倍，水煎或捣汁服。外用适量，捣敷或煎汤熏洗患处。

性味归经

辛，微寒。归肺经。

基　源

鱼腥草为三白草科（Saururaceae）植物蕺菜的干燥地上部分。

植物形态

多年生草本，高 15 ～ 50cm，全株有鱼腥臭味，茎下部伏地。节上生根，上部直立，茎叶常带紫红色。托叶膜质，线形，长 1 ～ 1.5cm；叶柄长 3 ～ 5cm；单叶互生，心形或宽卵形，长 3 ～ 8cm，宽 4 ～ 6cm，先端短渐尖，基部心形，全缘，上面绿色，下面常紫红色，有多数腺点，叶脉 5 ～ 7 条，脉上有柔毛；下部叶常与叶柄合生成鞘，有缘毛，基部扩大抱茎。穗状花序顶生，与叶对生；总苞 4，长圆形或倒卵形，长 1 ～ 1.5cm，宽 5 ～ 6mm，白色，花瓣状，花小而密，无花被，仅有极小的 1 小苞片；雄蕊 3，花丝下部与子房合生；雌蕊由 3 个下部合生心皮组成，子房上位，1 室，胚珠多数，花柱 3，柱头侧生。蒴果卵形，长约 3mm，顶端开裂。种子多数，卵形，有条纹。花期 5 ～ 7 月，果期 7 ～ 9 月。

生境分布

生于山地沟边、林边阴湿地。分布于华北、西北、华中及长江以南各省区。

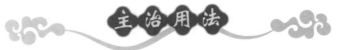

前胡　降气化痰，散风清热

主治用法

用于痰热咳喘，咯痰黄稠，风热咳嗽痰多。

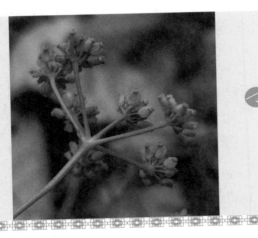

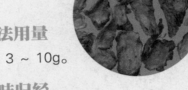

用法用量

3 ～ 10g。

性味归经

苦、辛，微寒。归肺经。

基　源

前胡为伞形科（Umbelliferae）植物白花前胡的干燥根。

植物形态

多年生草本，高 1 m 左右。根直生，圆锥形，有少数分枝，根头处存留多数棕褐色枯鞘纤维。茎直立，圆柱形，上部分枝，被短柔毛，下部无毛。基生叶有长柄，基部扩大成鞘状抱茎；叶片宽三角状卵形，三出式二至三回羽状分裂，长 15 ～ 20cm，宽约 12cm，第一回羽片 2 ～ 3 对，最下方的 1 对有长柄，其他有短柄或无柄，末回裂片菱状卵形，基部楔形，长 3 ～ 6cm，宽 1.5 ～ 3cm，两面中脉上有短柔毛，边缘有粗锯齿；茎生叶和基生叶相似，较小，顶端叶片简化，但叶鞘宽大。复伞形花序顶生或侧生，伞幅 6 ～ 18，不等长，长 1.5 ～ 4.5cm，有柔毛。果实卵状椭圆形，背部扁压，长约 4 mm，宽约 3.5 mm，有短柔毛，背棱和中棱线形，略突起，侧棱扩展成狭而厚的翅，棱槽内油管 3 ～ 5，合生面油管 6 ～ 10。花期 7 ～ 9 月，果期 9 ～ 10 月。

生境分布

生于山坡向阳草丛中或山坡林边，分布于江苏、安徽、江西等省区。

南鹤虱 杀虫消积

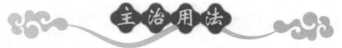

主治用法

用于蛔虫病，蛲虫病，绦虫病，虫积腹痛，小儿疳积。

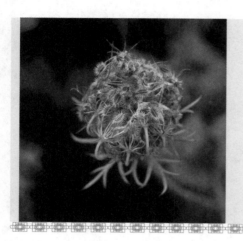

用法用量

3 ~ 9g。

性味归经

苦、辛，平；有小毒。归脾、胃经。

基　　源

南鹤虱为伞形科（Umbelliferae）植物野胡萝卜的果实。

植物形态

二年生草本，高 20 ~ 120cm。茎直立，分枝少，表面有纵直横纹和白色粗硬毛。根生叶有柄，长 4 ~ 12cm，基部鞘状；叶片薄膜质，长圆形，2 ~ 3 回羽状分裂，末回裂片线形或披针形，长 2 ~ 14mm，宽 0.6 ~ 4mm，先端渐尖，有粗硬毛或无毛；茎生叶叶柄较短，长 0.8 ~ 5cm。复伞形花序顶生或侧生，具粗硬毛，有伞梗 15 ~ 20 枚或更多；小伞形花序有花 15 ~ 25 朵，花小，白色、黄色或淡紫红色，每一总伞花序中心的花有 1 朵为深紫红色；总苞片 5 ~ 8，羽状分裂，线形，有细柔毛；小总苞片，不裂或羽状分裂；花萼 5，窄三角形；花瓣 5，倒卵形，先端凹陷，成狭窄内折小舌片；子房下位，密生细柔毛，花柱短，基部圆锥形。双悬果卵圆形，长 3 ~ 4mm，宽 1.5 ~ 2.5mm，分果的主棱不显著，次棱 4 条，成窄翅，翅上有短钩刺。花期 5 ~ 7 月，果期 7 ~ 8 月。

生境分布

生于路旁、田野、荒地、山沟、溪边等处。分布于江西、江苏等省区。

厚朴 燥湿消痰，下气除满

主治用法

用于湿滞伤中，脘痞吐泻，食积气滞，腹胀便秘，痰饮喘咳。

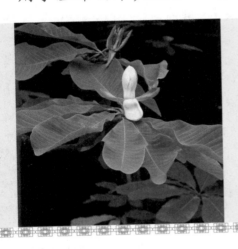

用法用量

3～10g。

性味归经

苦、辛，温。归脾、胃、肺、大肠经。

基 源

厚朴为木兰科（Magnoliaceae）植物厚朴、凹叶厚朴的干燥干皮、根皮及枝皮。

植物形态

落叶乔木，高5～15cm。树皮紫褐色，小枝幼时绿色，有绢毛，老枝灰棕色。冬芽大，圆锥状，芽鳞被淡黄褐色绒毛。单叶互生；叶柄长3～4cm；叶革质，倒卵形或倒卵状椭圆形，长35～45cm，宽12～20cm，先端圆，有短尖，基部楔形，全缘或微波状，幼叶下面密生灰白色绒毛，老时呈白粉状。侧脉密生长毛，托叶大，早落。花与叶同时开放，单生枝顶，花大，杯状，直径10～15cm，白色，芳香，花梗密生丝状白毛；花被片9～12，或更多，厚肉质，外轮3片，淡绿色，长圆状倒卵形，内两轮乳白色，倒卵状匙形；雄蕊多数，螺旋状排列，花丝红色；雌蕊心皮多数，分离，子房长圆状。聚合果长椭圆状卵形，长9～12cm，直径5～6.5cm，熟后木质。果每室有种子1～2枚，外皮鲜红色，内皮黑色。

生境分布

生于温暖、湿润、土壤肥沃，排水良好的山坡地，多栽培；分布于陕西、甘肃、安徽等省区。

173

姜黄

破血行气，通经止痛

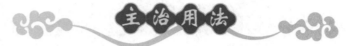

用于胸胁刺痛，胸痹心痛，痛经经闭，癥瘕，风湿肩臂疼痛，跌扑肿痛。

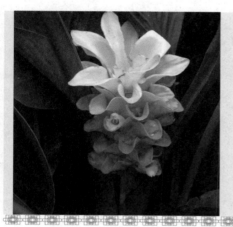

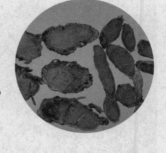

用法用量

3 ~ 10g。
外用适量。

性味归经

辛、苦，温。归脾、肝经。

基　源

姜黄为姜科（Zingiberaceae）植物姜黄的干燥根茎。

植物形态

多年生草本，高80 ~ 120cm。须根粗壮，末端膨大成纺锤状的块根。根茎肥厚，多汁，断面橙黄色。有叶片4 ~ 7个，二列，叶柄与叶片等长或较短；叶片窄椭圆形，长20 ~ 50cm，宽5 ~ 15cm，先端渐尖，基部楔形，下延至叶柄，上面黄绿色，下面浅绿色，无毛。圆柱状穗状花序于叶鞘中央抽出，长12 ~ 20cm，缨部苞片粉红色或淡红紫色，长椭圆形，长4 ~ 6cm，宽1.0 ~ 1.5cm，腋内无花，中下部苞片卵形至近圆形，长3 ~ 4cm，先端圆或钝尖，嫩绿色或绿白色，腋内有花数朵；有小苞片数枚，长椭圆形，透明白色；花萼筒绿白色，具3齿；唇瓣近圆形，长约1.2cm，外折，先端具不明显的3浅裂，黄色，中间棕黄色；能育雄蕊1枚，花丝短而扁平，花药长圆形，基部有距；子房下位，柱头稍膨大。

生境分布

多栽培于田园。分布于福建、四川、云南、广东、海南等省区。

枳实

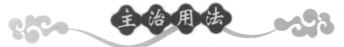

破气消积，化痰散痞

主治用法

用于积滞内停，痞满胀痛，泻痢后重，大便不能，痰滞气阻，胸痹，结胸，脏器下垂。

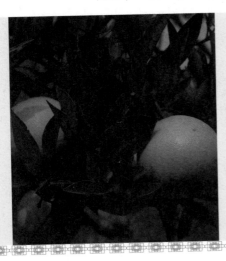

用法用量

3～10g。

性味归经

苦、辛、酸，微寒。归脾、胃经。

用药禁忌 孕妇慎用。

基 源

枳实为芸香科（Rutaceae）植物酸橙及其栽培变种或甜橙的干燥幼果。

植物形态

常绿小乔木。茎枝三棱形，有长刺，长0.5～2cm。单身复叶互生，革质；叶柄有狭长形或倒心形叶翼，翼长0.8～1.5cm，宽3~6mm；叶倒卵状椭圆形或卵状长圆形，长3.5～10cm，宽1.5～5cm，先端短钝、渐尖或有微凹头，基部阔楔形或圆形，全缘或有微波状锯齿，有半透明油点，下面脉明显。总状花序，单生或数朵簇生于叶腋，白色；花萼杯状，5裂，裂片阔三角形，有疏短毛；花瓣5，长椭圆形；雄蕊多数，花丝基部部分合生；雌蕊稍短于雄蕊，子房上位，球形，9～13室，胚珠多数，花柱圆柱形，柱头头状。柑果圆形，稍扁，直径7～8cm，果皮粗糙，橙黄色，汁酸。花期4～5月，果熟期11月。

生境分布

生于丘陵、低山地带、江河湖沿岸或平原，分布于长江流域及以南各省。

枸杞子 | 滋补肝肾，益精明目

主治用法

用于虚劳精亏，腰膝酸痛，眩晕耳鸣，阳痿遗精，
内热消渴，血虚萎黄，目昏不明。

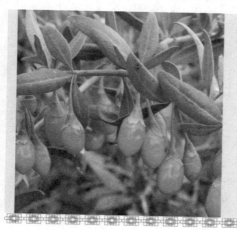

用法用量

6～12g。

性味归经

甘，平。归肝、肾经。

基 源

枸杞子为茄科（Solanaceae）植物宁夏枸杞的干燥成熟果实。

植物形态

落叶灌木，高1～3m。茎直立，主枝多条，粗壮，淡灰黄色，上部分枝细长弱，先端弯曲下垂，短枝刺状，长1～4cm。叶互生或数片簇生于短枝或长枝顶上；叶稍厚，狭披针形或披针形，长2.5～6cm，宽0.5～1.5cm，先端尖，基部楔形，下延成叶柄，全缘，上面深绿色，下面灰绿色，无毛。花单生或数朵簇生于长枝上部叶腋；花细，长1.5～2cm；花萼杯状，先端2～3裂，先端边缘有纤毛；花冠漏斗状，筒部顶端5裂，裂片卵形，向后反卷，粉红色或浅紫红色，有暗紫色脉纹，边缘有纤毛；雄蕊5，生于花冠中部，花丝细，不等长，花药长圆柱形，纵裂；子房上位，2室，柱头头状。浆果倒卵形或卵形，红色或橘红色。种子多数，扁平肾形。花期5～6月，果期6～11月。

生境分布

生于干山坡、渠畔，分布于河北、内蒙古、山西、陕西、甘肃、宁夏、青海、新疆等省区，宁夏有大量栽培。

柏子仁

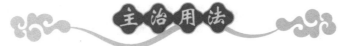

养心安神，润肠通便，止汗

主治用法

用于阴血不足，虚烦失眠，心悸怔忡，肠燥便秘，阴虚盗汗。

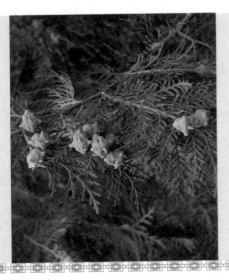

用法用量

3 ~ 10g。

性味归经

甘，平。归心、肾、大肠经。

基 源

柏子仁为柏科（Cupressaceae）植物侧柏的干燥成熟种仁。

植物形态

常绿乔木，高达20m，或灌木状。树皮浅纵裂，成薄片状脱落；分枝密，小枝扁平，排成平面，直展，叶鳞片状，绿色；叶交互对生，紧贴于枝上；叶片斜方形，气孔在两侧成2 ~ 4行。雌雄同株，球花单生于头年短枝顶端；雄球花黄褐色，雄蕊6 ~ 12；雌球花有3或4对球鳞，覆瓦状排列。球果卵状椭圆形，成熟前肉质，蓝绿色，被白粉，成熟后红褐色，木质，开裂，种鳞4对，扁平，背部顶端有反曲的尖头，中部种鳞各有种子1 ~ 2；种子卵圆形或长卵形，无翅或有棱脊。花期3 ~ 4月，果熟期9 ~ 10月。

生境分布

生于向阳山坡疏林中。除新疆、青海外，全国各地区多有栽植。

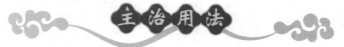

栀子

泻火除烦，清热利湿，凉血解毒

主治用法

用于热病心烦，湿热黄疸，淋证涩痛，血热吐衄，
目赤肿痛，火毒疮疡；外治扭挫伤痛。

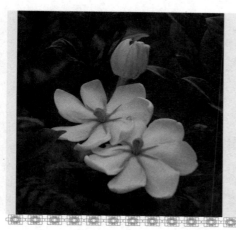

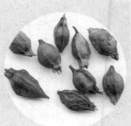

用法用量

6 ~ 10g。
外用生品适量，
研末调敷。

性味归经

苦，寒。归心、肺、三焦经。

基　源

栀子为茜草科（Rubiaceae）植物栀子的干燥成熟果实。焦栀子为其炮制加工品。

植物形态

常绿灌木，高60 ~ 200cm。幼枝有毛。叶对生或少有3叶轮生，有短柄；托叶2，生于叶柄内侧，膜质，连合成鞘包围小枝；叶革质，椭圆形、阔倒披针形或倒卵形，长6 ~ 12cm，宽2 ~ 4.5cm，先端急尖或渐尖，基部楔形，全缘。花大，腋生或顶生，花梗短；花萼下部连成圆筒形，有6 ~ 8条翅状纵棱，先端裂片6 ~ 8，线形，长1.5 ~ 1.6cm；花冠白色，后变乳黄色，高脚碟状，基部合生成筒，先端6 ~ 7裂，旋转排列，裂片阔倒披针形，长2 ~ 3cm，宽1 ~ 2cm；雄蕊与花冠裂片同数，着生于花冠喉部，花丝极短，花药线形；子房下位，1室，胚珠多数。蒴果大，淡黄色，倒卵形或长椭圆形，外果皮有6 ~ 8条肉质翅状纵棱，顶端有条状宿萼。种子多数，扁椭圆形或长圆形，黄色。

生境分布

生于山坡、丘陵杂灌丛中。分布于山东、江苏、安徽等省区。

牵牛子　泻水通便，消痰涤饮，杀虫攻积

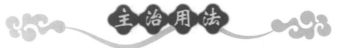

主治用法

用于水肿胀满，二便不通，痰饮积聚，气逆喘咳，虫积腹痛。

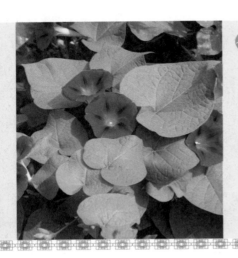

用法用量

3 ～ 6g。

入丸散服，每次 1.5~3g。

性味归经

苦，寒；有毒。归肺、肾、大肠经。

用药禁忌 孕妇禁用；不宜与巴豆、巴豆霜同用。

基　源

　　牵牛子为旋花科（Convolvulaceae）植物牵牛和圆叶牵牛的种子。种子黑色者称"黑丑"，淡黄白色者称"白丑"，两种混合者称"二丑"。

植物形态

　　一年生缠绕草本，长2m以上。茎左旋，被倒生短毛。叶互生，有长柄，叶柄常比总花梗长；叶片阔卵形，常3裂，基部心形，中裂片较长，长卵形，侧裂片底部阔圆，先端长尖，基部心形不收缩，两面均有毛。花1~3朵腋生，有总花梗，短于叶柄；苞片2，花萼5深裂，裂片线状披针形，长2~2.5cm，先端尾状长尖，基部有长毛；花冠漏斗状，紫色、淡红色、淡蓝色或蓝紫色，上部色深，下部色浅或为白色，早晨开放，中午花冠收拢；雄蕊5，贴生于花冠基部，花丝基部有毛；雌蕊稍长于雄蕊，柱头3裂。蒴果球形，为宿存花萼所包被，3室，每室有2种子。种子卵状三棱形，黑色或淡黄白色，平滑。花期6~9月，果期7~10月。

生境分布

　　野生于灌丛、墙边或栽培于庭院、菜圃及房屋旁，分布于东北、华北及河南、山东等省区。

独活 — 祛风除湿，通痹止痛

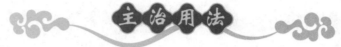

主治用法

用于风寒湿痹，腰膝疼痛，少阴伏风头痛，风寒挟湿头痛。

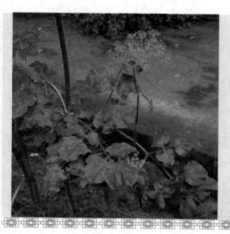

用法用量

3 ~ 10g。

性味归经

辛、苦，微温。归肾、膀胱经。

基 源

独活为伞形科（Umbelliferae）重齿当归的干燥根。

植物形态

多年生高大草本。根茎圆柱形，棕褐色，长至15cm，径1 ~ 2.5cm，有特殊香气。茎高1 ~ 2m，粗至1.5cm，中空，常带紫色，光滑或稍有浅纵沟纹，上部有短糙毛。叶二回三出式羽状全裂，宽卵形，长20 ~ 30（40）cm，宽15 ~ 25cm；茎生叶叶柄长30 ~ 50cm，基部膨大成5 ~ 7cm的长管状、半抱茎的厚膜质叶鞘，开展，背面无毛或稍被短柔毛，末回裂片膜质，卵圆形至长椭圆形，长5.5 ~ 18cm，宽3 ~ 6.5cm，顶端渐尖，基部楔形，边缘有不整齐的尖锯齿或重锯齿，齿端有内曲的短尖头，顶生的末回裂片多3深裂，基部常沿叶轴下延成翅状，侧生的具短柄或无柄，两面沿叶脉及边缘有短柔毛。果实椭圆形，长6 ~ 8mm，宽3 ~ 5mm，侧翅与果体等宽或略狭，背棱线形，隆起，棱槽间有油管（1）2 ~ 3，合生面油管2 ~ 4（6）。花期8 ~ 9月，果期9 ~ 10月。

生境分布

生于阴湿山坡、林下草丛中或稀疏灌丛中。分布于四川、湖北等省区。

珍珠

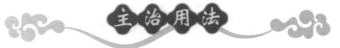

安神定惊，明目消翳，润肤祛斑

主治用法

用于惊悸失眠，惊风癫痫，目赤翳障，
疮疡不敛，皮肤色斑。

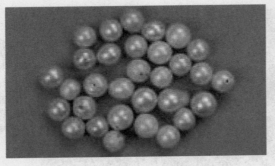

用法用量

0.1 ~ 0.3g，多入丸散用。
外用适量。

性味归经

甘、咸，寒。归心、肝经。

基　源

珍珠是珍珠贝科（Pteriidae）珍珠贝、马氏珍珠贝及蚌科贝类背角无齿蚌、褶纹冠蚌等的外套膜与贝壳之间所形成的珠状物。分布于我国沿海。

动物形态

三角帆蚌：贝壳略呈四角形。左右两壳顶紧接在一起，后背缘长，并向上突起形成大的三角形帆状后翼，帆状部脆弱易断。铰合齿发达，左壳有拟主齿和侧齿各2枚；右壳有拟主齿2枚，侧齿1枚。

褶纹冠蚌：贝壳略似不等边三角形。前部短而低，前背缘冠突不明显。后部长而高，后背缘向上斜出，伸展成为大型的冠。壳面深黄绿色至黑褐色。铰合部强大，左右两壳各有1高大的后侧齿，前侧齿细弱。

生境分布

前两种在全国的江河湖沼中均产；马氏珍珠贝和珍珠贝分布于海南岛、广东、广西沿海。

砂仁

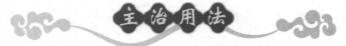

化湿开胃，温脾止泻，理气安胎

主治用法

用于湿浊中阻，脘痞不饥，脾胃虚寒，呕吐泄泻，
妊娠恶阻，胎动不安。

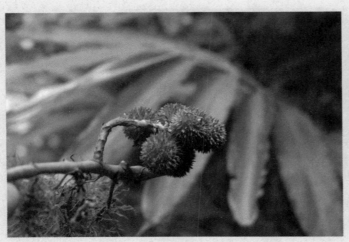

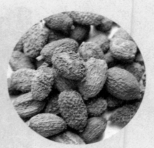

用法用量

3~6g，后下。

性味归经

辛，温。归脾、胃、肾经。

基　源

　　砂仁 为姜科（Zingiberaceae）
植物砂仁的果实。

植物形态

　　多年生草本。叶二列，狭长椭圆
形，先端渐尖，基部渐狭，全缘，
下面有微毛。花序从根状茎上生出，
穗状花序疏松，花萼管状，白色，3
齿裂；花冠3裂，白色，上方裂片

兜状；唇瓣，白色，中央部分淡黄色，
有红色斑点；唇瓣基部有侧生退化
雄蕊2。蒴果球形或长圆形，有不分
枝软刺，棕红色。种子多数，芳香。
花期3~6月，果期7~9月。

生境分布

　　生于山沟林下阴湿处。现多有栽
培。分布于福建、广东、广西和云
南等省区。

胆南星　清热化痰，息风定惊

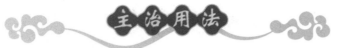

主治用法

用于痰热咳嗽，咯痰黄稠，中风痰迷，癫狂惊痫。

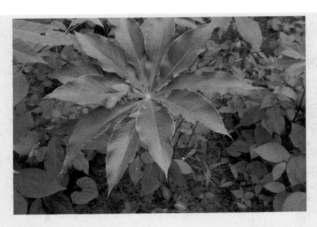
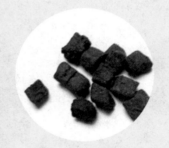

用法用量

3 ～ 6g。

性味归经

苦、微辛，凉。归肺、肝、脾经。

基　源

　　胆南星为制天南星的细粉与牛、羊或猪胆汁经加工而成，或为生天南星细粉与牛、羊或猪胆汁经发酵加工而成。

植物形态

　　天南星株高40~90cm。叶一枚基生，叶片放射状分裂，裂片7~20，披针形至椭圆形，长8~24cm，顶端具线形长尾尖，全缘；叶柄长，圆柱形，肉质，下部成鞘，具白色和散生紫色纹斑。总花梗比叶柄短，佛焰苞绿色和紫色，有时是白色条纹；肉穗花序单性，雌雄异株；雌花序具棒状附属器、下具多数中性花；无花被，子房卵圆形雄花序的附属器下部光滑和有少数中性花；无花被、雄蕊2~4枚。浆果红色、球形。

生境分布

　　天南星在我国大部分省区都有分布。印度、缅甸、泰国北部也有。生于山野阴湿处或丛林之下。

183

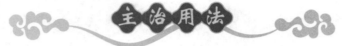

胖大海　　清热润肺，利咽开音，润肠通便

主治用法

用于肺热声哑，干咳无痰，咽喉干痛，热结便闭，头痛目赤。

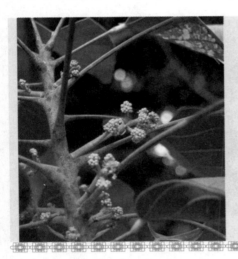

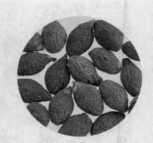

用法用量

2~3枚，
沸水泡服或
煎服。

性味归经

甘，寒。归肺、大肠经。

基　源

胖大海为梧桐科（Sterculiaceae）植物胖大海的干燥成熟种子。

植物形态

落叶乔木，高可达 40m。树皮粗糙，有细条纹。单叶互生；叶柄长 5 ~ 15cm；叶片革质，卵形或椭圆状披针形，长 10 ~ 20cm，宽 6 ~ 12cm，通常 3 裂，先端钝或锐尖，基部近圆形或近截形，全缘，光滑无毛，下面网脉明显。圆锥花序顶生或腋生，花杂性同株；花萼钟状，长 7 ~ 10mm，深裂，裂片披针形，宿存，外面被星状柔毛；雄花具 10 ~ 15 个雄蕊，花药及花丝均被疏柔毛，不育心皮被短柔毛；雌花具 1 枚雌蕊，由 5 个被短柔毛的心皮组成，具 1 细长纤弱的子房柄。果 1 ~ 5 个，呈船形，长可达 24cm，基部宽 5 ~ 6cm，在成熟前开裂。种子长 18 ~ 28mm，直径 12mm，深黑褐色，表面具皱纹，光滑无毛。

生境分布

生于热带地区。我国广东、海南、云南、广西等省区有少量引种栽培。

胡芦巴 温肾助阳，祛寒止痛

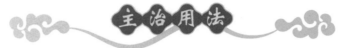

主治用法

用于肾阳不足，下元虚冷，小腹冷痛，
寒疝腹痛，寒湿脚气。

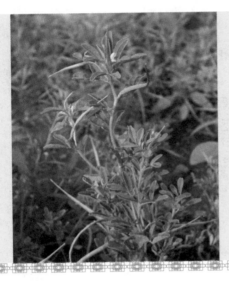

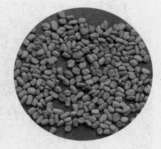

用法用量

5 ～ 10g。

性味归经

苦，温。归肾、肝经。

基 源

　　胡芦巴为豆科（Leguminosae）
植物胡芦巴的种子。

植物形态

　　一年生草本，高 20 ～ 80cm，
全株有香气。茎直立，多丛生，被
疏毛。三出复叶互生；小叶长卵形
或卵状披针形，长 1 ～ 3.5cm，宽
0.5 ～ 1.5cm，两边均生疏柔毛；叶
柄长，托叶与叶柄连合。花无梗，
1 ～ 2 朵腋生；花萼筒状；花冠蝶形，
白色，后渐变淡黄色，基部微带紫色；
雄蕊 10，二体；子房线形，荚果细长，
扁圆筒状，略弯曲，长 6 ～ 11cm，
宽 0.5cm，具网脉及柔毛，先端有
长喙。种子 10 ～ 20 粒，棕色，有
香气。花期 4 ～ 6 月，果期 7 ～ 8 月。

生境分布

　　喜肥沃、潮润、排水良好的土壤。
我国西北和华北北部地区种植较普
遍，多于夏秋麦田复种或早春稻田
前茬及玉米前茬种植，可在中耕作
物行间套种，果林行间也可种植。

胡椒　温中散寒，下气，消痰

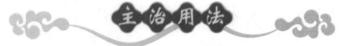

主治用法

用于胃寒呕吐，腹痛泄泻，食欲不振，癫痫痰多。

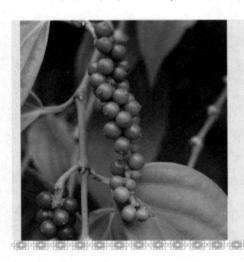

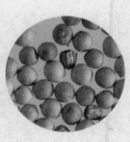

用法用量

0.6 ~ 1.5g，研粉吞服。外用适量。

性味归经

辛，热。归胃、大肠经。

基　源

胡椒为胡椒科（Piperaceae）植物胡椒的果实。因采收期和加工方法不同而分黑胡椒与白胡椒。

植物形态

攀缘状藤本，茎长数米，节外多膨大，常生不定根。叶互生，革质；叶柄长 1.5 ~ 3.5cm；叶鞘延长为叶柄之半，叶阔卵形、卵状长圆形或椭圆形，长6 ~ 16cm，宽4 ~ 9cm，先端短尖，基部稍偏斜，全缘，两面无毛；基出脉5 ~ 7条，在下面隆起，其间有网状脉。花杂性，无花被，雌雄同株，排成与叶对生穗状花序，花序短于叶或有时与叶等长；总花梗与叶柄等长；苞片匙状长圆形，长3 ~ 3.5cm，顶端阔圆，浅杯状，基部贴生于肉质的花序轴上；雄蕊2，花药肾形，花丝粗；子房上位，近球形，1室，柱头3 ~ 4裂，稀有5裂。浆果球形，无柄，直径3 ~ 4mm，果穗圆柱状，幼时绿色，熟时红黄色。花期4 ~ 10月，果期10月至次年4月。

生境分布

生于荫蔽处的树林中。我国海南、广西、福建、台湾、云南等省区均有引种栽培。

茜草

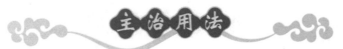

凉血，祛瘀，止血，通经

主治用法

用于吐血，衄血，崩漏，外伤出血，瘀阻经闭，关节痹痛，跌扑肿痛。

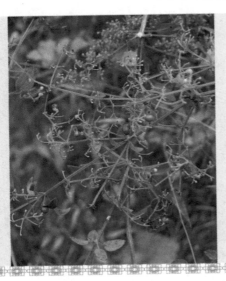

用法用量

6 ~ 10g。

性味归经

苦，寒。归肝经。

基　源

茜草为茜草科（Rubiaceae）植物茜草的干燥根及根茎。

植物形态

多年生攀缘草本，长 1 ~ 3m。根丛生，数条或数十条，圆柱形，外皮紫红色或橙红色。茎四棱形，棱上生多数倒生小刺。叶 4 片轮生，有长柄，叶片卵状心形或三角状卵形、宽卵形至窄卵形，变化较大，长 2 ~ 6cm，宽 1 ~ 4cm，先端急尖，基部心形，下面沿中脉及叶柄生倒钩刺，全缘，基出脉 5。聚伞花序圆锥状，腋生或顶生；花小，淡黄白色；花冠辐状，5 裂，裂片卵状三角形，基部联合；雄蕊 5，生于花冠管上，花丝较短，子房下位，2 室，花柱上部 2 裂。浆果球形，肉质，熟时红色转黑色。花期 6 ~ 9 月，果期 8 ~ 10 月。

生境分布

生于山坡、路旁、沟边、田边、灌丛中及林缘。分布于全国各省区。

茯苓 利水渗湿，健脾，宁心

主治用法

用于水肿尿少，痰饮眩悸，脾虚食少，便溏泄泻，心宁不安，惊悸失眠。

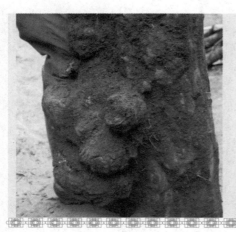

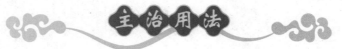

用法用量

10 ~ 15g。

性味归经

甘、淡，平。归心、肺、脾、肾经。

基　源

茯苓为多孔菌科（Polyporaceae）真菌茯苓的菌核。

植物形态

菌核有特殊臭味，深入地下20 ~ 30cm，球形至不规则形，大小不一，小者如拳，大者直径20 ~ 30cm或更长。新鲜时较软，干燥后坚硬。外面为淡灰棕色至深褐色，具瘤状皱缩的皮壳；内部由多数菌丝体组成，粉粒状，外层淡粉红色，内部白色。子实体平卧于菌核表面，厚3 ~ 8mm，白色，老熟或干燥后，变浅褐色，管孔多角形至不规则形，深2 ~ 3mm，直径0.5 ~ 2mm，孔壁薄，孔缘渐变为齿状。于显微镜下观察，担子棒状，担孢子椭圆形至圆柱形，稍屈曲，一端斜尖，壁表面平滑，无色。

生境分布

生于向阳、温暖的山坡，疏松、排水良好的砂质土壤。多寄生于赤松、马尾松、黑松、云南松等松属植物较老的根部。分布于辽宁、河北、河南、山西、山东、江苏、安徽、浙江、江西、福建、广东、广西、湖南、湖北、陕西、四川、贵州、云南等省区。

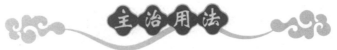

茵陈

清利湿热，利胆退黄

主治用法

用于黄疸尿少，湿温暑湿，湿疮瘙痒。

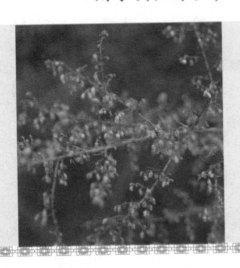

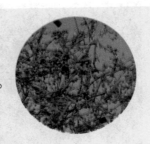

用法用量

6 ~ 15g。外用适量，煎汤熏洗。

性味归经

苦、辛，微寒。归脾、胃、肝、胆经。

基源

茵陈为菊科（Compositae）植物茵陈蒿和滨蒿的干燥地上部分。

植物形态

多年生草本，或基部木质而成半灌木状。植株高40 ~ 100cm。茎直立，具纵沟棱，有多数直立而开展的分枝。叶2回羽状分裂，下部叶裂片较宽短，常被短绢毛；中部以上的叶长达2 ~ 3cm，裂片细，毛发状，宽仅0.3 ~ 1mm，近无毛，先端微尖；上部叶羽状分裂，3裂或不裂；不育枝叶向上部渐长大，1 ~ 2回羽状全裂，裂片丝状线形，先端具1 ~ 2齿状裂片，密被绢毛。头状花序，卵形，长1.5 ~ 2mm，直径约1.5mm，下垂，极多数在茎顶排列成扩展的圆锥状；花梗短，苞片丝状线形；总苞无毛，总苞片3 ~ 4层，边缘膜质，背面稍绿色。边缘小花雌性，4 ~ 6朵；中央小花两性，2 ~ 5朵；花托凸起，无托毛。瘦果，长圆形，长约0.8mm，无毛。花期8 ~ 9月，果期9 ~ 10月。

生境分布

生于山坡、荒地、路边草地上，分布于全国各地。

茺蔚子　活血调经，清肝明目

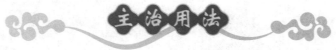

主治用法

用于月经不调，经闭痛经，目赤翳障，头晕胀痛。

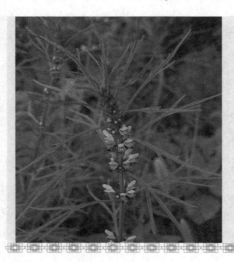

🕐 **用法用量**

5 ~ 10g。

性味归经

辛、苦，微寒。归心包、肝经。

基　源

茺蔚子为唇形科（Labiatae）植物益母草的干燥成熟果实。

植物形态

一年生或二年生草本，高达120cm。茎直立，四棱形，有节，有倒生糙伏毛，多分枝。叶对生，叶柄长2 ~ 3cm，上部叶柄短；叶形不一，茎下部叶轮廓卵形，基部宽楔形，掌状3裂，裂片长圆状菱形或卵圆形，两面密生细毛；茎中部叶轮廓为菱形，分裂成3个或多个长圆状线形裂片；上部叶羽状深裂，花序上部苞叶近无柄，线形或线状披针形，全缘或有疏齿。轮伞花序腋生，有8 ~ 15花，无花梗；苞片刺状，短于萼筒；花萼钟形，外贴生疏毛，内面上部有柔毛，萼齿5，二唇形；花冠粉红色或淡紫红色，花冠筒外有柔毛；雄蕊4，2强，花丝被鳞状毛；子房4裂。小坚果长圆状三棱形，淡褐色，光滑。花期6 ~ 9个月，果期9 ~ 10个月。

生境分布

生于山坡草地、田边、溪边等处。分布于全国各地。

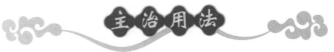

荆芥

解表散风，透疹，消疮

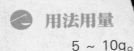
主治用法

用于感冒，头痛，麻疹，风疹，疮疡初起。

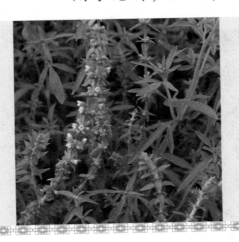

用法用量

5 ~ 10g。

性味归经

辛，微温。归肺、肝经。

基　源

荆芥为唇形科（Labiatae）植物荆芥的干燥地上部分。

植物形态

一年生草本，高50 ~ 80cm，有强烈香气，全株有灰白色短柔毛。茎直立，四棱形，基部棕紫色，上部多分枝。叶对生，茎基部叶无柄或近无柄，羽状深裂，裂片5，中部及上部叶无柄，羽状深裂，裂片3 ~ 5，线形，长1.5 ~ 2cm，宽2 ~ 4mm，全缘，两面均有白色柔毛，背面具凹陷腺点。轮伞花序多轮密集枝顶成穗状花序，长3 ~ 8cm，基部花序较疏散，苞片线形，无柄，长0.5 ~ 1.7cm，宽1 ~ 3mm；花小，浅红紫色，花萼漏斗状，倒圆锥形，有白色柔毛及黄绿色腺点，先端5齿裂，裂片卵状三角形；花冠二唇形，上唇较小，下唇较大，3裂。雄蕊4，2强；子房4纵裂，花柱基生，柱头2裂。小坚果，卵形或椭圆形，长约1mm，光滑，棕色。花期6 ~ 7月，果期8 ~ 9月。

生境分布

生于山麓或村庄附近，多为栽培。分布于东北、华北、华东、中南及陕西、甘肃、青海、广西、贵州、四川、云南等省区。

荆芥穗

解表散风，透疹，消疮

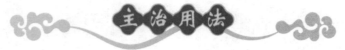

主治用法

用于感冒，头痛，麻疹，风疹，疮疡初起。

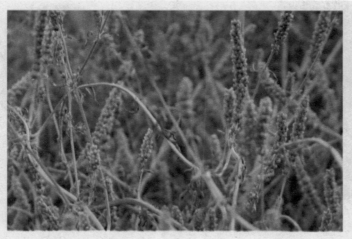

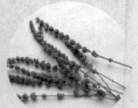

用法用量

5 ~ 10g。

性味归经

辛，微温。归肺、肝经。

基　源

荆芥穗为唇形科（Labiatae）植物荆芥的干燥花穗。

植物形态

本品茎呈方柱形，上部有分枝，长 50 ~ 80cm，直径 0.2 ~ 0.4cm；表面淡黄绿色或淡紫红色，被短柔毛；体轻，质脆，断面类白色。叶对生，多已脱落，叶片 3 ~ 5 羽状分裂，裂片细长。穗状轮伞花序顶生，长 2 ~ 9cm，直径约 0.7cm。花冠多脱落，宿萼钟状，先端 5 齿裂，淡棕色或黄绿色，被短柔毛；小坚果棕黑色。气芳香，味微涩而辛凉。

生境分布

全国大部分地区均有分布。主产于安徽、江苏、浙江、江西、湖北、河北等地。

草乌

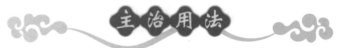

祛风除湿，温经止痛

主治用法

用于风寒湿痹，关节疼痛，心腹冷痛，寒疝作痛及麻醉止痛。

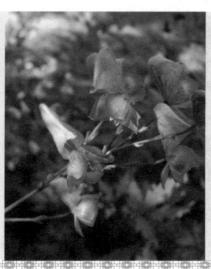

用法用量

一般炮制后用。

性味归经

辛、苦，热；有大毒。归心、肝、肾、脾经。

用药禁忌

生品内服宜慎；孕妇禁用；不宜与半夏、瓜蒌、瓜蒌子、瓜蒌皮、天花粉、川贝母、浙贝母、平贝母、伊贝母、湖北贝母、白蔹、白及同用。

基　源

草乌为毛茛科（Ranunculaceae）植物北乌头的干燥块根；制草乌为草乌的炮制加工品。

植物形态

多年生草本，高 70 ~ 150cm。块根倒圆锥形，长 2.5 ~ 5cm，直径 1 ~ 1.5cm，黑褐色。茎直立，粗壮。叶互生，有柄，坚纸质，卵圆形，长 6 ~ 14cm，宽 8 ~ 19cm，3 全裂，几达基部，裂片菱形，再裂深浅不等的羽状缺刻状分裂，最终裂片三角状披针形或线状披针形，先端尖，上面疏生短毛。花序总状，或有时成狭圆锥花序，花序轴无毛或花梗上生短毛；花萼 5，蓝紫色，上萼片盔形，长 1.5 ~ 2cm；侧萼片倒卵状圆形，长 1.4 ~ 1.7cm，下萼片长圆形，长 1 ~ 1.5cm；密叶 2，有长爪，距拳卷；雄蕊多数；心皮 5，无毛。果长 1.3 ~ 1.6cm。种子有膜质翅。花期 7 ~ 8 月，果期 8 ~ 9 月。

生境分布

生于山地、丘陵草地、林下。分布于河北、山东、山西、安徽、湖北、湖南、陕西、四川、贵州、云南等地。

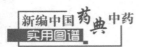
制草乌　祛风除湿，温经止痛

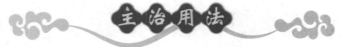
主治用法

用于风寒湿痹，关节疼痛，心腹冷痛，寒疝作痛及麻醉止痛。

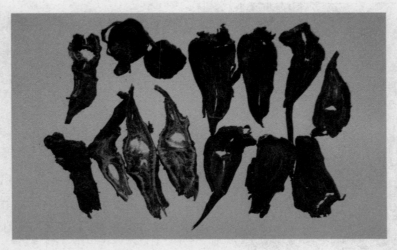

用法用量

1.5~3g，宜先煎、久煎。

性味归经

辛、苦，热；有毒。归心、肝、肾、脾经。

炮　制

取草乌，大小个分开，用水浸泡至内无干心，取出，加水煮至取大个切开内无白心、口尝微有麻舌感时，取出，晾至六成干后切薄片，干燥。

性　状

本品呈不规则圆形或近三角形的片。表面黑褐色，有灰白色多角形形成层环及点状维管束，并有空隙，周边皱缩或弯曲。质脆。气微，味微辛辣，稍有麻舌感。

草豆蔻

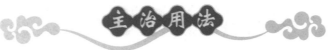

燥湿行气，温中止呕

主治用法

用于寒湿内阻，脘腹胀满冷痛，嗳气呕逆，不思饮食。

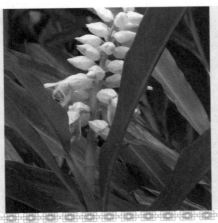

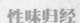

用法用量

3～6g。

性味归经

辛，温。归脾、胃经。

基　源

草豆蔻为姜科（Zingiberaceae）植物草豆蔻的干燥近成熟种子。

植物形态

多年生丛生草本，高1～2m。根茎粗壮，红棕色。茎绿色，粗壮。叶二列，有短柄，长约2cm，叶鞘抱茎，叶舌革质，卵形，有粗柔毛；叶片狭椭圆形或披针形，长45～60cm，宽4～10cm，先端渐尖，基部楔形，全缘，有缘毛，两面有疏毛或无毛。总状花序顶生，总梗长达30cm，花序轴密被黄白色粗柔毛；花疏生，花梗被柔毛；苞片白色，宽椭圆形，先端钝圆，有短尖头，基部连合，被粗毛；萼钟形，白色，长1.5～2cm，顶端3钝齿，外生疏长柔毛，宿存；花冠白色，裂片3，长圆形，上部裂片较大，长约3.5cm，宽约1.5cm；唇瓣三角状卵形，白色，长约4cm，宽约3.5cm，先端2浅裂，边缘有缺刻，前部有红色或红黑色条纹，后部有淡紫色斑点；蒴果圆球形，直径3.5cm，不开裂，有粗毛，熟时黄色。花期4～6月，果期6～8月。

生境分布

生于沟谷、河边、林缘阴湿处或草丛中。分布于广东、海南等地。

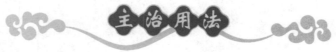

草果

燥湿温中，截疟除痰

主治用法

用于寒湿内阻，脘腹胀痛，痞满呕吐，疟疾寒热，瘟疫发热。

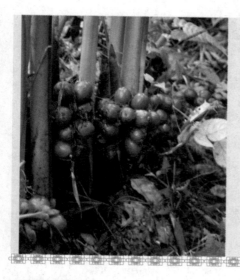

用法用量

3 ~ 6g。

性味归经

辛、温。归脾、胃经。

基　源

草果为姜科（Zingiberaceae）植物草果的成熟干燥果实。

植物形态

多年生丛生草本，全株有辛辣气味。根茎短粗，横走，绿白色。茎粗壮，直立或稍倾斜。叶二列；叶鞘开放，抱茎，淡绿色，被疏柔毛，边缘膜质；叶舌先端圆形，膜质，锈褐色，被疏柔毛；叶片长椭圆形或披针状长圆形，40 ~ 70cm，宽5 ~ 18cm，先端渐尖，基部楔形，全缘，边缘干膜质。花序从茎基部抽出，卵形或长圆形；苞片长圆形至卵形，先端钝圆，浅橙色；花冠白色；唇瓣中肋两侧具紫红色条纹。蒴果长圆形或卵状椭圆形，顶端具宿存的花柱残基，果皮熟时红色，干后紫褐色，有不规则的纵皱纹（维管束）；基部有宿存的苞片。花期4 ~ 5月，果期6 ~ 9月。

生境分布

生于山坡疏林下。有栽培。分布于广西、云南和贵州等省区。

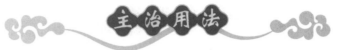

荜茇　温中散寒，下气止痛

主治用法

用于脘腹冷痛，呕吐，泄泻，寒凝气滞，
胸痹心痛，头痛，牙痛。

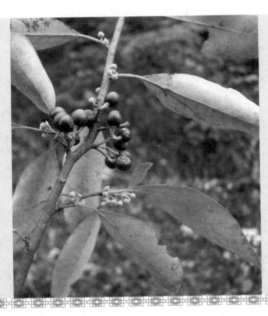

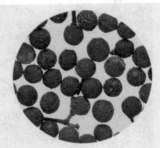

用法用量

1~3g。外用适量，
研末塞龋齿孔中。

性味归经

辛，热。归胃、大肠经。

基　源

　　荜茇为胡椒科（Piperaceae）植物荜茇的干燥成熟果穗。

植物形态

　　多年生攀缘藤本，枝有粗纵棱和沟槽。叶互生，纸质；叶片卵圆形、卵形或卵状长圆形，先端渐尖，基部心形或耳状，基出脉5~7条。花单性，雌雄异株，排成与叶对生的穗状花序，无花被；雄蕊2，花丝粗短；雌花序果期延长，子房上位，无花柱，柱头3。浆果卵形。花期7~9月，果期10月至翌年春季。

生境分布

　　分布于印度尼西亚、菲律宾、越南、印度、尼泊尔、斯里兰卡。我国云南省德宏州盈江、瑞丽、潞西等地亦有野生，广西、广东、福建有栽培。

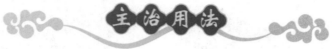

钩藤 息风定惊，清热平肝

主治用法

用于肝风内动，惊痫抽搐，高热惊厥，感冒夹惊，小儿惊啼，妊娠子痫，头痛眩晕。

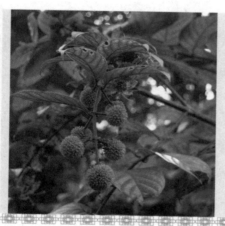

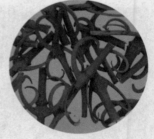

用法用量

3 ~ 12g，后下。

性味归经

甘，凉。归肝、心包经。

基　源

钩藤为茜草科（Rubiaceae）植物钩藤、大叶钩藤、毛钩藤、无柄果钩藤和华钩藤的干燥带钩茎枝。

植物形态

攀缘藤本，长达 10m。钩与枝光滑无毛，幼时有白粉，变态枝呈钩状，成对或单生于叶腋，钩长 1 ~ 2cm，向下弯曲，钩基部扁宽。叶对生，叶柄长 8 ~ 12mm，托叶 2 深裂，裂片线状锥形，长 6 ~ 12mm；叶纸质，椭圆形，长 6 ~ 11cm，宽 3 ~ 6cm，先端尾尖，基部宽楔形，全缘，上面光滑，下面脉腋内有束毛，稍带白粉，干后变褐红色。头状花序单生叶腋或为顶生总状花序，花序梗上有线形小苞片 4 ~ 6；花冠长管状漏斗形，黄色，先端 5 裂，外生粉末状柔毛；雄蕊 5；子房下位，2 室，花柱伸出花冠外。蒴果倒圆锥形，长 7 ~ 10mm，有疏柔毛。花期 5 ~ 7 月，果期 10 ~ 11 月。

生境分布

生于山谷疏林中，分布于我国陕西、安徽、浙江、江西、福建、台湾、湖北、湖南、广东、广西、四川、贵州、云南等省区。

韭菜子　温补肝肾，壮阳固精

主治用法

用于肝肾亏虚，腰膝酸痛，阳痿遗尿，
遗尿尿频，白浊带下。

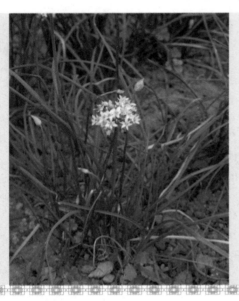

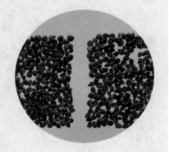

用法用量

3~9g。

性味归经

辛、甘，温。归肝、肾经。

基　源

韭菜子为百合科（Liliaceae）植物韭菜的干燥成熟种子。

植物形态

多年生草本。具倾斜的横生根状茎。鳞茎簇生，近圆柱形；鳞茎外皮黄褐色，破裂成网状或近网状的纤维质。叶线形，基生，扁平，实心，比花莛短，叶边缘平滑。花莛圆柱状，常具2纵棱，下部被叶鞘；总苞2裂，比花序短，宿存；伞形花序，半球形或近球形；花柄基部具小苞片；花白色或微带红色；花被片6，狭卵形至长圆状披针形；雄蕊6，花丝基部合生并与花被贴生；子房倒圆锥状球形，具3圆棱。蒴果，具倒心形的果瓣。花、果期7~9月。

生境分布

全国各地均有栽培。

首乌藤 养血安神，祛风通络

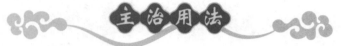

主治用法

用于失眠多梦，血虚身痛，风湿痹痛，皮肤瘙痒。

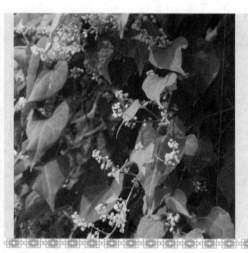

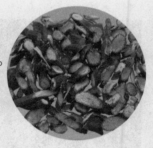

用法用量

9～15g。外用适量，煎水洗患处。

性味归经

甘，平。归心、肝经。

基源

首乌藤为蓼科（Polygonaceae）植物何首乌的干燥藤茎。

植物形态

多年生草本。块根肥大。茎缠绕，多分枝，下部稍木质化，上部较细，有时成淡红色，具纵条纹，中空，无毛。叶卵状心形，长4～9cm，宽3～6cm，先端渐尖，基部心形或近心形，全缘，两面较粗糙，无毛。托叶鞘短筒状，膜质，无缘毛，常早落。花序圆锥状，顶生或腋生，开展，结果时长可达30cm；苞片卵形，中部绿色，边缘膜质透明，无毛；苞片内生白色小花2～4朵；花被5深裂，不等大，结果时外轮3片增大、肥厚，背部生宽翅，翅下延至花梗的节处；雄蕊8，短于花被；花柱3，柱头头状。瘦果3棱形，黑色，具光泽，包于宿存的花被内。花期6～9月，果期8～10月。

生境分布

生于山坡、石缝、林下。分布于我国河北、河南、山东、江苏、安徽、浙江、江西、福建、台湾、湖北、湖南、广东、广西、四川、贵州、云南等省区。

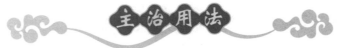

香附

疏肝解郁，理气宽中，调经止痛

主治用法

用于肝郁气滞，胸胁胀痛，疝气疼痛，乳房胀痛，脾胃气滞，脘腹痞闷，胀满疼痛，月经不调，经闭痛经。

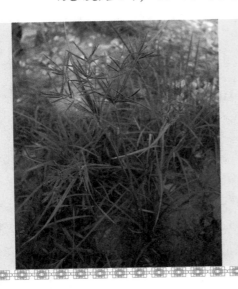

用法用量

6 ~ 10g。

性味归经

辛、微苦、微甘，平。归肝、脾、三焦经。

基　源

香附为莎草科（Cyperaceae）植物莎草的块茎。

植物形态

多年生宿根草本，高 15 ~ 50cm。匍匐根茎细长，顶端或中部膨大成纺锤形块茎，块茎紫黑色，有棕毛或黑褐色毛状物。茎直立，三棱形，基部块茎状。叶基生，短于秆，叶鞘棕色，常裂成纤维状；叶片窄线形，长 20 ~ 60cm，宽 2 ~ 5mm，先端尖，全缘，具平行脉。苞片 2 ~ 4，叶状，长于花序；长侧枝聚伞花序单出或复出，有 3 ~ 6 个开展的幅射枝；小穗线形，3 ~ 10 个排成伞形；鳞片紧密，中间白色，两侧赤褐色；每鳞片内有 1 花，雄蕊 3，子房上位，柱头 3，伸出鳞片外。小坚果椭圆形，具 3 棱。花期 6 ~ 8 月，果期 7 ~ 11 月。

生境分布

生于山坡草地、路边荒地、田间沟边等向阳处。分布于全国大部分省区。

香橼 疏肝理气，宽中，化痰

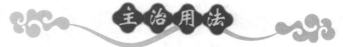

主治用法

用于肝胃气滞，胸胁胀痛，脘腹痞满，
呕吐噫气，痰多咳嗽。

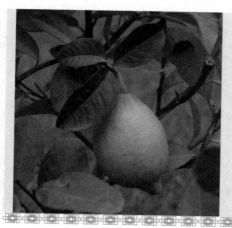

用法用量

3～10g。

性味归经

辛、苦、酸，温。归肝、
脾、肺经。

基源

香橼为芸香科（Rutaceae）植物香圆和枸橼的干燥成熟果实。

植物形态

香圆别名：陈香圆。常绿乔木，高4～6m，分枝较多，有短刺。叶互生，革质，单身复叶，叶柄有倒心形阔翼，翼长1～4cm，宽0.3～2cm；叶长椭圆形，长5～12cm，宽2～5cm，先端短钝或渐尖，基部钝圆，全缘或有波状锯齿，上面深绿色，下面淡绿色，两面有半透明腺点。花单生或1～3朵簇生，有时成总状花序，生于枝顶或叶腋，花萼杯状，裂片5，三角形；雄蕊25～36，生于花盘周围，花丝结合，长于柱头；子房上位，扁圆，10～12室，花柱圆柱形，柱头头状。柑果圆形、长圆形或扁圆形，直径5～7cm，顶端有乳头状突起，橙黄色，果皮粗糙而有皱纹或平滑，有香气，味酸苦。种子多数，扁卵形。花期4～5月，果期10～11月。

生境分布

香圆栽培于园圃内、村旁，分布于陕西、江苏、浙江、江西、湖北、四川等省。

骨碎补

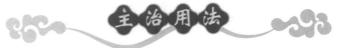

疗伤止痛，补肾强骨，消风祛斑

主治用法

用于跌扑闪挫，筋骨折伤，肾虚腰痛，筋骨痿软，耳鸣耳聋，牙齿松动；外治斑秃，白癜风。

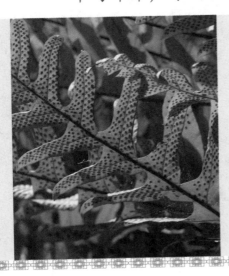

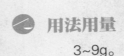

用法用量

3~9g。

性味归经

苦，温。归肝、肾经。

基　源

　　骨碎补为水龙骨科（Polypodiaceae）植物槲蕨的根茎。

植物形态

　　多年生附生草本，高 20~40cm。根茎粗壮，肉质，横走，密生棕黄色钻状披针形鳞片，有睫毛。叶二型，营养叶多数，厚革质，红棕色或灰褐色，无柄，宽卵形，长 5~7cm，宽 3~6cm，边缘羽状浅裂，叶脉明显。孢子叶绿色，厚纸质，有短柄，柄有翅，叶长圆形或长椭圆形，长 20~40cm，宽 10~20cm，羽状深裂，裂片互生，披针形，长 4~10cm，宽 1.5~2.5cm，先端尖，边缘有不规则浅波状齿；叶脉网状。孢子囊群圆形，黄褐色，生于小脉交叉点，沿中脉两侧各排成 2~3 行，无囊群盖。

生境分布

　　附生于树干、山林石壁或墙上，分布于我国浙江、江西、福建、台湾、湖北、湖南、广东、广西、贵州、四川、云南等省区。

党参　健脾益肺，养血生津

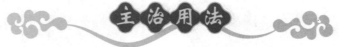

主治用法

用于脾肺气虚，食少倦怠，咳嗽虚喘，气血不足，
面色萎黄，心悸气短，津伤口渴，内热消渴。

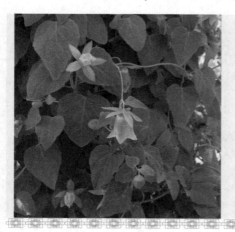

用法用量

9 ~ 30g。

性味归经

甘，平。
归脾、肺经。

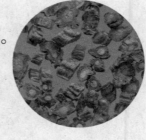

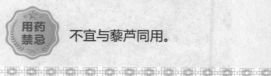

用药禁忌　不宜与藜芦同用。

基　源

　　党参为桔梗科（Campanulaceae）植物党参、素花党参或川党参的干燥根。

植物形态

　　多年生草质藤本，长 1 ~ 2m，幼时有毛，有白色乳汁。根粗壮，肉质，纺锤状圆柱形，黄色，顶端有膨大根头。茎缠绕，多分枝，叶在主茎上及侧枝上互生，在小枝上近对生；叶柄长 0.5 ~ 2.5cm，疏生短刺毛；叶片卵形或狭卵形，长 1 ~ 7cm，宽 1 ~ 5cm，先端钝或尖，基部圆形或近心形，边缘有波状钝锯齿，两面生毛。分枝上的叶渐狭，叶基圆形，或楔形。花单生于枝顶，有花梗，花萼 5 裂，裂片长圆状披针形，先端钝；花冠钟状，黄绿色，长 1.8 ~ 2.3cm，直径 1.8 ~ 2.5cm，内有浅紫色斑点，先端 5 裂，裂片三角；雄蕊 5，花丝基部稍扩大；子房半下位，3 室，花柱短，柱头 3，有白色刺毛。蒴果圆锥形；种子卵形，棕黄色。花期 8 ~ 9 月，果期 9 ~ 10 月。

生境分布

　　生于山地灌木林下或林缘，分布于东北及内蒙古、河南、山西、陕西、甘肃、青海、四川、贵州、云南等省区。

凌霄花

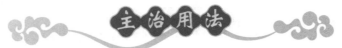

活血通经，凉血祛风

主治用法

用于月经不调，经闭癥瘕，产后乳肿，风疹发红，皮肤瘙痒，痤疮。

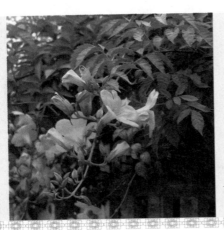

用法用量

5 ~ 9g。

性味归经

甘、酸，寒。
归肝、心包经。

用药禁忌 孕妇慎用。

基　源

凌霄花为紫葳科（Bignoniaceae）植物凌霄及美洲凌霄的干燥花。

植物形态

落叶木质攀缘藤本，高达10m。茎绿色或灰白色，具红色或灰白色皮孔，老茎具棱状、网状裂纹，结处常生有攀缘气生根。单数羽状复叶，对生，小叶7 ~ 9片，小叶柄短，两小叶间有无色或淡紫色毛茸，叶卵形至卵状披针形，长3 ~ 9cm，宽2 ~ 5cm，先端渐尖，基部不对称，边缘有粗锯齿，侧脉6 ~ 7对，两面平滑无毛；三出聚伞花序集成顶生的圆锥花序，花稀疏；花萼筒钟形，绿色，长2.4 ~ 3cm，有5条凸起的纵脉，5裂至中部，裂片披针形，微弯曲；花大，漏斗状，外面橙黄色，内面橙红色，长约6.5 ~ 8cm，裂片半圆形；雄蕊4枚，弯曲，2强，花丝细长，花药"个"字形着生；子房上位长圆形，2室，胚珠多数，基部有花盘，花柱一枚，细长，伸出花冠外，柱头2裂。

生境分布

生于山谷、溪旁、疏林下，攀缘于树上或石壁上，分布于河北、河南等省。

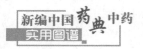
夏枯草　清肝泻火，明目，散结消肿

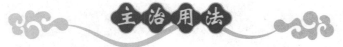

主治用法

用于目赤肿痛，目珠夜痛，头痛眩晕，瘰疬，瘿瘤，乳痈，乳癖，乳房胀痛。

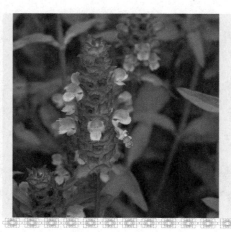

用法用量

9 ~ 15g。

性味归经

辛、苦，寒。归肝、胆经。

基　源

夏枯草为唇形科（Labiatae）植物夏枯草的干燥果穗。

植物形态

多年生草本，高 20 ~ 40cm，全株有白色毛。茎四棱，淡紫红色，基部常斜升。叶对生；基部叶柄长达 2cm，上部叶渐无柄；叶卵状长圆形或卵圆形，长 1.5 ~ 6cm，宽 0.7 ~ 2.5cm，先端钝，基部楔形，下延至叶柄成狭翅，全缘或有微波状齿。轮伞花序顶生，聚成穗状；苞片宽心形，先端长尾状尖头，上面及外侧有硬毛，脉纹放射状，边缘有睫毛，浅紫色，每苞片内有花 3 朵。花萼唇形，基部结合，上唇宽大，扁圆形，先端几平截，下唇 2 深裂，较狭，边缘有毛；花冠二唇形，紫色、蓝紫色或红紫色，上唇帽状，2 裂，下唇平展，3 裂，边缘内卷；雄蕊 4，2 强，花丝先端 2 裂，1 裂片有药；花盘直立；子房 4 裂，柱头 2 裂。小坚果 4，黄褐色，三棱，椭圆形。花期 4 ~ 6 月，果期 7 ~ 10 月。

生境分布

生于荒坡、草地、溪边、林边及路旁。分布于全国大部分省区。

射干

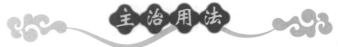

清热解毒，消痰，利咽

主治用法

用于热毒痰火郁结，咽喉肿痛，痰涎壅盛，咳嗽气喘。

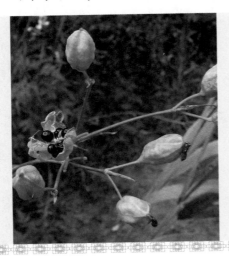

用法用量

3～10g。

性味归经

苦，寒。归肺经。

基　源

射干为鸢尾科（Iridaceae）植物射干的干燥根茎。

植物形态

多年生草本，高50～120cm。根茎横生，结节状，鲜黄色，生多数须根。茎直立，基部生叶。叶2列，扁平，嵌迭状排列，宽剑形，长25～60cm，宽2～4cm，先端渐尖，绿色，带白粉，基部抱茎，全缘，平行脉多条。伞房状聚伞花序顶生，叉状分枝，花梗基部有膜质苞片，卵形至卵状披针形；花橘黄色，散生暗红色斑点，花径3～5cm，花被6，2轮，椭圆形，长2～2.5cm，宽约1cm，先端钝圆，基部狭，内轮3片较小，雄蕊3，着生于花被片基部；下房下位，3室，花柱棒状，柱头3浅裂，有柔毛。蒴果倒卵形至长椭圆形，长2.5～3.5cm，有3棱，成熟时3瓣裂，种子黑色，圆形，有光泽。花期7～9月，果期8～10月。

生境分布

生于山地、干草地、沟谷、河滩。分布于山西、河南、山东、甘肃及长江以南地区。

徐长卿　祛风，化湿，止痛，止痒

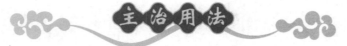

主治用法

用于风湿痹痛，胃痛胀满，牙痛，腰痛，
跌扑伤痛，风疹，湿疹。

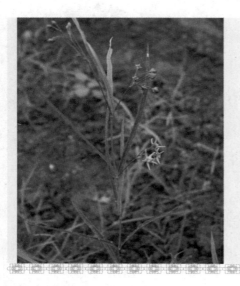

用法用量

3 ~ 12g，
后下。

性味归经

辛，温。归肝、胃经。

基　　源

徐长卿为萝摩科（Asclepiadaceae）
植物徐长卿的干燥根及根茎。

植物形态

多年生草本，高达70cm。根茎短，
生多数须状根。茎细，不分枝，节间
长，无毛。叶对生，线状披针形，长
4 ~ 12cm，宽3 ~ 8mm，先端渐尖，
基部渐窄，叶缘外卷，有睫毛，上面
有短粗毛。聚伞花序圆锥形，近顶生
或腋生，有花10余朵，苞片小，披针形；
花萼深5裂，卵状披针形；花冠深5
裂，广卵形，淡黄绿色；副花冠裂片5，
黄色，肾形，基部与雄蕊合生；雄蕊
5，连成筒状，花药上端有膜质附属物，
花粉块纺锤形，子房由2个离生心皮
组成，花柱2，柱头5角形，顶端微
突起。果2，长角状，长约6cm，淡
褐色。种子长圆形，顶端有白色长绒毛。
花期6 ~ 7月，果期9 ~ 10月。

生境分布

生于阳坡草丛中。分布于全国大
部分省区。

柴胡　疏散退热，疏肝解郁，升举阳气

主治用法

用于感冒发热，寒热往来，胸胁胀痛，月经不调，子宫脱垂，脱肛。

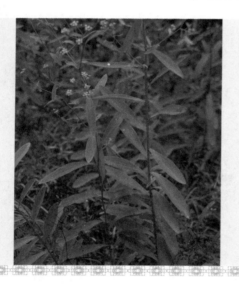

用法用量

3～10g。

性味归经

辛、苦，微寒。归肝、胆、肺经。

基源

柴胡为伞形科（Umbelliferae）植物柴胡、狭叶柴胡的根。

植物形态

多年生草本，高40～80cm。主根较粗，圆柱形，质坚硬，黑褐色。茎直立，2～3枝，丛生，上部多分枝，弯曲。叶互生；基生叶线状披针形或倒披针形，基部渐成长柄；茎生叶长圆状披针形或倒披针形，两端狭窄，长5～12cm，宽0.5～1.6cm，先端渐尖，基部渐狭，上部叶短小，全缘。复伞形花序多分枝，腋生兼顶生，伞梗4～10；总苞片1～2，披针形，脱落，小苞片5～7；花小，5瓣，黄色，先端向内反卷；雄蕊5；子房下位，椭圆形，花柱2。双悬果长圆状椭圆形或长卵形，果枝明显，棱槽中有油管3条，合生面油管4。花期7～9月，果期9～10月。

生境分布

柴胡生于干旱荒山坡、田野及路旁、灌丛，分布于除广东、广西、海南外的大部分省区。

桂枝

发汗解肌，温经通脉，平冲降气

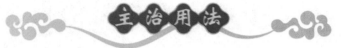

主治用法

用于风寒感冒，脘腹冷痛，血寒经闭，关节痹痛，痰饮，水肿，心悸，奔豚。

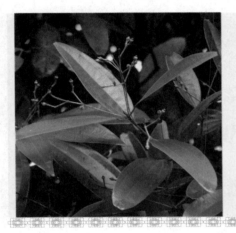

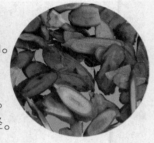

用法用量

3～10g。

性味归经

辛、甘，温。
归心、肺、膀胱经。

用药禁忌

孕妇慎用。

基　源

桂枝为樟科（Lauraceae）植物肉桂的干燥嫩枝。

植物形态

常绿乔木，高 10～15m。树皮灰棕色，有细皱纹及小裂纹，皮孔椭圆形，内皮红棕色，芳香而味甜辛。幼枝有不规则的四棱，幼枝、芽、花序、叶柄均被褐色茸毛。叶互生或近对生，叶柄稍膨大；叶革质，长椭圆形或披针形，长 8～20cm，宽 4～5.5cm，全缘，上面绿色，有光泽，下面灰绿色，微被柔毛，离基 3 出脉。圆锥花序，腋生或近顶生，分枝末端为 3 花的聚伞花序；花被 6 片，内外两片密被黄色绒毛，花丝被柔毛，第一、二轮雄蕊花丝扁平，花室内向，第三轮雄蕊花丝上方 1/3 处有 1 对圆状肾形腺体，花室外向，退化雄蕊 3，位于最内轮而短；子房卵球形，花柱纤细，柱头小。浆果状核果椭圆形，成熟时黑紫色，无毛，果托成杯状，边缘截平或略有齿裂。花期 6～8 月，果期 10～12 月。

生境分布

栽培于沙土或山地。分布于云南、广西、广东、福建等省区。

桃仁

活血祛瘀，润肠通便，止咳平喘

主治用法

用于经闭痛经，癥瘕痞块，肺痈肠痈，跌扑损伤，肠燥便秘，咳嗽气喘。

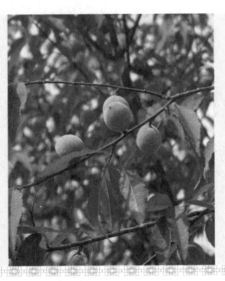

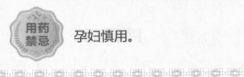

用法用量

5 ~ 10g。

性味归经

苦、甘，平。归心、肝、大肠经。

用药禁忌 孕妇慎用。

基　源

桃仁为蔷薇科（Rosaceae）植物桃和山桃的种子。

植物形态

落叶小乔木，高达8m。树皮暗褐色，粗糙。叶互生，在短枝上簇生，托叶1对，线形，边缘蓖状深裂；叶柄有腺点；叶椭圆状披针形，中部较宽，长8 ~ 15cm，宽2 ~ 4cm，先端渐尖，基部阔楔形，边缘有细锯齿。花先叶开放，单生，花萼短筒状，有短柔毛，萼片5，边缘密生长柔毛；花瓣5，粉红色，少有白色，有紫色脉纹；雄蕊多数，花丝细长；子房卵形，发育胚珠1。核果心状卵形或椭圆形，绿色，有红晕，一侧有纵沟，有短柔毛。果核椭圆形，两侧扁，有深沟纹或蜂窝状。种子1，扁卵状心形，种皮棕红色。花期2 ~ 4月，果期6 ~ 8月。

生境分布

为栽培果树，也有半野生，全国各地多有栽培。

核桃仁 补肾，温肺，润肠

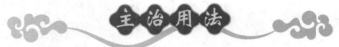

主治用法

用于肾阳不足，腰膝酸软，阳痿遗精，虚寒咳嗽，肠燥便秘。

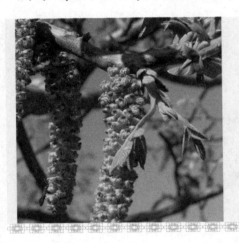

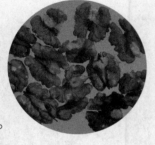

用法用量

6 ~ 9g。

性味归经

甘、温。归肾、肺、大肠经。

基 源

胡桃仁为胡桃科（Juglandaceae）植物胡桃的干燥成熟种子。

植物形态

落叶乔木，高 30 ~ 35m。树皮灰色，纵裂，幼时平滑，被短腺毛，有片状髓。单数羽状复叶互生，长 15 ~ 28cm，密生腺毛；小叶 5 ~ 9 片，有短柄；小叶卵形、椭圆状卵形或长椭圆形，长 6 ~ 15cm，宽 4 ~ 8cm，先端短尖或钝，基部圆形，或稍偏斜，全缘，幼时疏锯齿，上面无毛，下面侧脉腋内有短簇柔毛。花单性，雌雄同株；雄花成下垂荑花序，腋生，长 5 ~ 12cm，总花梗密生腺毛，花密生，苞片 1，长圆形，两侧小苞片 2，长卵形，花被 3 片，被白色柔毛，雄蕊 6 ~ 30；雌花序穗状，生于幼枝顶端，有花 1 ~ 3 朵，无花梗，苞片 3，长卵形，花被 4；子房下位，有腺毛，花柱短，柱头 2。核果近圆形，径 3 ~ 4cm，灰绿色，有斑点；内果皮骨质，坚硬，表面凹凸或皱褶，有 2 条纵棱。花期 4 ~ 5 月，果期 10 月。

生境分布

生于较湿润的肥沃土壤中，多栽培于平地或丘陵地。分布于全国大部分地区，有大量栽培。

桑叶 疏散风热，清肺润燥，清肝明目

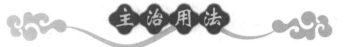

主治用法

用于风热感冒，肺热燥咳，头晕头痛，目赤昏花。

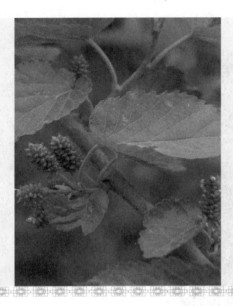

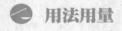

用法用量

5～10g。

性味归经

甘、苦，寒。归肺、肝经。

基　源

桑叶为桑科（Moraceae）植物桑的干燥叶。

植物形态

落叶乔木。树皮灰褐色，浅纵裂。幼枝光滑或有毛。单叶，互生，卵形或宽卵形，长 6~15cm，宽 5~13cm，先端急尖或钝，基部近心形，叶缘具锯齿，有时呈不规则的分裂，上面近光滑，下面脉有疏毛，脉腋有簇生毛；叶柄长 1.5~3.5cm，具柔毛；托叶披针形，早落。雌、雄花均成柔荑花序，花单性，雌雄异株。雄花花被片 4，雄蕊与花被片同数且对生，中央具不育雌蕊。雌花花被片 4，结果时肉质化，常无花柱；柱头 2 裂，宿存。聚花果（桑椹），长 1~2.5cm，成熟时为黑紫色或白色。花期 5 月，果期 6 月。

生境分布

多栽培于村旁、田间。分布于全国各省。

桑白皮　泻肺平喘，利水消肿

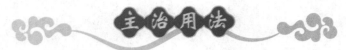
主治用法

用于肺热喘咳，水肿胀满尿少，面目肌肤浮肿。

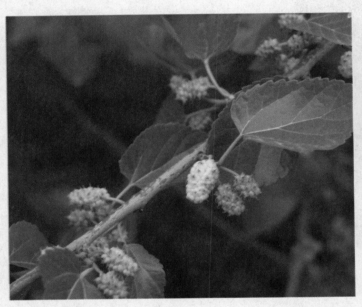

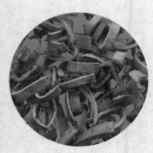

用法用量

6 ~ 12g。

性味归经

甘，寒。归肺经。

基　源

桑白皮为桑科（Moraceae）植物桑的干燥根皮。

植物形态

同桑叶。

生境分布

多栽培于村旁、田间。分布于全国各省。

桑椹

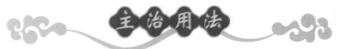

滋阴补血，生津润燥

主治用法

用于肝肾阴虚，眩晕耳鸣，心悸失眠，须发早白，
津伤口渴，内热消渴，肠燥便秘。

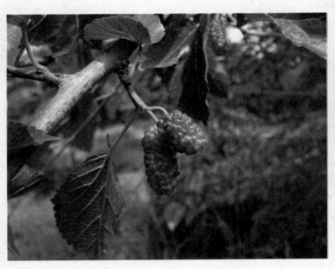

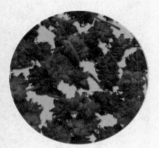

用法用量

9～15g。

性味归经

甘、酸，寒。归心、肝、肾经。

基　源

桑椹为桑科（Moraceae）植物桑的干燥果穗。

植物形态

同桑叶。

生境分布

多栽培于村旁、田间。分布于全国各省。

桔梗 宣肺，利咽，祛痰，排脓

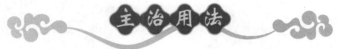

主治用法

用于咳嗽痰多，胸闷不畅，咽痛音哑，肺痈吐脓。

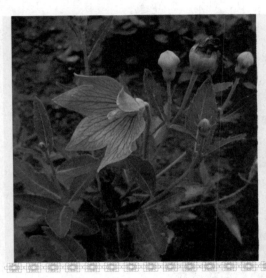

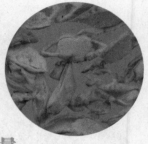

用法用量

3 ~ 10g。

性味归经

苦、辛，平。归肺经。

基　源

桔梗为桔梗科（Campanulaceae）植物桔梗的根。

植物形态

多年生草本，高30 ~ 120cm，全株含白色乳汁。根肥大肉质，长圆锥形，分枝少。茎直立，不分枝或上部稍分枝。中下部叶轮生或互生，无柄或有短柄，叶卵形、卵状椭圆形或披针形，长3 ~ 8cm，宽1 ~ 3.5cm，顶端尖，基部宽楔形，无毛，下面有白粉，边缘有细锯齿。花单生于茎顶，或数朵集成假总状花序或花序分枝集成圆锥花序；花萼钟状，有白粉，裂片5，三角状披针形；花冠钟状，直径3 ~ 5cm，蓝色或蓝紫色，5裂，裂片三角形，雄蕊5，花丝短，基部变宽，花药围绕花柱四周；子房下位，5室，花柱5裂，反卷，有白柔毛。蒴果倒卵形，熟时顶端5瓣裂。种子多数，卵形，褐色，3棱。花期7 ~ 9月，果期8 ~ 9月。

生境分布

生于山地草丛、灌丛中，林缘或沟旁。分布于全国大部分地区。有栽培。

浮萍 宣散风热，透疹，利尿

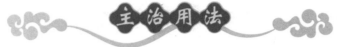

主治用法

用于麻疹不透，风疹瘙痒，水肿尿少。

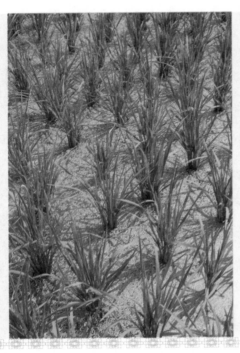

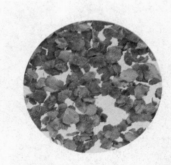

用法用量

3 ~ 9g。外用适量，煎汤浸洗。

性味归经

辛，寒。归肺经。

基源

浮萍为浮萍科（Lemnaceae）植物紫萍的干燥全草。

植物形态

水生漂浮植物。叶状体扁平，阔倒卵形，长5 ~ 8mm，宽4 ~ 6mm，上面绿色，下面紫色，具掌状脉5 ~ 11条，下面中央生5 ~ 11条根；根长3 ~ 5cm，白绿色，根鞘（冠）尖；根基附近的一侧囊内形成圆形新芽，萌发后，幼小叶状体渐从囊内浮出，由1细的柄与母体相连。花期6 ~ 7月。

生境分布

生于池沼、湖泊或静水中。分布于全国各地。

海藻 消痰软坚散结，利水消肿

主治用法

用于瘿瘤，瘰疬，睾丸肿痛，痰饮水肿。

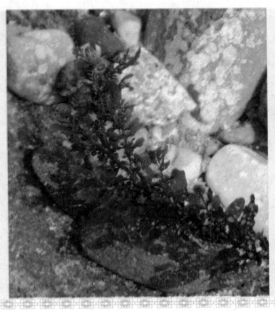

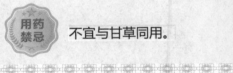

用法用量

6~12g。

性味归经

苦、咸，寒。归肝、胃、肾经。

用药禁忌 不宜与甘草同用。

基　源

海藻为马尾藻科（Sargassaceae）植物海蒿子或羊栖菜的干燥藻体。前者习称"大叶海藻"，后者习称"小叶海藻"。

植物形态

大叶海藻主干呈圆柱状，具圆锥形突起，主枝自主干两侧生出，侧枝自主枝叶腋生出，具短小的刺状突起。初生叶披针形或倒卵形，长5～7cm，宽约1cm，全缘或具粗锯齿；次生叶条形或披针形，叶腋间有着生条状叶的小枝。

小叶海藻较小，长15～40cm。分枝互生，无刺状突起。叶条形或细匙形，先端稍膨大，中空。气囊腋生，纺锤形或球形，囊柄较长。质较硬。

生境分布

生长在低潮线以下的浅海区域——海洋与陆地交接的地方。

狼毒　散结，杀虫

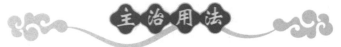

外用于淋巴结结核、皮癣；灭蛆。

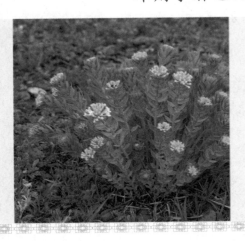

 用法用量

熬膏外敷。

性味归经

辛，平；有毒。

归肝、脾经。

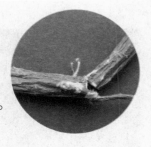

用药禁忌 不宜与密陀僧同用。

基　源

狼毒为大戟科（Euphorbiaceae）植物月腺大戟或狼毒大戟的干燥根。

植物形态

多年生草本，高 20~50cm；茎直立，丛生，不分枝，基部木质化，有时具棕色鳞片。叶散生，稀对生或近轮生，披针形或长圆状披针形，稀长圆形，先端渐尖或急尖，稀钝形，基部圆形至钝形或楔形；多花的头状花序，顶生，圆球形；具绿色叶状总苞片；无花梗；花萼筒细瘦，雄蕊10，2 轮，下轮着生花萼筒的中部以上，上轮着生于花萼筒的喉部，花药微伸出，花丝极短，花药黄色，线状椭圆形，长约 1.5mm；花盘一侧发达，线形，长约 1.8mm，宽约 0.2mm，顶端微 2 裂；子房椭圆形，几无柄，长约 2mm，直径 1.2mm，上部被淡黄色丝状柔毛，花柱短，柱头头状，顶端微被黄色柔毛。果实圆锥形，长 5mm，直径约 2mm，上部或顶部有灰白色柔毛，为宿存的花萼筒所包围；种皮膜质，淡紫色。

生境分布

生于海拔 2600~4200m 的干燥而向阳的高山草坡、草坪等地。分布于我国北方各省区及西南地区。俄罗斯西伯利亚也有分布。

益母草 活血调经，利尿消肿，清热解毒

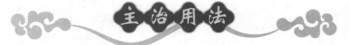

主治用法

用于月经不调，痛经经闭，恶露不尽，
水肿尿少，疮疡肿毒。

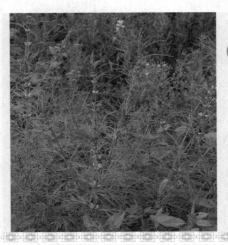

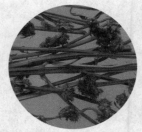

用法用量

9 ～ 30g；
鲜品 12~40g。

性味归经

苦、辛，微寒。归肝、心包、膀胱经。

用药禁忌 孕妇慎用。

基　源

益母草为唇形科（Labiatae）植物益母草的干燥地上部分。

植物形态

一年生或二年生草本，高达120cm。茎直立，四棱形，有节，有倒生糙伏毛，多分枝。叶对生，叶柄长 2 ～ 3cm，上部叶柄短；叶形不一，茎下部叶轮廓卵形，基部宽楔形，掌状 3 裂，裂片长圆状菱形或卵圆形，两面密生细毛；茎中部叶轮廓为菱形，分裂成 3 个或多个长圆状线形裂片；上部叶羽状深裂，花序上部苞叶近无柄，线形或线状披针形，全缘或有疏齿。轮伞花序腋生，有 8 ～ 15 花，无花梗；苞片刺状，短于萼筒；花萼钟形，外贴生疏毛，内面上部有柔毛，萼齿 5，二唇形；花冠粉红色或淡紫红色，花冠筒外有柔毛；雄蕊 4，2 强，花丝被鳞状毛；子房 4 裂。小坚果长圆状三棱形，淡褐色，光滑。花期 6 ～ 9 个月，果期 9 ～ 10 个月。

生境分布

生于山坡草地、田埂、路旁、溪边等向阳处。分布于全国各地。

益智

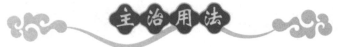

暖肾固精缩尿，温脾止泻摄唾

主治用法

用于肾虚遗尿，小便频数，遗精白浊，脾寒泄泻，
腹中冷痛，口多垂涎。

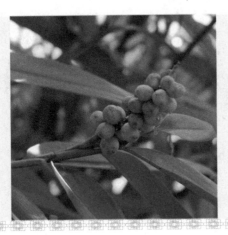

用法用量

3 ~ 10g。

性味归经

辛，温。归脾、肾经。

基　源

益智为姜科（Zingiberaceae）
植物益智的干燥成熟果实。

植物形态

多年生丛生草本，高 1.5 ~ 2.2m，
全株有辛辣味。根茎横走，发达。
茎直立。叶 2 列；叶柄短；叶舌膜
质，棕色，2 裂，长 1.5 ~ 3cm，并
被有淡棕色柔毛；叶片宽披针形，长
20 ~ 35cm，宽 3 ~ 6cm，先端渐尖，
基部宽楔形，边缘有细锯齿和脱落性
的小刚毛，上面深绿色，下面淡绿色，
两面无毛。花梗长 1 ~ 2mm；苞片
膜质，棕色；花萼管状，长约 1.2cm，
先端 3 浅齿裂，一侧深裂，被短柔毛；
花冠管与花萼管几等长，裂片 3，长
圆形，长约 1.8cm，上方 1 片稍宽，
先端略呈兜状，外被短柔毛；唇瓣倒
卵形，长约 2cm，粉红色，并有红色
条纹，先端 3 浅裂，中间裂片突出，
边缘波状。蒴果椭圆形，长 1.5 ~ 2cm，
径约 1cm，不开裂，被疏毛或光滑，
果皮上有明显的纵向维管束条纹，果
熟时黄绿色。种子多数，多角形，暗
棕色。花期 1 ~ 3 月，果期 3 ~ 6 月。

━━ 生境分布 ━━

生于林下阴湿处。分布于广东南
部、海南、福建、广西、云南等省区。

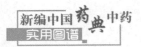
秦皮

清热燥湿，收敛止痢，止带，明目

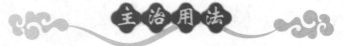
主治用法

用于湿热泻痢，赤白带下，目赤肿痛，目生翳膜。

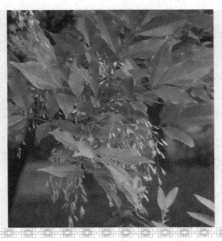

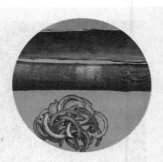

用法用量

6 ~ 12g。
外用适量，煎洗患处。

性味归经

苦、涩，寒。归肝、胆、大肠经。

基　源

　　秦皮为木樨科（Oleaceae）植物苦枥白蜡树、白蜡树及宿柱白蜡树的干燥枝皮或干皮。

植物形态

　　落叶大乔木，高 12 ~ 15m。树皮灰褐色，光滑，老时浅裂。越冬芽阔卵形，顶端尖，黑褐色，具光泽，内侧密被棕色曲柔毛。当年生枝淡黄色，无毛，两年生枝暗褐色，皮孔散生。单数羽状复叶长 15 ~ 35cm；叶柄长 4 ~ 9cm，基部膨大；叶轴上面具浅沟，小叶着生处具关节，节上有时簇生棕色曲柔毛；小叶 5 ~ 7 枚，小叶柄 0.5 ~ 1.5cm，叶阔卵形、倒卵形或卵状披针形，长 7 ~ 10cm，宽 5 ~ 8cm，营养枝的小叶较宽大，顶生小叶显著大于侧生小叶，下方 1 对最小，先端渐尖、聚尖或尾尖，基部钝圆，阔楔形至心形，两侧略歪斜或下延至小叶柄，叶缘呈不规则粗锯齿，齿尖稍向内弯，有时也呈波状，通常下部近全缘，上面深绿色，脉上有时疏被柔毛，下面色淡，沿脉腋被白色柔毛，渐秃净。

生境分布

　　生于山坡、山沟和丛林中，分布于东北及河北、内蒙古、河南等省区。

秦艽 祛风湿，清湿热，止痹痛，退虚热

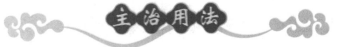

主治用法

用于风湿痹痛，中风半身不遂，筋脉拘挛，骨节酸痛，湿热黄疸，骨蒸潮热，小儿疳积发热。

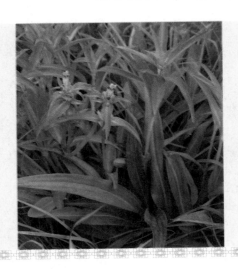

用法用量

3 ~ 10g。

性味归经

辛、苦，平。归胃、肝、胆经。

基　源

秦艽为龙胆科（Gentianaceae）植物秦艽、粗茎秦艽、小秦艽和麻花秦艽的干燥根。

植物形态

多年生草本，高 20 ~ 50cm。主根粗长，扭曲，稍呈圆锥形；根颈部有多数纤维状残存叶基。茎直立或斜生。基生叶多数丛生，披针形，长达 40cm，宽 3 ~ 4cm，全缘，主脉 5 条；茎生叶 3 ~ 4 对，较小，对生，长圆状披针形。花多集成顶生及茎上部腋生轮伞花序；花萼管状，一侧裂开，稍呈佛焰苞状，萼齿 4 ~ 5 浅裂；花冠管状，长约 2cm，深蓝紫色，先端 5 裂，裂片间有 5 片短小褶片；雄蕊 5；子房长圆形，无柄。蒴果长圆形或椭圆形。种子椭圆形，光滑，深黄色，无翅。花期 7 ~ 9 月，果期 8 ~ 10 月。

生境分布

生于溪旁、山坡草地、路旁或灌丛中，分布于东北、华北及陕西、宁夏、甘肃、青海、山东、四川等省区。

荷叶

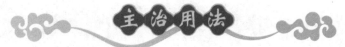

清暑化湿，升发清阳，凉血止血

主治用法

用于暑热烦渴，暑湿泄泻，脾虚泄泻，血热吐衄，便血崩漏。荷叶炭收湿、化瘀、止血。用于出血症和产后血晕。

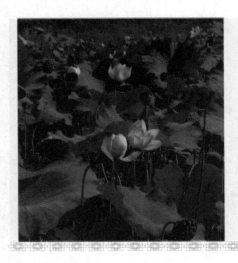

用法用量

3～10g；
荷叶炭3～6g。

性味归经

苦，平。归肝、脾、胃经。

基　源

荷叶为睡莲科（Nymphaeaceae）植物莲的干燥叶。

植物形态

多年生水生植物。根茎横生，肥厚多节，白色，节部缢缩，中有多条孔洞，节上生鳞叶及须根；叶伸出水面，叶柄长，多刺，着生于叶下中央，圆柱形，长12cm，中空；叶基生，盾圆形，直径20～80cm，全缘或微波状，上面深绿色光滑，下面淡绿色，有白粉。花单生，大型，生于花梗顶端，花粉红色或白色；萼片4～5，早落；花瓣多数，长圆状椭圆形或倒卵形，先端钝；雄蕊多数，花药线形，药隔先端有1棒状附属物；心皮多数，离生，藏于花托内；花托于果期膨大，倒圆锥形，海绵质，欲称"莲蓬"，直径5～10cm，顶端平，有多数小孔，每小孔内有1果实。坚果卵形或椭圆形。种子宽卵形或椭圆形，棕色。花期6～7月，果期8～9月。

生境分布

栽培或自生于池塘或湖泊中。分布于全国大部分地区。

莪术　行气破血，消积止痛

主治用法

用于癥瘕痞块，瘀血经闭，胸痹心痛，食积胀痛。

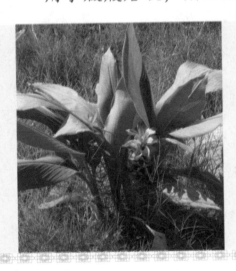

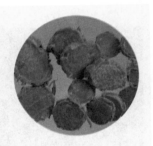

用法用量

6 ～ 9g。

性味归经

辛、苦，温。归肝、脾经。

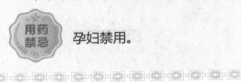

用药禁忌　孕妇禁用。

基源

莪术为姜科（Zingiberaceae）植物广西莪术、温郁金、蓬莪术的干燥根茎。

植物形态

多年生草本，高 50 ～ 110cm。块根肉质纺锤形，断面白色。主根茎卵圆形至卵形，较小，侧根茎指状，断面白色或微黄色。叶片 4 ～ 7，二列，叶柄短，长为叶片的 1/4；叶片长椭圆形，长 15 ～ 35cm，宽 5 ～ 7cm，两面密被粗柔毛，有的类型沿中脉两侧有紫晕。穗状花序圆柱状先叶或与叶同时从根茎上抽出，或从叶鞘中央抽出，长约 8 ～ 13cm，径约 4cm；缨部苞片长椭圆形至卵状披针形，先端粉红色至淡紫色，腋内无花；中下部苞片卵圆形，淡绿色，腋内有花 2 - 数朵；苞片数枚，椭圆形；萼筒白色，先端具 3 齿；花冠近漏斗形，长约 2.5cm，花瓣 3，粉红色，长圆形，上方一片较大，先端成兜状，侧生退化雄蕊形状与花瓣相似，淡黄色，唇瓣近圆形，淡黄色，先端微凹；花柱细长，基部有棒状附属体二枚。花期 4 ～ 9 月。

生境分布

栽培或野生，生于湿润田园或水沟边，分布于浙江南部。

莱菔子　消食除胀，降气化痰

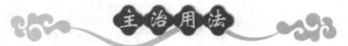

主治用法

用于饮食停滞，脘腹胀痛，大便秘结，积滞泻痢，痰壅喘咳。

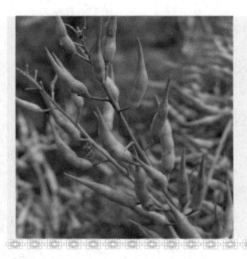

🕐 **用法用量**

5 ~ 12g。

性味归经

辛、甘，平。归肺、脾、胃经。

基　源

莱菔子为十字花科（Cruciferae）植物萝卜的干燥成熟种子。

植物形态

一年生或二年生草本。根肉质，形状、大小及色泽因品种不同而多变化。茎粗壮，高可达1m，分枝，具纵棱。基生叶丛生，大头状羽裂，疏生白色糙毛，顶端裂片最大，侧裂片4 ~ 6对，沿叶轴对生或互生，向下裂片渐小；茎生叶亦为大头状羽裂，较基生叶小；茎上部叶有柄或无柄，长椭圆形至披针形，长2.5 ~ 5cm，宽1 ~ 2cm，边缘有锯齿或缺刻，极少全缘。总状花序顶生，常组成圆锥状，花淡紫红色或白色，萼片4，线状长椭圆形；花瓣4，宽倒卵形，具爪，有显著脉纹；雄蕊6，4长2短。长角果圆柱形，长2 ~ 4cm，肉质，种子间常缢缩，有种子1 ~ 6粒，成熟时果瓣肥厚而呈海绵状，顶端具细长尖喙。种子近圆形，稍扁，红褐色或灰褐色。花期4 ~ 5月，果期5 ~ 6月。

生境分布

全国各地普遍栽培。

莲子　补脾止泻，止带，益肾涩精，安神

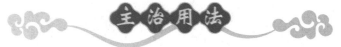

主治用法

用于脾虚泄泻，带下，遗精，心悸失眠。

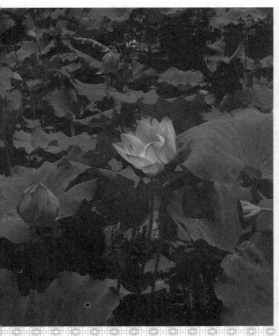

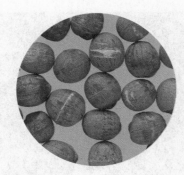

用法用量

6～15g。

性味归经

甘、涩，平。归脾、肾、心经。

基源

莲子为睡莲科（Nymphaeaceae）植物莲的干燥成熟种子。

植物形态

于花托内；花托于果期膨大，倒圆锥形，海绵质，欲称"莲蓬"，直径5～10cm，顶端平，有多数小孔，每小孔内有1果实。坚果卵形或椭圆形。种子宽卵形或椭圆形，棕色。花期6～7月，果期8～9月。

生境分布

栽培或自生于池塘或湖泊中。分布于全国大部分地区。

227

莲子心 清心安神，交通心肾，涩精止血

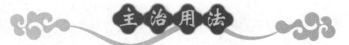

主治用法

用于热入心包，神昏谵语，心肾不交，
失眠遗精，血热吐血。

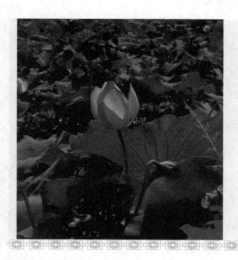

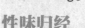 **用法用量**

2 ～ 5g。

性味归经

苦，寒。归心、肾经。

基　源

莲子心为睡莲科（Nymphaeaceae）
植物莲的干燥幼叶及胚根。

植物形态

多年生水生植物。根茎横生，肥
厚多节，白色，节部缢缩，中有多条
孔洞，节上生鳞叶及须根；叶伸出水
面，叶柄长，多刺，着生于叶下中央，
圆柱形，长 12cm，中空；叶基生，
盾圆形，直径 20 ～ 80cm，全缘或微
波状，上面深绿色光滑，下面淡绿色，
有白粉。花单生，大型，生于花梗顶端，

花粉红色或白色；萼片 4 ～ 5，早落；
花瓣多数，长圆状椭圆形或倒卵形，
先端钝；雄蕊多数，花药线形，药隔
先端有 1 棒状附属物；心皮多数，离生，
藏于花托内；花托于果期膨大，倒圆
锥形，海绵质，俗称"莲蓬"，直径
5 ～ 10cm，顶端平，有多数小孔，每
小孔内有 1 果实。坚果卵形或椭圆形。
种子宽卵形或椭圆形，棕色。花期
6 ～ 7 月，果期 8 ～ 9 月。

生境分布

栽培或自生于池塘或湖泊中。分
布于全国大部分地区。

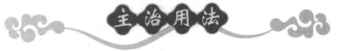

通草　清热利尿，通气下乳

主治用法

用于湿热淋证，水肿尿少，乳汁不下。

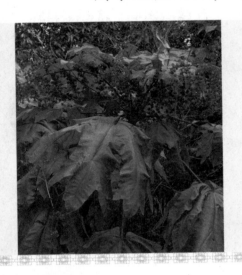

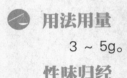 **用法用量**

　　3～5g。

性味归经

　　甘、淡，微寒。
归肺、胃经。

 用药禁忌 孕妇慎用。

基　源

　　通草为五加科（Araliaceae）植物通脱木的干燥茎髓。

植物形态

　　灌木或小乔木，高3m。树皮深棕色，皱裂，有叶痕和大形皮孔，茎木质松脆，髓大，纸质，白色，幼枝表面浅红褐色，密生黄色星状绒毛，后脱落。叶大型，集生于茎顶，叶柄长30～50cm，托叶膜质锥形；叶轮廓近圆形，长45～75cm，掌状5～11裂，裂片通常为叶片全长的1/3或1/2，裂片卵形或卵状长圆形，通常再分裂为2～3小裂片，先端渐尖，基部心形，边缘具疏锯齿，上面微被毛，下面密被灰色星状毛。多数球状聚伞花序聚集成圆锥花序大型，长50 cm以上，密生白色星状绒毛；花黄白色，密被星状毛，花萼不显；雄蕊和花瓣4或5；子房下位，紫红色。核果状浆果，球形，紫黑色。花期10～12月，果期次年1～2月。

生境分布

　　生于向阳地区肥厚的土壤上，偶有栽培。分布于我国黄河以南各省区。

铁皮石斛　益胃生津，滋阴清热

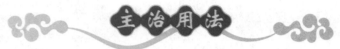

主治用法

用于热病津伤，口干烦渴，胃阴不足，食少干呕，病后虚热不退，阴虚火旺，骨蒸劳热，目暗不明，筋骨痿软。

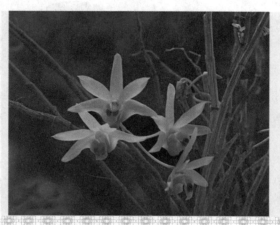

用法用量

6~12g。

性味归经

甘，微寒。归胃、肾经。

基源

铁皮石斛为兰科（Orchidaceae）植物铁皮石斛的干燥茎。

植物形态

茎直立，圆柱形，不分枝，具多节，常在中部以上互生3~5枚叶；叶二列，纸质，长圆状披针形，先端钝并且多少钩转，基部下延为抱茎的鞘，边缘和中肋常带淡紫色；叶鞘常具紫斑，老时其上缘与茎松离而张开，并且与节留下1个环状铁青的间隙。总状花序，具2~3朵花；花序基部具2~3枚短鞘；萼片和花瓣黄绿色，近相似，长圆状披针形，先端锐尖，具5条脉；侧萼片基部较宽阔，宽约1cm；萼囊圆锥形，长约5mm，末端圆形；唇瓣白色，基部具1个绿色或黄色的胼胝体，卵状披针形，比萼片稍短，中部反折，先端急尖，不裂或不明显3裂，边缘多少波状；花期3~6月。

生境分布

产于中国安徽西南部的大别山区；浙江东部的鄞州区、天台、仙居；福建西部的宁化；广西西北部的天峨；四川；云南东南部的石屏、文山、麻栗坡、西畴。

预知子 舒肝理气，活血止痛，散结，利尿

主治用法

用于脘胁胀痛，痛经经闭，痰核痞块，小便不利。

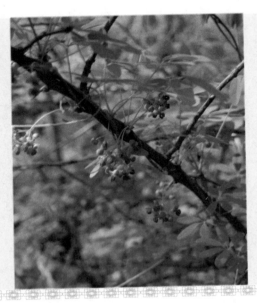

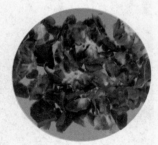

用法用量

3～9g。

性味归经

苦，寒。归肝、胆、胃、膀胱经。

基　源

　　预知子为木通科（Lardizabalaceae）植物木通、三叶木通或白木通的干燥近成熟果实。

植物形态

　　落叶或半常绿缠绕藤本，高3m。掌状复叶，簇生于短枝顶端，叶柄细长；小叶5枚，革质，倒卵形至椭圆形，长3~6cm，宽1.5~2.5cm，先端短尖或微凹，基部宽楔形或圆形，全缘。花单性，雌雄同株，紫色，总状花序腋生；雄花密生于花序上部，花被3，雄蕊6，退化雌蕊3或4；雌花1~2朵生于花序下部，较大，花被3，退化雄蕊6，雌蕊6，柱头头状。浆果状果，肉质，长椭圆形或略呈肾形，两端圆形，长约8cm，宽达3cm，成熟时紫色，沿腹缝线裂开。种子多数，黑色或黑褐色，卵状三角形，稍扁，有光泽。花期4~5月，果期5~8月。

生境分布

　　生于山坡、山沟、溪旁等处，分布于陕西、河南、山东等省。

高良姜　温胃止呕，散寒止痛

主治用法

用于脘腹冷痛，胃寒呕吐，嗳气吞酸。

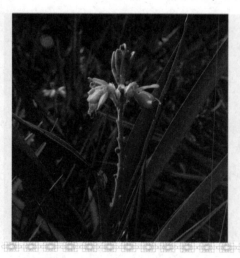

用法用量

3 ~ 6g。

性味归经

辛，热。归脾、胃经。

基　源

高良姜为姜科（Zingiberaceae）植物高良姜的根茎。

植物形态

多年生草本，高 30 ~ 120cm。根茎圆柱形，有节，节上有膜质鳞片，节上生根。茎丛生，直立。叶 2 列，无柄，叶鞘抱茎，边缘膜质，叶舌长达 3cm，膜质，棕色，渐尖。叶线状披针形，长 15 ~ 30cm，宽 1.5 ~ 2cm，先端渐尖或尾尖，基部渐狭，全缘或有疏锯齿。圆锥总状花序顶生，直立或弯曲，长 5 ~ 15cm，花稠密，花序轴红棕色，有短毛；花萼筒状，先端有不规则 3 浅裂，外面有柔毛；花冠白色或淡红色；花冠管漏斗状，长约 1cm，3 裂，长圆形，外被短柔毛；唇瓣淡红色，有紫红色条纹，长圆状卵形，长 2 ~ 2.5cm；侧生退化雄蕊锥状，雄蕊 1，生在花冠管喉部上方，花丝线形，药隔叉形；子房下位，有短毛，3 室，花柱有疏毛，柱头 2 唇状，有缘毛。

生境分布

生于路旁、山坡草地或灌丛中。分布于广东、云南等省。

商陆 逐水消肿，通利二便；外用解毒散结

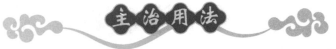

主治用法

用于水肿胀满，二便不通；外治痈肿疮毒。

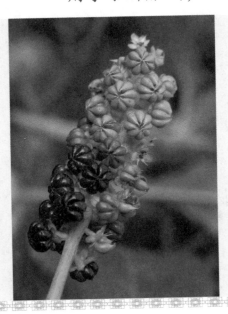

用法用量

　　3 ~ 9g。外用适量，煎汤熏洗。

性味归经

　　归肺、脾、肾、大肠经。

用药禁忌　孕妇禁用。

基　源

　　商陆为商陆科（Phytolaccaceae）植物商陆或垂序商陆的干燥根。

植物形态

　　多年生草本，高 0.7 ~ 1.5m。无毛。根肥大，肉质，圆锥形。茎直立，圆柱形，具纵沟，绿色或紫红色。单叶，互生，具柄，柄长约 3cm；叶椭圆形或长椭圆形，长 10 ~ 30cm，宽 4.5 ~ 15cm，顶端锐尖或渐尖，基部楔形，全缘。总状花序顶生或与叶对生，花序长达 15cm。花柄基部的苞片线形，膜质；花柄上部的 2 枚小苞片为线状披针形，膜质。花两性。萼片 5 裂，黄绿色或淡红色。雄蕊 8 ~ 10。心皮通常为 8，分离。花柱短。浆果扁球形，熟时黑色。种子肾形，黑褐色。花期 4 ~ 7 月，果期 7 ~ 10 月。

生境分布

　　商陆生于林缘路边、村旁或疏林下阴湿处。常栽培。分布于全国大部分省区。

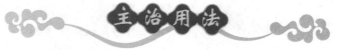

常山

涌吐痰涎，截疟

主治用法

用于痰饮停聚，胸膈痞塞，疟疾。

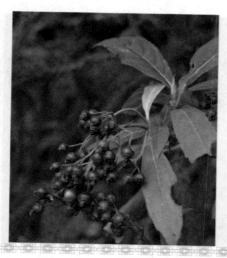

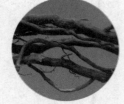

用法用量

5 ~ 9g。

性味归经

苦、辛，寒；有毒。归肺、肝、心经。

用药禁忌 有催吐副作用，用量不宜过大；孕妇慎用。

基 源

常山为虎耳草科（Saxifragaceae）植物常山的根。

植物形态

灌木，高 1 ~ 2m。主根圆柱形，木质，常弯曲，长达 30cm，黄棕色或灰棕色。茎枝有节，幼时有棕黄色短毛。叶对生，叶柄长 1 ~ 2cm，叶椭圆形、宽披针形或长圆状倒卵形，长 7 ~ 15cm，宽 2 ~ 5cm，先端渐尖，基部楔形，边缘有锯齿，幼时两面疏生棕黄色短毛。伞房状圆锥花序着生于枝顶或上部叶腋，花序梗长约 2cm，密生棕黄色短毛；苞片线状披针形，小花梗长 3 ~ 5mm；花萼管状，淡蓝色，管外密生棕色短毛，萼齿 5 ~ 6，三角形；花瓣 5 ~ 6，蓝色，长圆状披针形或卵形，长约 8mm，先端钝，基部截形，展开后向下反折；雄蕊 10 ~ 12，着生于花瓣基部，花药蓝色，长椭圆形，纵裂；子房半下位，长圆形，1 室，花柱 4，柱头椭圆形。花期 6 ~ 7月，果期 8 ~ 9月。

生境分布

生于山坡疏林中阴湿处。分布于广西、贵州、云南、四川、湖南、湖北、福建、广东、江西、甘肃及陕西南部。

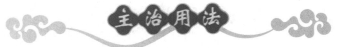

旋覆花　降气，消痰，行水，止呕

主治用法

用于风寒咳嗽，痰饮蓄结，胸膈痞闷，喘咳痰多，
呕吐噫气，心下痞硬。

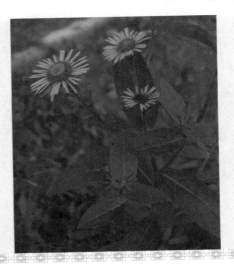

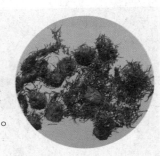

用法用量

3~9g。
包煎。

性味归经

苦、辛、咸，微温。归肺、
脾、胃、大肠经。

基　源

旋覆花为菊科（Compositae）
植物旋覆花或欧亚旋覆花的干燥头
状花序。

植物形态

多年生草本，高 30~70cm。茎
单生或簇生，被毛。基部叶花期枯
萎，叶互生，无柄；中部叶长圆形
或长圆状披针形，长 4~13cm，宽
1.5~4.5cm，叶端尖，叶基渐狭，全
缘或有疏齿，上面有疏毛或近无毛，
下面有疏伏毛，上部叶渐狭小，基
部有时稍宽。头状花序单生或数个
排列呈疏散伞房花序，总苞片 5 层，
外层基部革质，内层苞片干膜质；
舌状花黄色，雌性，顶端 3 齿裂；
管状花两性，顶端 5 齿裂；雄蕊 5，
聚药；雌蕊 1，柱头 2 深裂。瘦果圆
柱形，被疏短毛，冠毛白色。花期
6~10 月，果期 9~11 月。

生境分布

旋覆花生于河滩、山谷、田埂、
草丛及路边湿地。分布于东北、华北、
西北、华东及湖北、湖南、广东、贵州、
四川等地。

淡竹叶 清热泻火，除烦止渴，利尿通淋

主治用法

用于热病烦渴，小便短赤涩痛，口舌生疮。

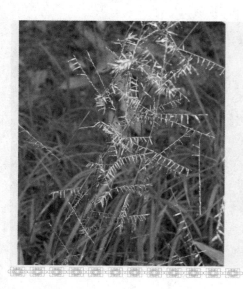

用法用量

6 ~ 10g。

性味归经

甘、淡，寒。归心、胃、小肠经。

基　源

淡竹叶为禾本科（Gramineae）植物淡竹叶的干燥地上部分。

植物形态

多年生草本，高 40 ~ 100cm。根状茎粗短，稍木质化；须根稀疏，中部可膨大成纺锤形的块根。茎丛生，直立，中空，表面具细纵纹，节明显。叶互生，广披针形，长 5 ~ 20cm，宽 2 ~ 3cm，先端渐尖，基部窄缩成柄状，全缘，两面无毛或有小刺毛；叶鞘光滑或略被纤毛；叶舌短小，质硬，有缘毛。圆锥花序顶生，长 10 ~ 30cm，分枝较少；小穗条状披针形，具极短柄，排列稍偏于穗的一侧，长 7 ~ 12mm（连芒），宽 1.5 ~ 2.5mm，脱节于颖下；不育外稃互相紧包并渐狭小，其顶端具 1 ~ 2mm 长的短芒成束而似羽冠。花期 7 ~ 9 月，果期 10 月。

生境分布

生于林下及沟边潮湿处。分布于我国河南、安徽、江苏、浙江、福建、台湾、广东、广西、江西、湖南、湖北、四川、贵州、云南等省区。

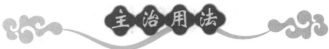

淫羊藿 补肾阳，强筋骨，祛风湿

主治用法

用于肾阳虚衰，阳痿遗精，筋骨痿软，风湿痹痛，麻木拘挛。

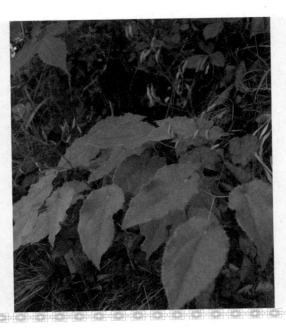

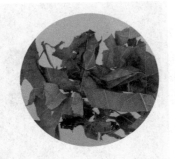

用法用量

6 ~ 10g。

性味归经

辛、甘，温。归肝、肾经。

基 源

淫羊藿为小檗科（Berberidaceae）植物淫羊藿、箭叶淫羊藿、柔毛淫羊藿或朝鲜淫羊藿的干燥地上部分。

植物形态

多年生草本，高20 ~ 40cm。茎生叶2，二回三出复叶，小叶9，宽卵圆形或近圆形，先端锐尖，基部深心形，边缘有锯齿，下面有疏柔毛；侧生小叶不对称，外侧有小尖头。聚伞状圆锥花序顶生，花序轴及花梗有腺毛，花梗下苞片卵状披针形，膜质；花白色；萼片8，外轮4片卵形，内轮4片卵状长圆形；花瓣短距状；雄蕊4；花柱长。果纺锤形，熟时2裂。种子1 ~ 2，褐色。花期6 ~ 7月，果期8月。

生境分布

淫羊藿生于林下、灌丛中或阴湿山沟。分布于西北及山西、河南、四川等地区。

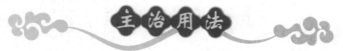

猪苓　利水渗湿

主治用法

用于小便不利，水肿，泄泻，淋浊，带下。

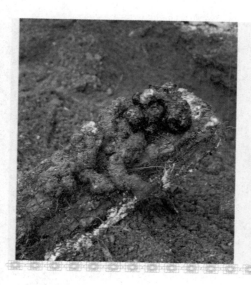

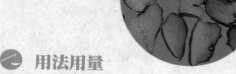

用法用量

6 ~ 12g。

性味归经

甘、淡，平。归肾、膀胱经。

基　源

　　猪苓为多孔菌科(Polyporaceae)真菌猪苓的干燥菌核。

植物形态

　　菌核形状不规则，为凹凸不平瘤状突起的块状或球状，稍扁，有的有分枝如姜状，表面棕黑色或黑褐色，有油漆光泽，内部白色至淡褐色，半木质化，干燥后坚而不实，较轻，略带弹性。子实体在夏秋季且条件适宜时，会从菌核体内伸出地面，伞状或伞状半圆形，有柄，上部多分枝，每支顶端有一菌盖，菌盖肉质柔软，于干燥后坚硬而脆，近圆形而薄，直径1 ~ 4cm，中凹，有淡黄褐色的纤维状鳞片，无环纹，边缘薄而锐，常内卷；菌肉薄，白色；菌管与菌肉皆为白色，管口圆形至多角形。

生境分布

　　生于阔叶林或混交林中，菌核埋生于地下树根旁。全国大部分地区有分布。

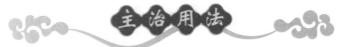

续断

补肝肾，强筋骨，续折伤，止崩漏

主治用法

用于肝肾不足，腰膝酸软，风湿痹痛，跌扑损伤，筋伤骨折，崩漏，胎漏。酒续断多用于风湿痹痛，跌扑损伤，筋伤骨折。盐续断多用于腰膝酸软。

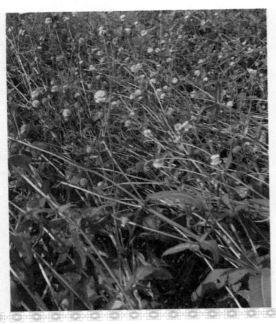

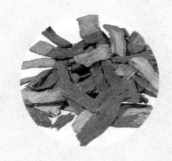

用法用量

9~15g。

性味归经

苦、辛，微温。归肝、肾经。

基　源

续断为川续断科（Dipsacaceae）植物川续断的根。

植物形态

多年生草本。主根圆柱形。茎具纵棱，棱上生刺毛。基生叶丛生，羽状深裂，有长柄；茎生叶对生，生短毛或刺毛。圆球形头状花序顶生，花萼浅盘状，4齿；花冠白色或淡黄色，4裂，外生刺毛。瘦果长倒卵形柱状，有4棱，淡褐色。花期8~9月，果期9~10月。

生境分布

生于山坡、草地、林缘或栽培。分布于浙江、江西、湖北、湖南及西南各省区。

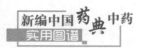
菊花 散风清热，平肝明目，清热解毒

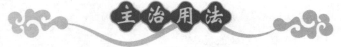
主治用法

用于风热感冒，头痛眩晕，目赤肿痛，
眼目昏花，疮痛肿毒。

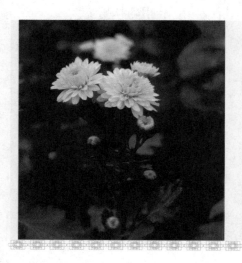

 用法用量

5 ~ 10g。

性味归经

甘、苦，微寒。归肺、肝经。

基　源

　　菊花为菊科（Compositae）植物菊的干燥头状花序。

植物形态

　　多年生草本。株高 30 ~ 90cm。茎直立，基部木质，多分枝，密被白色短柔毛，略带紫红色。叶有柄，卵形至披针形，长 5 ~ 15cm，宽 3 ~ 4cm，先端钝或锐尖，基部近心形或宽楔形，羽状深裂或浅裂，裂片长圆状卵形以至近圆形，边缘有缺刻和锯齿，上面深绿色，下面淡绿色，两面密被白色短毛；叶柄长或短，有沟槽。头状花序，单生或数个集生于茎枝顶端，直径 2.5 ~ 15cm，总苞片 3 ~ 4 层，外层卵形或卵状披针形，绿色，边缘膜质；内层长椭圆形，边缘宽，褐色膜质。舌状花冠白色、黄色、淡红色、淡紫色至紫红色；管状花黄色。花、果期 9 ~ 10 月。

生境分布

　　栽培于气候温暖，阳光充足，排水良好的沙质土壤。分布于华东、华南、中南及西南各省区。

菝葜 利湿去浊，祛风除痹，解毒散瘀

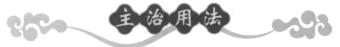

主治用法

用于小便淋浊，带下量多，风湿痹痛，疔疮痈肿。

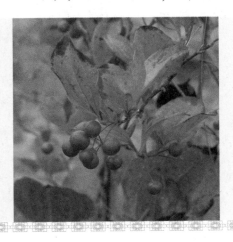

用法用量

10 ～ 15g。

性味归经

甘、微苦、涩，平。归肝、肾经。

基　源

　　菝葜为百合科（Liliaceae）植物菝葜的干燥根茎。

植物形态

　　落叶攀缘状灌木。根茎横走，粗大，坚硬，木质，膨大部分呈不规则的菱角状，疏生须根，直径2～3cm，棕色。茎圆柱形，坚硬，长1～5m，有疏刺，具少数分枝。单叶互生，叶柄长5～15mm，脱落点位于中部以上，两侧具卷须，下半部具鞘；叶片革质，有光泽，干后红褐色或古铜色，宽卵形或椭圆形，长3～10cm，宽1.5～6（10）cm，先端短尖或圆形，基部近圆形或心形，全缘，光滑，下面微白。伞形花序腋生，生于小枝上；总花梗长1～2cm；花单性，雌雄异株，绿黄色，雄花外轮花被片3，矩圆形；内轮花被片3，稍窄，雄蕊6；雌花具退化雄蕊6，子房上位，长卵形，3室，柱头3裂。浆果球形，成熟时呈红色，直径6～15mm，有种子1～3粒。花期4～5月，果期6～8月。

生境分布

　　生于山坡林下、灌木丛中、路旁。分布于陕西、山东、安徽、江苏、浙江、江西、河南、湖北、湖南、四川、广西等省区。

241

菟丝子

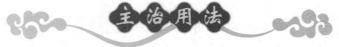

补益肝肾，固精缩尿，明目

主治用法

用于肝肾不足，腰膝酸软，阳痿遗精，遗尿尿频，肾虚胎漏，胎动不安，目昏耳鸣，脾肾虚泻；外治白癜风。

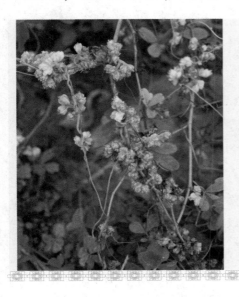

用法用量

6 ~ 12g。
外用适量。

性味归经

辛、甘，平。归肝、肾、脾经。

基　源

　　菟丝子为旋花科（Convolvulaceae）植物菟丝子的干燥成熟种子。

植物形态

　　一年生寄生植物。茎缠绕，纤细，黄色，无叶。花多数簇生，花柄粗壮；苞片和小苞片小，鳞片状；花萼杯状，5裂，中部以下连合，裂片三角形，顶端钝；花冠白色，壶状或钟状，顶端5裂，裂片向外反曲，宿存；雄蕊5，着生于花冠裂片弯缺的微下处，与花冠裂片互生；鳞片5，长圆状，边缘流苏状；子房近球形，2室；花柱2，柱头球形。蒴果，近球形，几乎全为宿存的花冠所包围，成熟时整齐地周裂。种子卵形，淡褐色，表面粗糙。花期7 ~ 8月，果期8 ~ 9月。

生境分布

　　生于田边、荒地及灌木丛中，多寄生于豆科、菊科、藜科等植物上。分布于全国各地。

蛇床子　燥湿祛风，杀虫止痒，温肾壮阳

主治用法

用于阴痒带下，湿疹瘙痒，湿痹腰痛，肾虚阳痿，宫冷不孕。

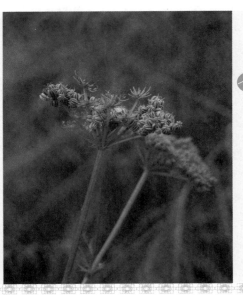

用法用量

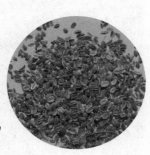

3 ~ 9g。外用适量，多煎汤熏洗，或研末调敷。

性味归经

辛、苦，温，有小毒。归肾经。

基　源

蛇床子为伞形科（Umbelliferae）植物蛇床的干燥成熟果实。

植物形态

一年生草本，高20 ~ 80cm。茎有分枝，疏生细柔毛。基生叶长圆形或卵形，2 ~ 3回羽状全裂；一回羽片3 ~ 4对；二回羽片具短柄或无柄，最终裂片线形或线状披针形，先端呈尾状尖，边缘白色有短柔毛；叶柄长4 ~ 8cm。茎生叶与基生叶同形。复伞形花序，伞辐8 ~ 17；总苞片7 ~ 10，线形，被纤毛；小总苞9 ~ 11，线形，小伞形花序着花20 ~ 30朵；花瓣白色，先端具内卷的小舌片。双悬果，椭圆形，长2.2 ~ 2.5mm。花期6 ~ 7月，果期7 ~ 8月。

生境分布

生于海边、路旁、田间草地、河边湿地。分布几遍全国。

243

银柴胡 清虚热，除疳热

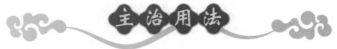

主治用法

用于阴虚发热，骨蒸劳热，小儿疳热。

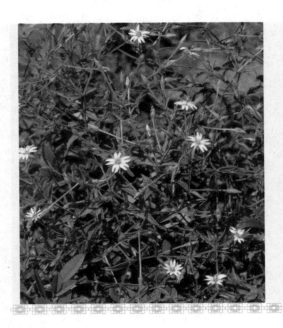

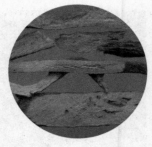

用法用量

3 ~ 10g。

性味归经

甘，微寒。归肝、胃经。

基　　源

银柴胡为石竹科（Caryophyllaceae）植物银柴胡的干燥根。

植物形态

多年生草本，株高 20 ~ 40cm，密被腺毛或柔毛。茎多数，丛生，由基部明显多次二歧分枝，节膨大。叶无柄，披针形，先端急尖，基部圆形。二歧聚伞花序顶生，具多花。苞片小，叶状，卵状披针形。花梗细，有柔毛。萼片5，边缘狭膜质，背面被腺毛或短柔毛。花瓣5，白色。雄蕊10。花柱3。蒴果广椭圆形，较萼短一半，6瓣裂，具 1 ~ 2 种子。种子黑褐色。花期 6 ~ 7 月。

生境分布

生于干燥草原及山坡悬崖石缝中。分布于甘肃、陕西、内蒙古等地。

鹿角

温肾阳，强筋骨，行血消肿

主治用法

用于肾阳不足，阳痿遗精，腰脊冷痛，阴疽疮疡，乳痈初起，瘀血肿痛。

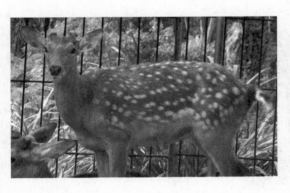

用法用量

6~15g。

性味归经

咸，温。归肾、肝经。

基　源

　　鹿角为鹿科（Cervidae）动物梅花鹿已骨化的角或锯茸后翌年春季脱落的角基，习称"梅花鹿角"（花鹿角）、"鹿角脱盘"。多于春季拾取，除去泥沙，风干。

动物形态

　　梅花鹿体长 1.5m 左右，体重100kg 左右。眶下腺明显，耳大直立，颈细长。四肢细长，后肢外侧踝关节下有褐色足迹腺，主蹄狭小，侧蹄小。臀部有明显的白色臀斑，尾短。雄鹿有分叉的角，长全时有4～5叉，眉叉斜向前伸，第二枝与眉叉较远，主干末端再分两小枝。梅花鹿冬毛棕色，白色斑点不显。鼻面及颊部毛短，毛尖沙黄色。从头顶起沿脊椎到尾部有一深棕色的背线。白色臀斑有深棕色边缘。腹毛淡棕，鼠蹊部白色。四肢上侧同体色，内侧色稍淡。夏毛薄，无绒毛，红棕色，白斑显著，在脊背两旁及体侧下缘排列成纵行，有黑色的背中线。腹面白色，尾背面黑色，四肢色较体色为浅。

生境分布

　　栖于混交林、山地草原及森林近缘。分布于东北、华北、华东、华南等地。

鹿茸

壮肾阳，益精血，强筋骨，托疮毒

主治用法

用于肾阳不足，精血亏虚，阳痿滑精，宫冷不孕，羸瘦，神疲，畏寒，眩晕，耳鸣，耳聋，腰脊冷痛，筋骨痿软。

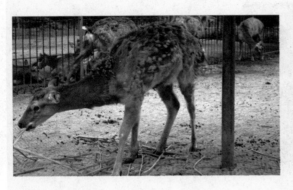

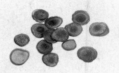

用法用量

1～2g，研末冲服。

性味归经

甘、咸，温。归肾、肝经。

基　源

鹿茸为鹿科（Cervidae）动物梅花鹿的雄鹿未骨化密生茸毛的幼角。习称"花鹿茸"。夏、秋二季锯取鹿茸，经加工后，阴干或烘干。

动物形态

梅花鹿又名花鹿，是一种中型的鹿。体长约1.5m，肩高约90cm。雄鹿有角，生长完全的共有四叉，眉叉斜向前伸；第二叉与眉叉相距较远，主干末端再分一叉。雌鹿无角。眶下腺明显，呈裂缝状。耳大直立。颈细长，颈和胸部下方有长毛。尾短，臀部有明显白斑。四肢细长，后肢外侧踝关节下有褐色腺体，名为跖腺；主蹄狭尖，侧蹄小。冬毛厚密，棕灰色或棕黄色，有白色斑点，夏季白斑更明显。腹部毛白色，四肢毛色较淡，背部有深棕色的纵纹。

生境分布

栖于混交林、山地草原及森林近缘。花鹿茸主产于吉林、辽宁、黑龙江、河北、北京等地；其他地区亦有少量生产。

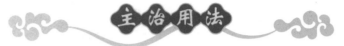

麻黄 　发汗散寒，宣肺平喘，利水消肿

主治用法

用于风寒感冒，胸闷喘咳，风水浮肿。蜜麻黄润肺止咳。多用于表证已解，气喘咳嗽。

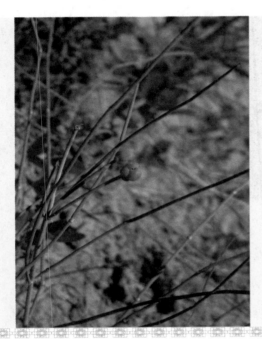

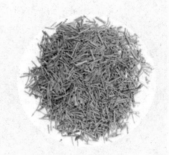

用法用量

2～10g。

性味归经

辛、微苦，温。归肺、膀胱经。

基　源

麻黄为麻黄科（Ephedraceae）植物草麻黄、中麻黄和木贼麻黄的干燥草质茎。

植物形态

草本状小灌木。木质茎短，根状茎横卧土中；草质茎直立，长圆柱形，直径1.5~2mm，少分枝，节间长3~4cm，有粗糙感。鳞叶膜质鞘状，下部约1/2合生，抱围茎节，上部2裂。果熟时肉质红色，长圆状卵球形或球形，种子2粒。花期5~6月，果期7~8月。

生境分布

生于砂质干燥地，分布于吉林、辽宁、河北、河南、山西、陕西、宁夏、甘肃、新疆等省区。

黄山药 理气止痛，解毒消肿

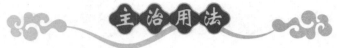

主治用法

用于胃痛，吐泻腹痛，跌打损伤；
外治疮疡肿毒，瘰疬痰核。

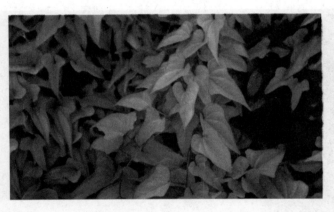

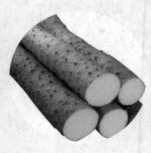

用法用量

15~30g。外用适量，捣烂敷患处。

性味归经

苦、微辛，平。归胃、心经。

基　源

　　黄山药为薯蓣科（Dioscoreaceae）
植物黄山药的干燥根茎。

植物形态

　　为缠绕藤本；根状茎横生，圆柱状，
表面着生稀疏须根。茎左旋，平滑。
单叶互生，叶片三角状心形，干燥后
表面栗褐色或黑色，两面近于无毛。
花雌雄异株，雄花序穗状，多分枝，
常延长成圆锥花序；雄蕊6，着生于
花被筒的基部，药背着；雌花序穗状，
花稀疏排列。蒴果成熟后反曲下垂，
具3翅，翅近半月形，顶端截形或微
凸，基部狭圆，表面密被紫褐色斑点。
种子近半圆形，四周围有膜状的翅。

生境分布

　　生于海拔1000～3500m山坡灌
木林下。分布于云南、贵州、四川、
湖南等地。

黄芩

清热燥湿，泻火解毒，止血，安胎

主治用法

用于湿温，暑湿，胸闷呕恶，湿热痞满，泻痢，黄疸，肺热咳嗽，高热烦渴，血热吐衄，痈肿疮毒，胎动不安。

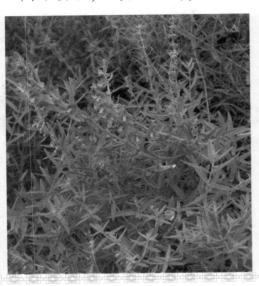

用法用量

3～10g。

性味归经

苦，寒。归肺、胆、脾、大肠、小肠经。

基源

黄芩为唇形科（Labiatae）植物黄芩的干燥根。

植物形态

多年生草本。根茎肥厚，肉质。茎直立或斜升，多分枝。叶披针形或条状披针形，先端钝或稍尖，基部圆形，全缘，两面无毛或疏被短柔毛，下面密被下陷的腺点。花序顶生，总状，常于茎顶聚成圆锥状；下部的苞片叶状，上部的苞片较小为卵状披针形；花萼开花时长4mm，果时增大。花冠紫色、紫红色或蓝色，二唇形；上唇盔状，先端微裂；下唇3裂，中裂片近圆形。雄蕊4，稍露出，前对较长，后对较短。子房4裂，光滑，褐色；花盘环状。小坚果，卵圆形。花期7～8月，果期8～9月。

生境分布

生于向阳的干燥山坡、路边、草地等。分布于辽宁、吉林、河北、河南、山东、山西、内蒙古、甘肃等省区。

黄芪

补气升阳，固表止汗，利水消肿

主治用法

用于气虚乏力，食少便溏，中气下陷，久泻脱肛，
便血崩漏，表虚自汗，气虚水肿，内热消渴，血虚萎黄，
半身不遂，痹痛麻木，痈疽难溃，久溃不敛。

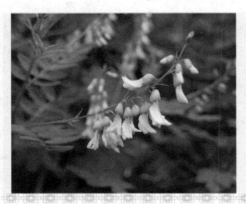

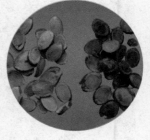

用法用量

9 ~ 30g。

性味归经

甘，微温。归肺、脾经。

基 源

　　黄芪为豆科（Leguminosae）植物蒙古黄芪或膜荚黄芪的干燥根。

植物形态

　　多年生直立草本，株高40 ~ 100cm。茎上部分枝，有棱，有毛。单数羽状复叶，托叶三角状披针形，长3 ~ 8mm，先端渐尖；小叶12 ~ 18对，较小，椭圆形或长圆形，长4 ~ 9mm，宽3 ~ 5mm，两端近圆形，上面无毛，下面有短柔毛。总状花序生于茎的上部叶腋，花序梗比复叶长；花多数，排列较稀疏。苞片线状披针形，比花梗短或近等长；萼钟状，长5 ~ 6mm，有黑色短毛；萼齿不等长，三角形至披针形，比萼筒短；花冠黄色，长18 ~ 20mm，旗瓣倒卵状长圆形，比翼瓣长；翼瓣与龙骨瓣近等长。子房有柄，光滑无毛，结果时延伸突出萼外。荚果半椭圆形，果皮膜质，光滑无毛，稍膨胀，长11 ~ 15mm，先端有短喙。花期6 ~ 7月，果期7 ~ 8月。

生境分布

　　蒙古黄芪生于向阳草地及山坡，分布于黑龙江、吉林、河北、内蒙古、山西等省区。

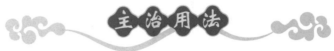

炙黄芪 益气补中

主治用法

用于气虚乏力，食少便溏。

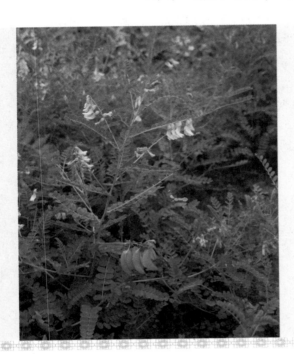

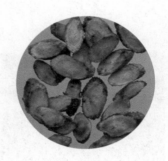

用法用量

9～30g。

性味归经

甘，温。归肺、脾经。

炮制

取黄芪片，照蜜炙法炒至不粘手。

性状

炙黄芪为圆形或椭圆形的片，直径0.8～3.5cm，厚0.1～0.4cm。

外表皮浅棕黄或棕褐色，略有光泽，可见纵皱纹或纵沟。切面皮部浅黄色，木质部黄色，有放射状纹理及裂隙，有的中心偶有枯朽状，黑褐色或呈空洞。具蜜香气，味甜，略带黏性，嚼之微有豆腥味。

黄连

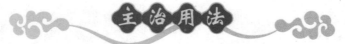

清热燥湿，泻火解毒

主治用法

用于湿热痞满，呕吐吞酸，泻痢，黄疸，高热神昏，心火亢盛，心烦不寐，心悸不宁，血热吐衄，目赤，牙痛，消渴，痈肿疔疮；外治湿疹，湿疮，耳道流脓。酒黄连善清上焦火热。

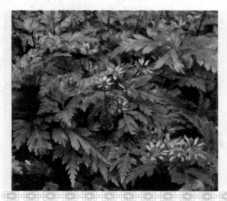

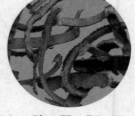

用法用量

2 ~ 5g。
外用适量。

性味归经

苦，寒。归心、脾、胃、肝、胆、大肠经。

基源

黄连为毛茛科（Ranunculaceae）植物黄连、三角叶黄连或云连的干燥根茎。

植物形态

多年生草本，高 20 ~ 50cm。根茎细长柱状，黄色，多分枝，节多而密；须根多数。叶基生，叶柄长 5 ~ 12cm，叶片坚纸质，三角状卵形，长 3 ~ 8cm，宽 2.5 ~ 7cm，三全裂，中央裂片有细柄，裂片卵状菱形，羽状深裂，边缘有锐锯齿，侧生裂片无柄，不等的二深裂，斜卵形。花葶 1 ~ 2，高 12 ~ 25cm；顶生聚伞花序有花 3 ~ 8 朵，总苞片 3，披针形，羽状深裂；小苞片圆形；萼片 5，黄绿色，狭卵形，长 9 ~ 12mm，花瓣线状，倒披针形，长 5 ~ 7mm，中央有蜜槽；雄蕊多数，长 6mm，外轮雄蕊较花瓣稍短或近等长；心皮 8 ~ 12，离生，有短柄。花期 2 ~ 4 月，果期 3 ~ 6 月。

生境分布

野生与栽培，生于山地林中阴湿处，分布于陕西、湖北、四川等省区。

黄柏

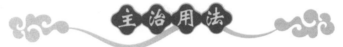

清热燥湿，泻火除蒸，解毒疗疮

主治用法

用于湿热泻痢，黄疸尿赤，带下阴痒，热淋涩痛，脚气痿躄，骨蒸劳热，盗汗，遗精，疮疡肿毒，湿疹湿疮。盐黄柏滋阴降火。用于阴虚火旺，盗汗骨蒸。

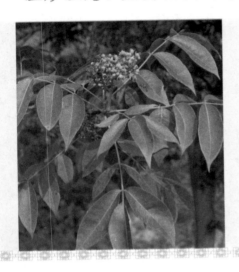

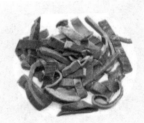

用法用量

3 ~ 12g。外用适量。

性味归经

苦，寒。归肾、膀胱经。

基源

黄柏为芸香科（Rutaceae）植物黄皮树的干燥树皮。

植物形态

落叶乔木，高 10~12m。树皮灰褐色，有较厚木栓层，内层鲜黄色，有黏性。小枝暗红棕色，光滑。单数羽状复叶对生，有短柄；小叶 7~15，长圆形或长圆状卵形，长 9~15cm，宽 3~5cm，先端长渐尖，基部宽楔形或近圆形，不对称，上面中脉生短毛，下面密生长柔毛。花序圆锥状，花轴与花枝密被短毛；花单性，雌雄异株，花小，黄绿色；萼片 5，卵形；花瓣 5~8，长圆形；雄花雄蕊 5~6，长于花瓣，花丝基部有白色长柔毛；雌花子房上位，5室，柱头 5 裂。果轴及果枝密生短毛。浆果状核果球形，直径 1~1.2cm，密集成团；熟后紫黑色，有 5 核。花期 5~6 月，果期 10 月。

生境分布

生于石炭岩山地、阳坡及平原。主产于四川、贵州、湖北、云南等地。

黄精　补气养阴，健脾，润肺，益肾

主治用法

用于脾胃气虚，体倦乏力，胃阴不足，口干食少，肺虚燥咳，劳嗽咳血，精血不足，腰膝酸软，须发早白，内热消渴。

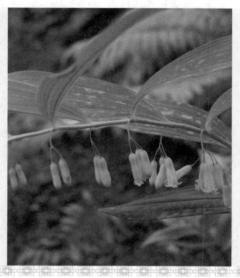

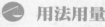

用法用量

9 ～ 15g。

性味归经

甘，平。归脾、肺、肾经。

基　源

黄精为百合科（Liliaccae）植物滇黄精、黄精或多花黄精的干燥根茎。

植物形态

多年生草本。根状茎圆柱形，节部膨大，横生。茎圆柱形，直立，常不分枝。叶无柄，4 ～ 6 枚轮生，稀见 5、7 枚轮生。叶为线状披针形，先端拳卷或弯曲成钩。花序常具

2 ～ 4 朵花，似成伞形状，总花柄长 1 ～ 2cm，花柄长 4 ～ 10mm，俯垂；苞片位于花柄基部，膜质，线状披针形，具 1 脉；花乳白色至淡黄色，长 9 ～ 12mm，下垂，花被愈合成筒状，上端具齿；雄蕊 6；柱头具白毛。浆果，球形，成熟时黑色。花期 5 ～ 6 月，果期 7 ～ 8 月。

生境分布

黄精生于林下、灌丛、沟边，分布于长江以北各地区。

棕榈（棕榈子）

收敛止血

主治用法

用于吐血，衄血，尿血，便血，崩漏。

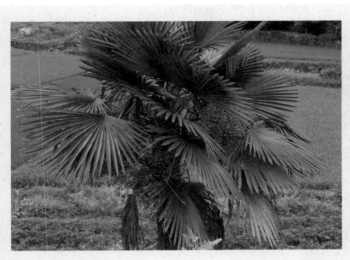
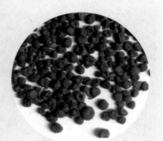

用法用量

3~9g，一般炮制后用。

性味归经

苦、涩，平。归肺、肝、大肠经。

基　源

棕榈子为棕榈科（Palmae）植物棕榈的成熟果实。

植物形态

常绿乔木。叶簇生于茎顶，叶柄坚硬，边缘有小齿，基部具褐色纤维状叶鞘；叶片圆扇形，革质，具多数皱褶，掌状分裂至中部，先端再浅2裂。肉穗花序自茎顶叶腋抽出，基部具多数大型鞘状苞片，淡黄色，具柔毛；雌雄异株。核果球形或近肾形，熟时外果皮灰蓝色，被蜡粉。花期4~5月，果期10~12月。

生境分布

生于向阳山坡及林间，常栽培于村边或庭院中。分布于华东、华南、西南及河南、湖北、湖南等地。

255

楮实子　补肾清肝，明目，利尿

主治用法

用于肝肾不足，腰膝酸软，虚劳骨蒸，头晕目昏，目生翳膜，水肿胀满。

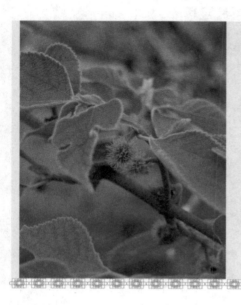

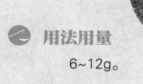

用法用量

6~12g。

性味归经

甘，寒。归肝、肾经。

基　源

楮实子为桑科（Moraceae）植物构树的干燥成熟果实。

植物形态

落叶乔木。树皮暗灰色，平滑或浅裂。小枝粗壮，密生绒毛。叶宽卵形或长圆状卵形，不裂或不规则 3~5 深裂，叶缘具粗锯齿，上面具粗糙伏毛，下面被柔毛；叶长 7~20cm，宽 6~15cm；叶柄长2.5~8cm，密生柔毛。花单性，雌雄异株。雄花成柔荑花序，腋生，长 3~6cm，下垂，花被片 4，基部结合，雄蕊 4。雌花成球形头状花序，直径 1.2~1.8cm；雌花的苞片棒状，先端有毛；花被管状，顶端 3~4 齿裂；花柱侧生，丝状。聚花果球形，直径 2~3cm，成熟时肉质，橘红色。花期 5~6 月，果期 9~10 月。

生境分布

生于山地或平原，常为栽培。分布于全国大部分地区。

款冬花

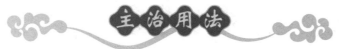

润肺下气，止咳化痰

主治用法

用于新久咳嗽，喘咳痰多，劳嗽咳血。

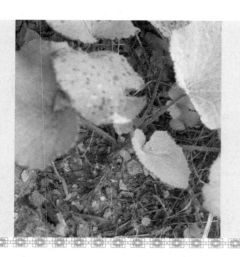

用法用量

5 ~ 10g。

性味归经

辛、微苦，温。归肺经。

基　源

款冬为菊科（Compositae）植物款冬的干燥花蕾。

植物形态

多年生草本。根状茎褐色，横生地下。早春先抽出花莛数条，高 5 ~ 10cm，被白色疏或密的绵毛，具互生鳞片状叶 10 多片，淡紫褐色。头状花序，直径 2.5 ~ 3cm，顶生。总苞片 1 ~ 2 层，薄膜质，披针形，先端尖，带紫红色，背面有蛛丝状绵毛；花托平，无毛；边缘有多层雌花，舌状，黄色，舌片丝状线形，长 5 ~ 6mm，花柱伸长，柱头 2 裂；中央有多数两性花，管状，黄色，长约 5mm，顶端 5 裂；花药基部具尾，先端有短披针形附片，柱头头状，通常不结实。瘦果，长椭圆形，具 5 ~ 10 棱；冠毛淡黄色。后生出基生叶，阔心形，长 3 ~ 12cm，宽 4 ~ 14cm，边缘有波状顶端增厚的黑褐色疏齿，下面密生白色绒毛，具掌状网脉，主脉 5 ~ 9 条。瘦果，长椭圆形，具纵肋；冠毛淡黄色。花期 3 ~ 4 月，果期 5 月。

生境分布

生于河边沙地，多有栽培。分布于全国各地。

番泻叶 泻热行滞，通便，利水

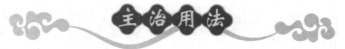

主治用法

用于热结积滞，便秘腹痛，水肿胀满。

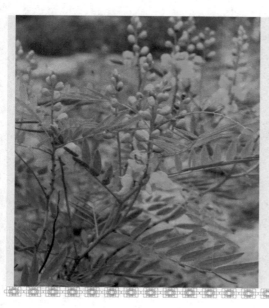

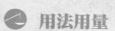

用法用量

2 ~ 6g，后下，或开水泡服。

性味归经

甘、苦，寒。归大肠经。

用药禁忌 孕妇慎用。

基 源

番泻叶为豆科（Leguminosae）植物狭叶番泻或尖叶番泻的干燥小叶。

植物形态

狭叶番泻 矮小灌木，高约1m。叶互生，偶数羽状复叶，小叶4 ~ 8对。总状花序，花黄色。荚果扁平长方形，长4 ~ 6cm，宽1 ~ 1.7cm，含种子6 ~ 7枚。

尖叶番泻 与上不同点为小叶基部不对称。荚果宽2 ~ 2.5cm，含种子8枚。

生境分布

野生或栽培，原分布于干热地带。适宜生长的平均气温低于10℃的日数应有180 ~ 200天。土壤要求疏松、排水良好的沙质土或冲积土，土壤微酸性或中性为宜。前者分布于印度、埃及和苏丹，后者分布于埃及，我国广东、广西及云南也有栽培。

紫花地丁 清热解毒，凉血消肿

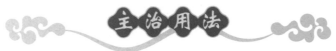

主治用法

用于疗疮肿毒，痈疽发背，丹毒，毒蛇咬伤。

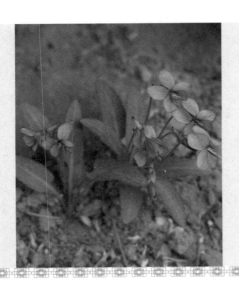

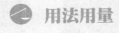

用法用量

15～30g。

性味归经

苦、辛，寒。归心、肝经。

基　源

紫花地丁为堇菜科（Violaceae）植物紫花地丁的干燥全草。

植物形态

多年生草本。无地上茎。根茎粗短，根白色至黄褐色。叶片舌形、长圆形或长圆状披针形，先端钝，叶基截形或楔形，叶缘具圆齿，中上部尤为明显。果期叶大，长达10cm，宽4cm，基部常成微心形。托叶基部与叶柄合生，叶柄具狭翅，上部翅较宽，小苞片生于花梗的中部。萼片5，卵状披针形，边缘具膜质狭边，基部附属物短。花瓣5，紫堇色或紫色，侧瓣无须毛或稍有须毛，下瓣连距长14～18cm；距细，长4～6mm。子房无毛，花柱基部膝曲。蒴果，长圆形，无毛。花、果期4月中旬至8月。

生境分布

生于路边、林缘、草地、灌丛、荒地。分布于东北及河北、河南、山东、陕西、山西、江苏、安徽、浙江、江西、湖北、湖南、福建等省区。

259

紫苏叶

解表散寒，行气和胃

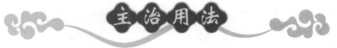

主治用法

用于风寒感冒，咳嗽呕恶，妊娠呕吐，鱼蟹中毒。

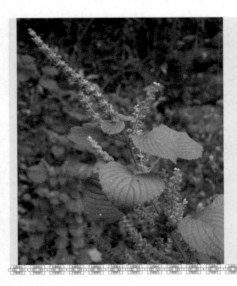

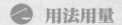 **用法用量**

5 ~ 10g。

性味归经

辛，温。归肺、脾经。

基　源

紫苏叶为唇形科（Labiatae）植物紫苏的干燥叶（或带嫩枝）。

植物形态

一年生草本，株高达90cm。茎直立，具槽，绿色或带紫色，密被长柔毛。叶阔卵形或圆形，长7 ~ 13cm，宽4.5 ~ 10cm，基部圆形或阔楔形，先端短尖或突尖，叶缘在基部以上具粗锯齿，两面绿色或紫色，或仅下面紫色，侧脉7 ~ 8对。轮伞花序2花，组成偏向一侧的顶生或腋生的总状花序；苞片宽卵圆形或近圆形，外被红褐色腺点。花萼钟形，10脉，下部被长柔毛，夹有黄色腺点，二唇形；上唇宽大，3齿；下唇比上唇稍长，2齿，齿为披针形。花冠白色至紫红色，长2 ~ 2.5mm，2唇形；上唇微缺；下唇3裂，中裂片较大，侧裂片与上唇相近似。雄蕊4，几不外伸，前对雄蕊较长；花柱先端具相等的2裂。小坚果，球形。花期8 ~ 9月，果期9 ~ 10月。

生境分布

全国各地广泛栽培。

紫草

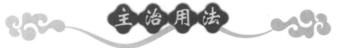

清热凉血，活血解毒，透疹消斑

主治用法

用于血热毒盛，斑疹紫黑，麻疹不透，
疮疡，湿疹，水火烫伤。

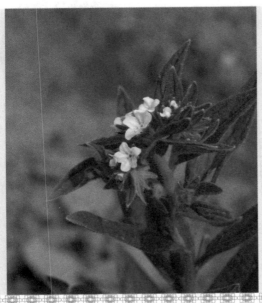

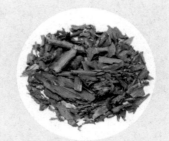

用法用量

5~10g。外用适量，熬膏或用植物油浸泡涂擦。

性味归经

甘、咸，寒。归心、肝经。

基源

紫草为紫草科（Boraginaceae）植物紫草的根。

植物形态

多年生草本。根长条状，肥厚暗红紫色。叶互生，长圆状披针形，有糙伏毛。总状聚伞花序顶生；苞片叶状，花萼短筒状，5裂；花冠白色，筒状，5裂，喉部有5个小鳞片，基部毛状。小坚果，生于增大宿存花萼中，淡褐色，平滑有光泽。种子4枚。花期5~6月，果期7~8月。

生境分布

生于草丛、路边及山坡。分布于东北、华北、中南及河南、陕西、江苏、安徽、江西、贵州等省区。

紫菀　润肺下气，消痰止咳

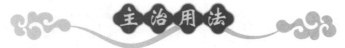

主治用法

用于痰多喘咳，新久咳嗽，劳嗽咳血。

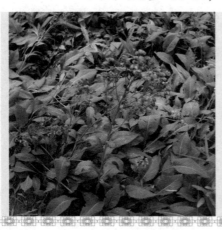

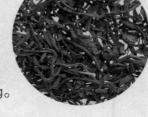

用法用量

5 ~ 10g。

性味归经

辛、苦，温。归肺经。

基　源

　　紫菀为菊科（Compositae）植物紫菀的干燥根及根茎。

植物形态

　　多年生草本，高 70 ~ 150cm。根茎粗短，簇生多数细长根。茎直立，粗壮，不分枝，疏生粗毛。基生叶丛生，有长柄；匙状长椭圆形，长达40cm，宽达 30cm，先端钝尖，基部下延长，两面有短硬毛；茎生叶互生，长椭圆形或披针形，长 8 ~ 35cm，宽 5 ~ 10cm，先端短尖，基部下延，边缘有不整齐粗锯齿。头状花序多数，伞房状排列，花序直径 2.5 ~ 3.5cm，有长柄，被短刚毛；总苞半球形，总苞片 3 列，长圆状披针形，绿色带紫色，先端及边缘膜质；花序周围为舌状花，雌性，蓝紫色，舌片长15 ~ 18mm，宽约 4mm，先端 3 裂；花柱 1，柱头 2 分叉；管状花两性，黄色，先端 5 齿裂；雄蕊 5，聚药包围花柱；子房下位，柱头 2 分叉。瘦果倒卵状长圆形，扁平，上部有短毛，顶端有宿存白色冠毛。花期 8 ~ 9 月，果期 9 ~ 10 月。

生境分布

　　生于山地、河旁、草地。分布于东北及河北、内蒙古、山西、陕西、甘肃、青海、安徽等省区。

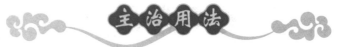

萹蓄　利尿通淋，杀虫，止痒

主治用法

用于热淋涩痛，小便短赤，虫积腹痛，
皮肤湿疹，阴痒带下。

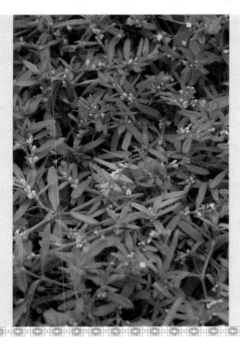

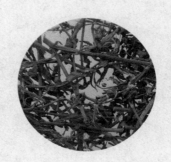

用法用量

9~15g。外用适量，煎洗患处。

性味归经

苦，微寒。归膀胱经。

基　源

　　萹蓄为蓼科（Polygonaceae）植物萹蓄的干燥地上部分。

植物形态

　　一年生草本。茎平卧或直立。叶窄椭圆形、长圆状倒卵形，先端钝尖，基部楔形，全缘，两面白色透明，具脉纹，无毛。花生于叶腋，1～5朵簇生。花被5裂，裂片具窄的白色或粉红色的边缘。瘦果三棱状卵形，表面具明显的浅纹，果稍伸出宿存花被。花期5～7月，果期8～10月。

生境分布

　　生于田野、路旁、水边和湿地。分布于全国大部分地区。

葛根

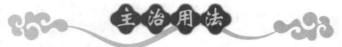

解肌退热，生津止渴，通经活络

主治用法

用于外感发热头痛，项背强痛，口渴，消渴，麻疹不透，热痢，泄泻，眩晕头痛，中风偏瘫，胸痹心痛，酒毒伤中。

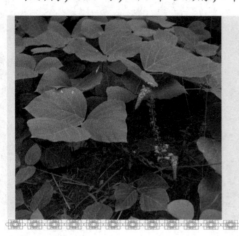

用法用量

10～15g。

性味归经

甘、辛，凉。归脾、胃、肺经。

基　源

葛根为豆科（Leguminosae）植物野葛的根。

植物形态

藤本，全株生黄褐色长硬毛。块根圆柱形。茎基部粗壮，上部多分枝。三出复叶互生，有长柄；顶生小叶柄较长；托叶盾状，卵状长椭圆形，小托叶线形；顶生小叶菱状卵形，3浅裂或不裂，长8～20cm，宽6～18cm，两面有粗毛；侧生小叶斜卵形，小于顶生小叶，有时3浅裂，基部斜形。总状花序腋生或顶生；小苞片卵形或披针形；花萼钟状，萼齿5，与萼筒约等长，有黄色柔毛；花冠蝶形，蓝紫色或紫红色，长1.2～1.5cm，旗瓣近圆形，基部有2短耳，翼瓣窄椭圆形，基部只一边有耳；雄蕊10，2体；子房线形，花柱弯曲。荚果线形，扁平，长5～9cm，宽约1cm，生黄褐色硬毛。种子卵圆形，褐色。花期5～9月，果期8～9月。

生境分布

生于山谷沟边、山坡草丛或疏林中阴湿处。除黑龙江、新疆、青海、西藏外，分布全国各地。

葶苈子

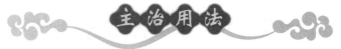

泻肺平喘，行水消肿

主治用法

用于痰涎壅肺，喘咳痰多，胸胁胀满，不得平卧，胸腹水肿，小便不利。

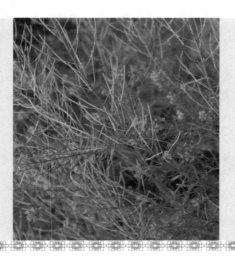

用法用量

3～10g，包煎。

性味归经

辛、苦，大寒。归肺、膀胱经。

基　源

葶苈子为十字花科（Cruciferae）植物独行菜或播娘蒿的干燥成熟种子。

植物形态

一年生或二年生草本，株高15～30cm。茎直立，有分枝，具微小头状腺毛或无毛。叶互生，无柄；基生叶狭匙形或倒披针形，具疏齿或全缘，羽状浅裂或深裂，长3～5cm，宽1～1.5cm，有柄，叶柄长1～2cm。茎生叶披针形或长圆形，基部宽，无柄，呈耳状抱茎，边缘有疏齿或全缘；最上部叶线形，全缘或微有疏齿，无光泽。总状花序，顶生，果期伸长，疏松。花极小，白色。萼片4，卵形，长0.8mm；无花瓣，或退化成丝状，比萼片短。雄蕊2或4，蜜腺4。短角果近圆形，扁平，宽2～3mm，无毛。种子椭圆状卵形，长约1mm，棕红色，近平滑。花、果期4～6月。

生境分布

生于田野、路旁或山坡杂草中。分布于全国大部分地区。

蛤蚧

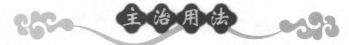

补肺益肾，纳气定喘，助阳益精

主治用法

用于肺肾不足，虚喘气促，劳嗽咳血，阳痿，遗精。

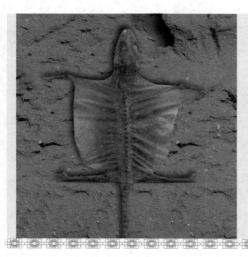

用法用量

3 ~ 6g，多入丸散或酒剂。

性味归经

咸，平。归肺、肾经。

基　源

蛤蚧为壁虎科（Gekkonidae）动物蛤蚧的干燥体。

动物形态

形如壁虎而大，全长 20 余厘米。头部较大，呈三角形；吻端凸圆；鼻孔近吻端；耳孔椭圆形；眼大，突出；口中有许多小齿。全身生密鳞，上唇鳞 12 ~ 14，第 1 片达鼻孔；吻鳞宽，其后缘有 3 片较大的鳞，头及背面鳞细小，成多角形；尾鳞不甚规则，近长方形，排成环状；大而突起的鳞片成行地镶嵌在小鳞片中，行距间约有 3 排小鳞，分布在躯干部的有 10 ~ 12 纵行左右；在尾部的有 6 行；尾侧有 3 对隆起的鳞；胸腹部鳞较大，均匀排列成覆瓦状。指、趾间具蹼；指、趾膨大，底部具有单行褶襞皮瓣，除第 1 指、趾外，末端均具小爪。雄性有股孔 20 余枚，左右相连。尾基部较粗，肛后囊孔明显。体背紫灰色，有砖红色及蓝灰色斑点。尾易断，能再生。

生境分布

多栖于山岩及树洞中，或居于墙壁上，昼伏夜出，动作敏捷。分布于广东、广西、云南、贵州等地。

锁阳

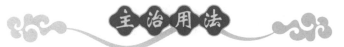

补肾阳，益精血，润肠通便

主治用法

用于肾阳不足，精血亏虚，腰膝痿软，
阳痿滑精，肠燥便秘。

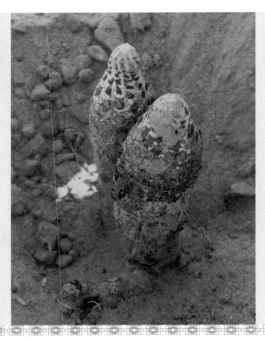

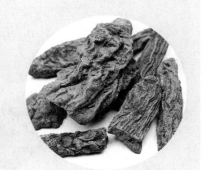

用法用量

5~10g。

性味归经

甘，温。归肝、肾、大肠经。

基　源

锁阳为锁阳科（Cynomoriaceae）植物锁阳的肉质地上部。

植物形态

多年生寄生肉质草本，暗紫红色或棕红色。地下茎粗短，吸收根瘤状。茎圆柱状，埋入沙中，顶端露出地上，基部膨大，多皱缩，有纵沟，残存三角形黑棕色鳞片。穗状花序顶生，肉质，棒状，暗紫色。坚果球形。花期5~6月，果期8~9月。

生境分布

生于干燥多沙地区，多寄生于白刺的根上。分布于内蒙古、宁夏、山西、甘肃、新疆、青海等省区。

雄黄

解毒杀虫，燥湿祛痰，截疟

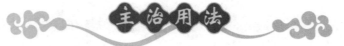

主治用法

用于痈肿疔疮，蛇虫咬伤，虫积腹痛，惊痫，疟疾。

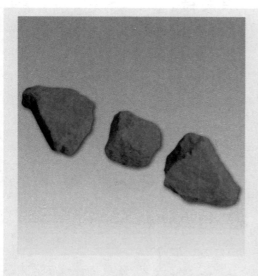

用法用量

0.05～0.1g，入丸散用。外用适量，熏涂患处。

性味归经

辛，温；有毒。归肝、大肠经。

用药禁忌 内服宜慎；不可久用；孕妇禁用。

基源

本品为硫化物类矿物雄黄族雄黄，主含二硫化二砷（As_2S_2）。采挖后，除去杂质。或由低品位矿石浮选生产的精矿粉。

矿物形态

单斜晶系，单晶体呈细小的柱状、针状，但少见；通常为致密粒状或土状块体。深红色或橙红色，条痕呈浅橘红色。金刚光泽，断口为树脂光泽。硬度1.5～2，密度 3.5～3.6g/cm^3。性脆，熔点低。用炭火加热，会冒出有大蒜臭味的白烟。置于阳光下曝晒，会变为黄色的雌黄（As_2S_3）和砷华，不溶于水和盐酸，可溶于硝酸，溶液呈黄色。

生境分布

雄黄主要分布于贵州、湖南、湖北、甘肃、云南、四川、安徽、陕西、广西等地。主要见于低温热液矿床中，亦见于温泉沉积物和硫质喷气孔的沉积物中；外生成因者较少。

鹅不食草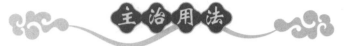
发散风寒，通鼻窍，止咳

主治用法

用于风寒头痛，咳嗽痰多，鼻塞不通，鼻渊流涕。

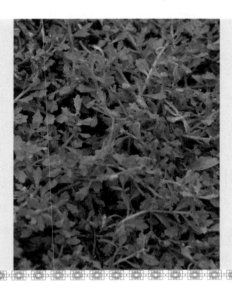

用法用量

6 ~ 9g。
外用适量。

性味归经

辛，温。归肺经。

基源

鹅不食草为菊科（Compositae）植物石胡荽的全草。

植物形态

一年生匍匐草本，高 15cm 左右，微臭，揉碎有辛辣味。茎基部多分枝，枝广展，匍匐，着地生根，无毛或略被细柔毛。叶互生，无柄，叶片小，匙形或倒卵状披针形，长 0.8 ~ 2cm，宽 3 ~ 5mm，先端钝，基部楔形，边缘有不规则疏齿。头状花序扁球形，单生于叶腋，无柄，直径 3 ~ 4mm；总苞片 2 层，椭圆状披针形，边缘膜质，外层较大；花托平坦或稍凸起；花杂性，淡黄色，花序外围为雌花，多列，花管极细而短，中央为两性花，数朵，花冠筒钟状，细小，顶端 4 裂；雄蕊 4，聚药，花药基部钝形；子房下位，柱头 2 裂。瘦果四棱形，棱上有毛，无冠毛。花期 4 ~ 8 月，果期 6 ~ 10 月。

生境分布

生于稻田、阴湿山地及路旁或湿润草地。分布于全国大部分省区。

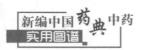
黑芝麻 补肝肾，益精血，润肠燥

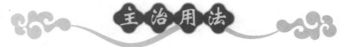

主治用法

用于精血亏虚，头晕眼花，耳鸣耳聋，须发早白，病后脱发，肠燥便秘。

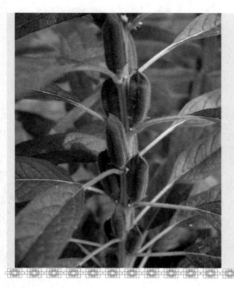

用法用量

9 ~ 15g。

性味归经

甘，平。归肝、肾、大肠经。

基　源

黑芝麻为芝麻科（Pedaliaceae）植物芝麻的干燥成熟种子。

植物形态

一年生草本，株高达 1m。茎直立，四棱形，不分枝，植株被短柔毛和疏的黏液腺。下部叶对生，上部叶均为互生，叶片卵形、长圆形或披针形，长 5 ~ 12cm，顶端急尖或渐尖，基部楔形，全缘或具锯齿，下部叶常 3 浅裂；叶柄长 1 ~ 6cm。花单生或 2 ~ 3 朵生于叶腋；花萼稍合生，裂片披针形，被柔毛；花冠筒状，二唇形，白色、紫色或淡黄色；雄蕊 4，2 强；子房 2 室。蒴果，长圆状筒形，长 2 ~ 2.5cm，常成 4 棱，纵裂，被短柔毛；种子多数。花期 7 ~ 8 月，果期 8 ~ 9 月。

生境分布

多生于干燥、肥沃的砂质壤土。除西藏高原外全国各地均有栽培。

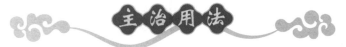

槐花 凉血止血，清肝泻火

用于便血，痔血，血痢，崩漏，吐血，衄血，
肝热目赤，头痛眩晕。

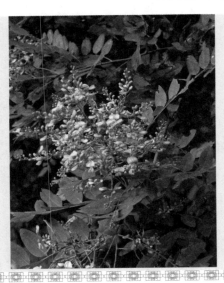

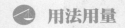

用法用量

5 ~ 10g。

性味归经

苦，微寒。归肝、大肠经。

基　源

　　槐花为豆科（Leguminosae）植物槐的干燥花及花蕾。

植物形态

　　落叶乔木，高达 25 m。树皮粗糙，暗灰色。单数羽状复叶，叶柄被毛，小叶 7 ~ 17，小叶柄短，被毛；托叶镰刀状；小叶卵状披针形或卵状长圆形，长 2.5 ~ 7 cm，宽 1 ~ 2.5 cm，先端钝尖，基部楔形，稍偏斜，全缘，下面伏生白毛。圆锥花序顶生；花梗及小花梗被毛，花萼 5 浅裂，被疏毛；花冠蝶形，黄白色，旗瓣宽心形，先端凹，有爪；雄蕊 10，离生或基部稍连合，花丝不等长；子房筒状，被细长毛，花柱弯曲。荚果圆柱形，肉质下垂，种子间缢缩成念珠状，有喙。种子肾形。花期 7 ~ 8 月，果期 9 ~ 10 月。

生境分布

　　生于山坡、旷野。分布于全国大部分地区。

271

槐角

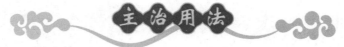

清热泻火，凉血止血

主治用法

用于肠热便血，痔肿出血，肝热头痛，眩晕目赤。

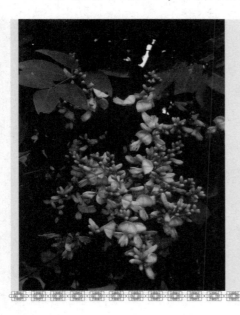

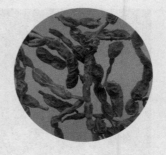

用法用量

6 ~ 9g。

性味归经

苦，寒。归肝、大肠经。

基　源

槐角为豆科（Leguminosae）植物槐的干燥成熟果实。

植物形态

落叶乔木，高达25m。树皮粗糙，暗灰色。单数羽状复叶，叶柄被毛，小叶7 ~ 17，小叶柄短，被毛；托叶镰刀状；小叶卵状披针形或卵状长圆形，长2.5 ~ 7 cm，宽1 ~ 2.5 cm，先端钝尖，基部楔形，稍偏斜，全缘，下面伏生白毛。圆锥花序顶生；花梗及小花梗被毛，花萼5浅裂，被疏毛；花冠蝶形，黄白色，旗瓣宽心形，先端凹，有爪；雄蕊10，离生或基部稍连合，花丝不等长；子房筒状，被细长毛，花柱弯曲。荚果圆柱形，肉质下垂，种子间缢缩成念珠状，有喙。种子肾形。花期7 ~ 8月，果期9 ~ 10月。

生境分布

生于山坡、旷野。南北各地多有栽培，以北方最为常见。

蒲公英

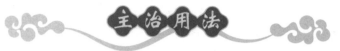

清热解毒，消肿散结，利尿通淋

主治用法

用于疔疮肿毒，乳痈，瘰疬，目赤，咽痛，肺痈，肠痈，湿热黄疸，热淋涩痛。

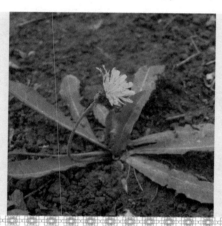

用法用量

10 ~ 15g。

性味归经

甘、苦，寒。归肝、胃经。

基　源

蒲公英为菊科（Compositae）植物蒲公英和碱地蒲公英等同属植物的干燥全草。

植物形态

多年生草本，高10 ~ 25cm。有乳汁，全株有蛛丝状毛。根直立，圆柱形。叶基生，莲座状平展，有柄，两侧扩大呈鞘状；叶长圆状倒披针形或倒披针形，长6 ~ 15cm，宽2 ~ 3.5cm，先端尖或钝，基部下延成柄状，边缘浅裂或不规则羽状分裂，顶裂片宽三角状，全缘或有疏齿，绿色或边缘带紫色迹。花葶数个，与叶几等长。头状花序顶生，舌状花黄色，长1.5 ~ 1.8cm，5齿裂；总苞淡绿色，钟形，苞片多层，外层短，卵状披针形，顶端有角状突起，内层线状披针形，膜质；雄蕊5，聚药；子房下位，柱头2裂。瘦果有纵棱及多数刺状突起，喙长6 ~ 8cm。花期4 ~ 5月，果期6 ~ 7月。

生境分布

蒲公英生长于山坡、草地、路旁、河岸沙地及田野，分布于东北、华北及山东、安徽、江苏、浙江、湖南、湖北、陕西、甘肃、青海、云南、贵州、四川等省区。

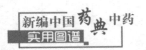
蒲黄　　止血，化瘀，通淋

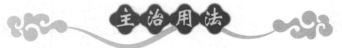

主治用法

用于吐血，衄血，咯血，崩漏，外伤出血，经闭痛经，胸腹刺痛，跌扑肿痛，血淋涩痛。

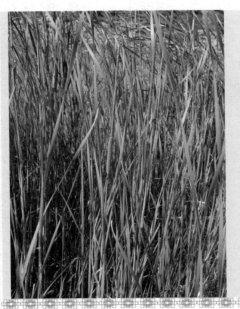

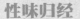 用法用量

　　5～10g，包煎。外用适量，敷患处。

性味归经

　　甘，平。归肝、心包经。

 用药禁忌　孕妇慎用。

基　源

　　蒲黄为香蒲科（Typhaceae）植物水烛香蒲和东方香蒲或同属植物的干燥花粉。

植物形态

　　多年生沼生草本植物。株高1.5～3m。叶线形，宽5～12mm，下部为鞘状，抱茎。肉穗花序，长30～60cm，雌花序与雄花序间隔一段距离；雄花序在上，长20～30cm，雄花有雄蕊2～3，基生毛比花药长，顶端分叉或不分叉；雌花在下，长10～28cm，基部叶状苞片早落，雌花的小苞片匙形，较柱头短。花期6～7月，果期7～8月。

生境分布

　　水烛香蒲生于沼泽地、浅水旁，分布于东北、华北、华东及河南、湖北等省。

蒺藜

平肝解郁，活血祛风，明目，止痒

主治用法

用于头痛眩晕，胸胁胀痛，乳闭乳痈，
目赤翳障，风疹瘙痒。

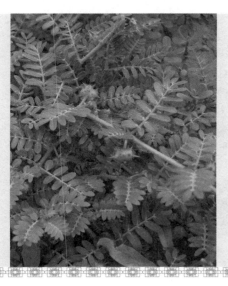

用法用量

6 ~ 10g。

性味归经

辛、苦，微温；有小毒。
归肝经。

基　源

蒺藜为蒺藜科（Zygophyllaceae）
植物蒺藜的干燥成熟果实。

植物形态

一年生草本。茎由基部分枝，
平卧，长 1m 左右，全株密生丝状
柔毛。偶数羽状复叶，互生或对生，
长 1.5 ~ 6cm。小叶 5 ~ 8 对，长圆
形，长 6 ~ 17mm，宽 2 ~ 5mm，
先端锐尖或钝，基部稍偏斜，近圆形，
全缘，上面叶脉上有细毛，下面密
生白色伏毛；托叶小，边缘半透明
状膜质；有叶柄和小叶柄。花单生
于叶腋。萼片 5，宿存。花瓣 5，比
萼片稍长，黄色。雄蕊 10，生于花
盘基部，5 枚花丝较短的基部有鳞片
状腺体。子房 5 棱，花柱单一，柱
头 5 裂。分果，由 5 个分果瓣组成，
扁球形，直径约 1cm；每果瓣具刺。
花期 5 ~ 8 月，果期 6 ~ 9 月。

生境分布

生于沙地、荒地、山坡、居民点
附近。全国各地均有分布。

蜂房　　攻毒杀虫，祛风止痛

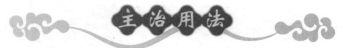

主治用法

用于疮疡肿毒，乳痈，瘰疬，皮肤顽癣，
鹅掌风，牙痛，风湿痹痛。

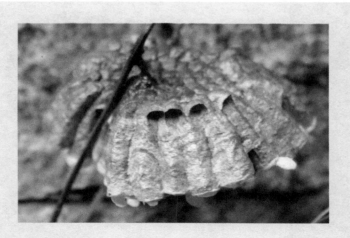
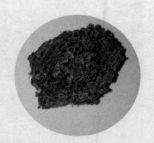

用法用量

3 ~ 5g。外用适量，研
末油调敷患处，或煎水漱，
或洗患处。

性味归经

甘，平。归胃经。

基　源

蜂房为胡蜂科（Vespidae）昆虫
果马蜂、日本长脚胡蜂或异腹胡蜂
的巢。

性　状

本品呈圆盘状或不规则的扁块
状，有的似莲房状，大小不一。表
面灰白色或灰褐色。腹面有多数整
齐的六角形房孔，孔径 3 ~ 4mm 或
6 ~ 8mm；背面有 1 个或数个黑色
短柄。体轻，质韧，略有弹性。气微，
味辛淡。质酥脆或坚硬者不可供药用。

生境分布

全国皆有。

蜂蜜

补中，润燥，止痛，解毒

主治用法

用于脘腹虚痛，肺燥干咳，肠燥便秘，解乌头类药毒；
外治疮疡不敛，水火烫伤。

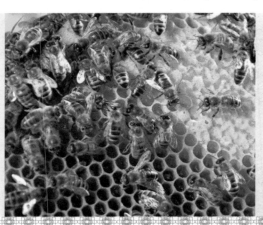

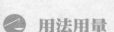

用法用量

15 ~ 30g。

性味归经

甘，平。归肺、脾、大肠经。

基　源

蜂蜜为蜜蜂科（Apidae）昆虫中华蜜蜂或意大利蜂所酿的蜜。春至秋季采收，滤过。

动物形态

有母蜂、工蜂和雄蜂三种。工蜂形小，体暗褐色，头、胸、背面密生灰黄色的细毛。头略呈三角形，有复眼1对，单眼3个；触角1对，膝状弯曲；口器发达，适于咀嚼及吮吸。胸部3节，中胸最大；翅2对，膜质透明，后翅中脉分叉。足9对，股节、胫节及跗节等处，均有采集花粉的构造。腹部圆锥状，背面黄褐色，1 ~ 4节有黑色环带，末端尖锐，有毒腺和螯针；腹下有蜡板4对，内有蜡腺，分泌蜡质。母蜂俗称蜂王，体最大，翅短小，腹部特长。生殖器发达。雄蜂较工蜂稍大，头呈球状，复眼很大；尾端圆形，无毒腺和螯针。母蜂和雄蜂的口器均退化，足上无采贮花粉的构造，腹下蜡板和蜡腺均无。

生境分布

分布很广。目前全国大部分地区养殖的品种主要是意大利蜜蜂。全国大部分地区均产。

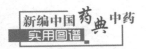
裸花紫珠　消炎，解肿毒，化湿浊，止血

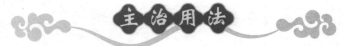
主治用法

用于细菌性感染引起的炎症肿毒，急性传染性肝炎，
内外伤出血。

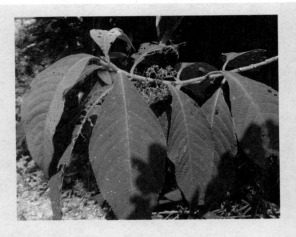

用法用量

9～30g。外用适量。

性味归经

苦、微辛，平。

基源

　　裸花紫珠是马鞭草科
（Verbenaceae）植物裸花紫珠的干
燥叶。

植物形态

　　灌木至小乔木，高可达7m；
老枝无毛而皮孔明显，小枝、叶柄
与花序密生灰褐色分枝茸毛。叶片
卵状长椭圆形至披针形，表面深绿
色，干后变黑色，聚伞花序开展，
苞片线形或披针形；花萼杯状，花
冠紫色或粉红色，花药椭圆形，细
小，果实近球形，红色，6～8月
开花，8～12月结果。

生境分布

　　生于平地至海拔1200m的山
坡、谷地、溪旁林中或灌丛中。分
布于中国广东、福建、广西等省区。
印度、越南、马来西亚、新加坡也
有分布。

榧子 杀虫消积，润肺止咳，润燥通便

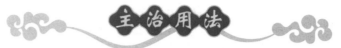

主治用法

用于钩虫病，蛔虫病，虫积腹痛，小儿疳积，肺燥咳嗽，大便秘结。

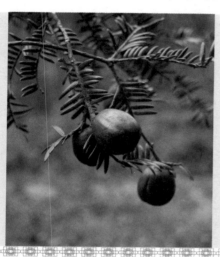

用法用量

9 ~ 15g。

性味归经

甘，平。归肺、胃、大肠经。

基　源

　　榧子为红豆杉科（Taxaceae）植物榧树的干燥成熟种子。

植物形态

　　乔木，高达25m。胸茎达55cm；树皮浅黄灰色、深灰色或灰褐色，不规则纵裂；一年生枝绿色，无毛，二、三年生枝黄绿色、淡褐黄色或暗绿黄色，稀淡褐色。叶条形，排成两列，通常直，长1.1 ~ 2.5cm，宽2.5 ~ 3.5mm，先端凸尖，基部近圆形，上面绿色，无隆起的中脉，下面淡绿色，气孔带常与中脉带等宽，绿色边带与气孔带等宽或稍宽。种子核果状，椭圆形、卵圆形、倒卵圆形或长椭圆形，长2 ~ 4.5cm，直径1.5 ~ 2.5cm，熟时假种皮淡紫褐色，有白粉，顶端微凸，基部具宿存苞片，胚乳微皱；初生叶三角状鳞形。花期4月，种子翌年10月成熟。

生境分布

　　生于向阳凉爽山坡、旷地、路旁。分布于安徽、江苏等省区。

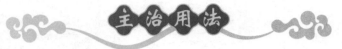

槟榔 杀虫，消积，行气，利水，截疟

主治用法

用于绦虫病，蛔虫病，姜片虫病，虫积腹痛，
积滞泻痢，里急后重，水肿脚气，疟疾。

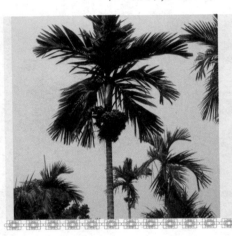

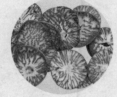

用法用量

3 ~ 10g；驱绦虫、姜片虫
30 ~ 60g。

性味归经

苦、辛，温。归胃、大肠经。

基　源

槟榔为棕榈科（Palmaceoe）植物槟榔的种子。

植物形态

乔木，高10 ~ 18 m，不分枝，叶脱落后呈明显的环纹。叶在茎顶端丛生；羽状复叶，长1.3 ~ 2m，光滑，叶轴三棱形，小叶披针形或线形，长30 ~ 60 cm，宽2.5 ~ 6 cm，先端渐尖，有不规则分裂，基部较狭，两面光滑。肉穗花序生于最下1叶的叶鞘束下，有佛焰苞状大苞片，长倒卵形，长达40cm，光滑，花序多分枝；花单性，雌雄同株；雄花小，多数，无柄，紧贴分枝上部，通常单生；花被6，三角状阔卵形；雌花花被6，排列成2轮，三角状阔卵形，长12 ~ 15 mm，退化雄蕊6，花柱3，短小。坚果卵圆形或长圆形，长5 ~ 6 cm，基部有宿存花被，熟时橙黄色。每年开花2次，花期3 ~ 8月，冬花不结果。果期12月至翌年2月。

生境分布

栽培于阳光充足、湿度大的林间或村旁。分布于我国福建、台湾、广东、海南、广西、云南等省区。

焦槟榔 消食导滞

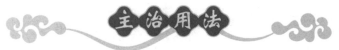

主治用法

用于食积不消，泻痢后重。

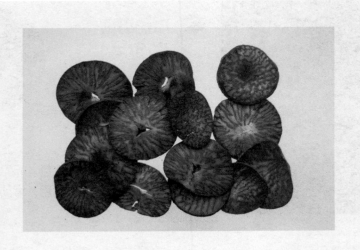

用法用量

3 ~ 10g。

性味归经

苦、辛，温。归胃、大肠经。

本品为槟榔的炮制加工品。

炮　　制

取槟榔片，照清炒法，炒至焦黄色。

性　　状

本品呈类圆形薄片，直径1.5 ~ 3cm，厚1 ~ 2mm。表面焦黄色，可见大理石样花纹。质脆，易碎。气微，味涩、微苦。

罂粟壳 　敛肺，涩肠，止痛

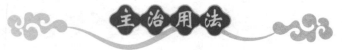

主治用法

用于久咳，久泻，脱肛，脘腹疼痛。

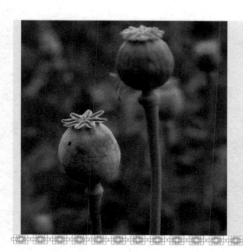

用法用量

　　3 ~ 6g。

性味归经

　　酸、涩，平；有毒。
归肺、大肠、肾经。

用药禁忌　本品易成瘾，不宜常服；孕妇及儿童禁用；运动员禁用。

基　源

　　罂粟壳为罂粟科 (Papaveraceae) 植物罂粟的干燥成熟果壳。

植物形态

　　一年生或二年生草本，高 60 ~ 150cm，全株被白粉，有白色乳汁。茎直立，少分枝。叶互生，下部叶有短柄，上部叶无柄，抱茎；叶长卵形或长圆形，长 6 ~ 30cm，宽 4 ~ 20cm，先端急尖，基部圆形或近心形，边缘多缺刻状浅裂，有钝锯齿，两面有白粉呈灰绿色。花顶生，单一，白色、粉白色、红色或紫红色，有长梗，花茎长 12 ~ 14cm，花蕾下垂；萼片 2，长椭圆形，粉绿色；花瓣 4 或为重瓣，圆形或阔卵形，长约 7cm，宽约 8cm；雄蕊多数，着生于子房周围，花丝细长，花药线形；子房长方卵圆形，1 室，胚珠多数，着生于侧膜胎座上，无花柱，柱头 7 ~ 15，放射状排列成扁盘状。蒴果卵圆形或长椭圆形，长 4 ~ 7cm，直径 3 ~ 6cm，熟时黄褐色或淡褐色，孔裂。种子多数，肾形，灰褐色，有网纹。

生境分布

　　栽培于田圃或庭园间。由国家指定农场限量限地栽培。

蓼大青叶

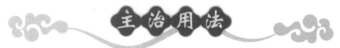

清热解毒，凉血清斑

主治用法

用于温病发热，发斑发疹，肺热咳喘，喉痹，痄腮，丹毒，痈肿。

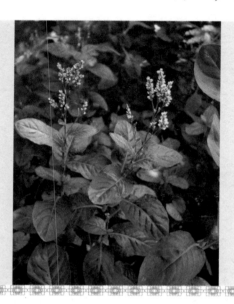

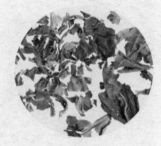

用法用量

9 ～ 15g。

性味归经

苦，寒。归心、胃经。

基　源

蓼大青叶为蓼科（Polygonaceae）植物蓼蓝的叶。

植物形态

一年生草本，高40 ～ 90cm，生多数须根。茎圆形，直立，有分枝；节明显，茎下部节上生多数须根。叶互生，柄长 0.5 ～ 1.5cm，托叶鞘膜质，圆筒状，有睫毛。叶椭圆形或卵形，长 2 ～ 8cm，宽 1.5 ～ 5.5cm，先端钝，基部楔形或圆形，全缘，花序穗状，顶生或腋生，花密集，淡红色；苞片膜质有纤毛；花被片 5，卵圆形；雄蕊 6 ～ 8，生于花被基部，花丝基部有蜜腺；柱头 3 裂。瘦果三棱形，褐色，包于宿存花被内。花期 7 ～ 10 月，果期 8 ～ 11 月。

生境分布

生于田野、水边，多栽培。分布于东北、华北、山东及长江以南等省区。

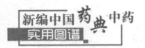
蔓荆子

疏散风热，清利头目

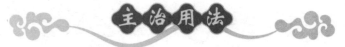
主治用法

用于风热感冒头痛，齿龈肿痛，目赤多泪，目暗不明，头晕目眩。

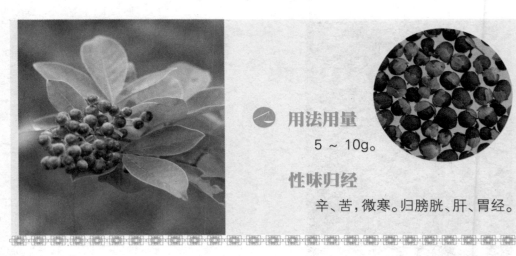

用法用量

5 ～ 10g。

性味归经

辛、苦，微寒。归膀胱、肝、胃经。

基　源

蔓荆子为马鞭草科（Verbenaceae）植物单叶蔓荆和蔓荆带宿萼的果实。

植物形态

灌木，高达3m。幼枝四棱形，密生灰白色绒毛。单叶对生，叶柄长5 ～ 10mm，有白细毛；叶倒卵形或倒卵圆形，长2 ～ 5cm，宽1.5 ～ 3cm，先端钝圆，基部宽楔形，全缘，上面绿色，有短毛和腺点，下面密生灰白色绒毛，有腺点。聚伞花序排成紧密而狭窄的圆锥花序，长3 ～ 5cm，宽约2cm；花萼钟状，长约4mm，外密生灰白色绒毛，内无毛；先端5齿裂，果时宿存；花冠淡紫色，长1 ～ 1.5cm，5裂，中间1裂片最大；雄蕊4，着生于花冠筒中部，伸出花冠外，花药"个"字形分叉；子房球形，密生腺点，柱头2裂。核果球形，有腺点，多为增大宿萼包围。花期7 ～ 8月，果期8 ～ 9月。

生境分布

生于海滨、湖畔、沙滩等地，分布于我国山东、江苏、浙江、江西、福建、台湾、广东、广西、海南等省区。

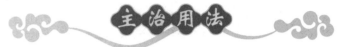

蝉蜕 疏散风热，利咽，透疹，明目退翳

主治用法

用于风热感冒，咽痛音哑，麻疹不透，风疹瘙痒，
目赤翳障，惊风抽搐，破伤风。

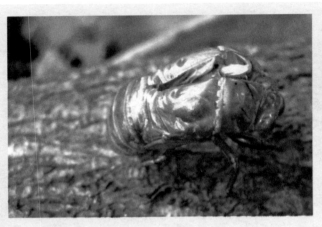
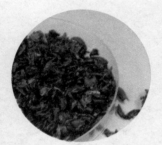

用法用量

3~6g。

性味归经

甘，寒。归肺、肝经。

基 源

蝉蜕为蝉科（Cicadidae）昆虫黑蚱的幼虫羽化时脱落的皮壳。

动物形态

全形似蝉而中空，稍弯曲。表面呈茶棕色，半透明，有光泽，被黑棕色或黄棕色细毛。头部触角1对，呈丝状，多已断落；复眼突出，透明；额部突出；上唇宽短，下唇延长成管状。胸的背面纵裂或呈十字形纵横裂开；左右具小翅两对，前对较长，后对较短；腹面足3对，前足腿节及胫节先端具锯齿，肘节先端有2个小刺，齿刺皆呈黑棕色；中足及后足均细长。腹部扁圆，共分9节，尾端呈三角状钝尖。

生境分布

主要产于山东、河南、河北、湖北、江苏、四川等地。

磁石

镇惊安神，平肝潜阳，聪耳明目

主治用法

用于惊悸失眠，头晕目眩，视物昏花，耳鸣耳聋，肾虚气喘。

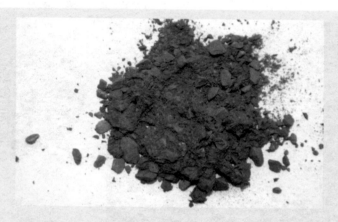

用法用量

9～30g，先煎。

性味归经

咸，寒。归肝、心、肾经。

基　源

磁石为氧化物类矿物尖晶石族磁铁矿，主含四氧化三铁（Fe_3O_4）。采挖后，除去杂石。

炮　制

磁石：除去杂质，砸碎。

本品为不规则的碎块。灰黑色或褐色，条痕黑色，具金属光泽。质坚硬。具磁性。有土腥气，味淡。

煅磁石：取净磁石块，照煅淬法（按明煅法煅烧至红透后，立即投入规定的液体辅料中骤然冷却的方法称煅淬。煅后的操作程序称为淬，所用的液体辅料称为淬液）煅至红透，醋淬，碾成粗粉。（每100kg磁石，用醋30kg）

性　状

本品为块状集合体，呈不规则块状，或略带方形，多具棱角。灰黑色或棕褐色，条痕黑色，具金属光泽。体重，质坚硬，断面不整齐。具磁性。有土腥气，无味。

豨莶草 祛风湿，利关节，解毒

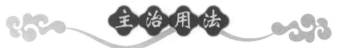

主治用法

用于风湿痹痛，筋骨无力，腰膝酸软，四肢麻痹，半身不遂，风疹湿疹。

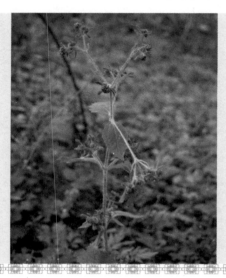

用法用量

9 ~ 12g。

性味归经

辛、苦，寒。归肝、肾经。

基　源

豨莶草为菊科（Compositae）植物、腺梗豨莶和毛梗豨莶的干燥全草。

植物形态

一年生草本，高 30 ~ 100cm，被白色柔毛。茎直立，方形，常带紫色，枝上部密生短柔毛。叶对生，茎中部叶三角状卵形或卵状披针形，长 4 ~ 10cm，宽 1.8 ~ 6.5cm，两面被毛，下面有腺点，边缘有不规则的锯齿，顶端渐尖，基部浅裂，并下延成翅柄，头状花序多数排成圆锥状；总苞片条状匙形，2 层，背面被紫褐色头状有柄腺毛；总花梗不分枝，顶端一枝梗最短，被紫褐色头状有柄腺毛；舌状花黄色，雌性，稍短，长达 2.5mm；管状花两性。瘦果稍膨胀而常弯曲，长 3 ~ 3.5mm；无冠毛。花期 5 ~ 7 月，果期 7 ~ 9 月。

生境分布

豨莶草生于山坡、路边、林缘。分布于秦岭和长江流域以南各省区。

酸枣仁 养心补肝，宁心安神，敛汗，生津

主治用法

用于虚烦不眠，惊悸多梦，体虚多汗，津伤口渴。

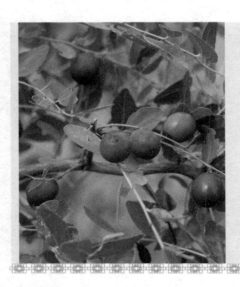

用法用量

10 ~ 15g。

性味归经

甘、酸，平。归肝、胆、心经。

基 源

　　酸枣仁为鼠李科（Rhamnaceae）植物酸枣的干燥成熟种子。

植物形态

　　落叶灌木或小乔木，高 1 ~ 3m。树皮灰褐色，有纵裂；幼枝绿色，枝上有直和弯曲的刺。单叶互生，叶柄短，托叶针状；叶椭圆形或卵状披针形，长 2 ~ 4cm，宽 0.6 ~ 2cm，先端钝，基部圆形，稍偏斜，边缘具细齿形，两面无毛，3 条脉出自叶片基部。花小，2 ~ 3 朵簇生于叶腋；花梗短，萼片 5，卵状三角形；花瓣 5，黄绿色，与萼片互生；雄蕊 5，与花瓣对生，稍长于花瓣；花盘 10 浅裂；子房椭圆形，埋于花盘中，柱状 2 裂。核果近球形或广卵形，长 10 ~ 15mm，熟时暗红褐色，果皮薄，有酸味。花期 6 ~ 7 月，果期 9 ~ 10 月。

生境分布

　　生长于向阳干燥山坡、山谷、丘陵等地。分布于辽宁、内蒙古、河北、河南、山东、山西、陕西、甘肃、安徽、江苏等省区。

僵蚕

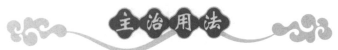

主治用法

用于肝风夹痰，惊痫抽搐，小儿急惊风，破伤风，中风口喝，风热头痛，目赤咽痛，风疹瘙痒，发颐痄腮。

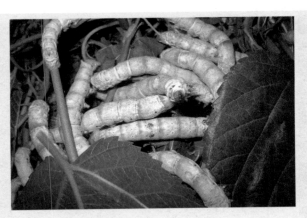

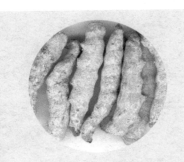

用法用量

5~10g。

性味归经

咸、辛，平。归肝、肺、胃经。

基　源

僵蚕为蚕蛾科（Bombycidae）昆虫家蚕4～5龄的幼虫感染（或人工接种）白僵菌而致死的干燥体。

性　状

略呈圆柱形，多弯曲皱缩。长2～5cm，直径0.5～0.7cm。表面灰黄色，被有白色粉霜状的气生菌丝和分生孢子。头部较圆，足8对，体节明显，尾部略呈二分歧状。质硬而脆，易折断，断面平坦，外层白色，中间有亮棕色或亮黑色的丝腺环4个。气微腥，味微咸。

生境分布

我国大部地区，均有饲养。主产于江苏、浙江、四川、广东等省。

墨旱莲 滋补肝肾，凉血止血

主治用法

用于肝肾阴虚，牙齿松动，须发早白，眩晕耳鸣，腰膝酸软，阴虚血热，吐血，衄血，尿血，血痢，外伤出血。

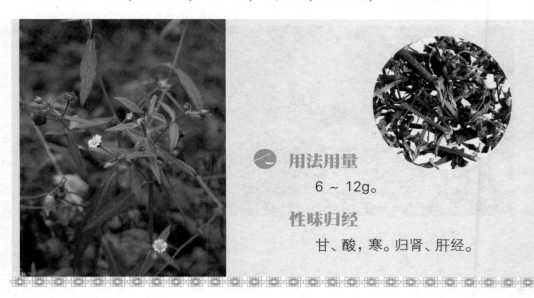

用法用量

6～12g。

性味归经

甘、酸，寒。归肾、肝经。

基 源

墨旱莲为菊科（Compositae）植物鳢肠的干燥地上部分。

植物形态

一年生草本，高达60cm，全株被白色毛。茎上部直立，下部倾卧，节上易生根。叶对生，几无柄，披针形或条状披针形，长3～10cm，宽0.5～2.5cm，基部楔形，全缘或有细锯齿，两面被白毛。茎叶折断后，即变蓝黑色。头状花序腋生或顶生，有梗；总苞2层，苞片5～6枚，绿色；花杂性，外围为舌状花2层，白色，雌性，多数发育；中央为管状花，黄绿色，两性，全育。管状花的瘦果较短粗，三棱形，舌状花的瘦果扁四棱形，黄黑色，表面有瘤状突起。花期7～9月，果期9～10月。

生境分布

生于路旁、湿地、田间。分布于全国大部分地区。

暴马子皮 清肺祛痰，止咳平喘

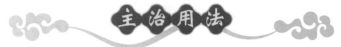

主治用法

用于咳喘痰多。

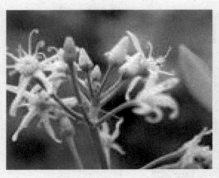

用法用量

30~45g。

性味归经

苦，微寒。归肺经。

基　源

暴马子皮为木犀科（Oleaceae）植物暴马丁香的干燥干皮或枝皮。春、秋二季剥取，干燥。

植物形态

灌木或小乔木，高 3~8m。树皮暗灰褐色，有横纹，小枝灰褐色，皮孔明显，椭圆形，外凸。单叶对生，叶柄长约 1cm；叶片卵形或广卵形，长 5~12cm，宽 3~9cm，先端渐尖或呈尾状或钝，基部通常广楔形或近圆形，全缘；上面淡绿色，有光泽，下面灰绿色，叶脉明显突起。夏季开白色花，多花形成疏大顶生圆锥花序，长 15~25cm；小花梗长 1~2mm；萼钟状，4 裂；花冠 4 裂，管部较萼略长；雄蕊 2，花丝较花冠裂片约长 2 倍，伸出花冠外。蒴果长圆形，长约 2.3cm，常有小瘤突，熟时 2 裂；种子每室 2 粒，周围具纸质翅。

生境分布

生于河岸、林缘及针阔叶混交林内。分布于我国东北、华北和西北各省区；朝鲜、日本、俄罗斯也有分布。

槲寄生 — 祛风湿，补肝肾，强筋骨，安胎元

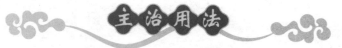

主治用法

用于风湿痹痛，腰膝酸软，筋骨无力，崩漏经多，妊娠漏血，胎动不安，头晕目眩。

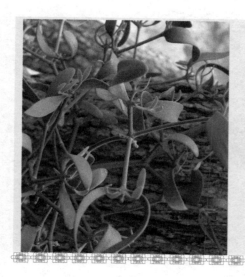

用法用量

9 ~ 15g。

性味归经

苦，平。归肝、肾经。

基 源

槲寄生为桑寄生科（Loranthaceae）植物槲寄生的茎叶。

植物形态

灌木，高 0.3 ~ 0.8m；茎、枝均圆柱形，二歧或三歧、稀多歧分枝，节稍膨大，小枝的节间长 5 ~ 10cm，粗 3 ~ 5mm，干后具不规则皱纹。叶对生，稀 3 枚轮生，厚革质或革质，长椭圆形至椭圆状披针形，长 3 ~ 7cm，宽 0.7 ~ 1.5（~ 2）cm，顶端圆形或圆钝，基部渐狭；基出脉 3 ~ 5 条；叶柄短。雌雄异株；花序顶生或腋生于茎叉状分枝处；雄花序聚伞状，总花梗几无或长达 5mm，总苞舟形，长 5 ~ 7mm，通常具花 3 朵，中央的花具 2 枚苞片或无；果球形，直径 6 ~ 8mm，具宿存花柱，成熟时淡黄色或橙红色，果皮平滑。花期 4 ~ 5 月，果期 9 ~ 11 月。

生境分布

寄生于多种树上。分布东北及河北、陕西、江苏等省区。

稻芽 消食和中，健脾开胃

主治用法

用于食积不消，腹胀口臭，脾胃虚弱，不饥食少。
炒稻芽偏于消食。用于不饥食少。
焦稻芽善化积滞。用于积滞不消。

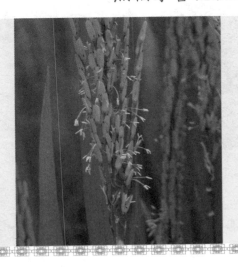

用法用量

9 ~ 15g。

性味归经

甘，温。归脾、胃经。

基　　源

稻芽为禾本科（Gramineae）植物稻的成熟果实经发芽干燥而得。

植物形态

一年生栽培谷物。秆直立，丛生，高约 1m。叶鞘无毛，下部叶鞘长于节间；叶舌膜质较硬，披针形，2 深裂，长 8 ~ 25mm；叶片长 30 ~ 60cm，宽 6 ~ 15mm。圆锥花序，松散，成熟时下垂；小穗长圆形，两侧压扁，长 6 ~ 8mm；颖极退化，二退化外稃锥刺形，作颖片状，长 2 ~ 3mm；能育外稃硬纸质，具 5 脉，二边脉极接近边缘，遍生细毛或无毛，具芒，芒长达 7cm 或无芒；内稃 3 脉，为外稃二边脉所抱，被细毛；具 1 朵两性花，鳞被 2，雄蕊 6，花柱 2，柱头帚刷状。颖果，长椭圆形。花期 8 月，收割期 10 月。

生境分布

栽培于水田或旱田中。南方各地均有栽培。

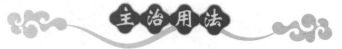

蕤仁　疏风散热，养肝明目

主治用法

用于目赤肿痛，睑弦赤烂，目暗羞明。

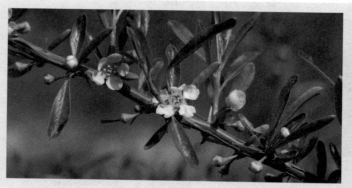
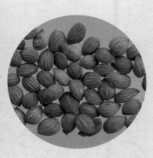

用法用量

5~9g。

性味归经

甘，微寒。归肝经。

基　源

蕤仁为蔷薇科（Rosaceae）植物蕤核或齿叶扁核木的干燥成熟果核。

植物形态

落叶灌木，高达1.5m。茎多分枝，外皮棕褐色；叶腋有短刺。单叶互生或丛生；柄长1~5mm；叶片线状长圆形，狭倒卵形或卵状披针形，长3~6cm，宽5~10mm，先端钝，有小突尖或微凹，基部楔形，两侧下延成叶柄，全缘或具疏锯齿。花1~3朵簇生叶腋，直径约1.5cm，

花梗长5~10mm；萼筒杯状，裂片5，阔而短，绿色；花瓣5，近圆形，有爪，白色；雄蕊10，花药卵圆形，花丝短；雌蕊子房卵圆形，花柱插生于近基部处，柱头头状。核果球形，直径1~1.5cm，熟时黑色，表面微被蜡质白粉。花期4~6月，果期7~8月。

生境分布

分布于山西、陕西、甘肃、内蒙古、河南。药材主产于山西、陕西、甘肃等地。

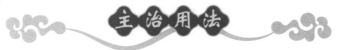

鹤虱　杀虫消积

主治用法

用于蛔虫病，蛲虫病，绦虫病，虫积腹痛，小儿疳积。

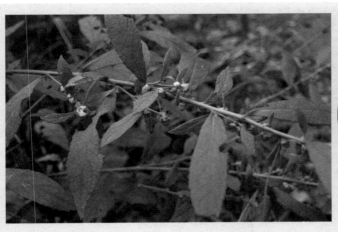

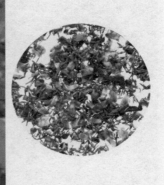

用法用量

3 ~ 9g。

性味归经

苦、辛，平；有小毒。归脾、胃经。

基源

鹤虱为菊科（Compositae）植物天明精的果实。

植物形态

多年生草木，高30 ~ 100cm，有臭气。茎直立，上部多分枝。下部叶宽椭圆形，或矩圆形，顶端尖或钝，基部狭成具翅的叶柄，上面深绿色，被短柔毛，老时脱落，下面淡绿色，边缘有不规则锯齿或全缘；茎上部叶互生，无柄或近无柄，向上渐小，矩圆形。头状花序多数，生于叶腋内，近无梗，花时下垂；花黄色，瘦果条形，具细纵条，顶端有短喙。

生境分布

生于山坡草丛、田野路旁。分布于全国大部分省区。

橘红

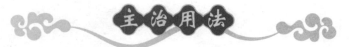

理气宽中，燥湿消痰

主治用法

用于咳嗽痰多，食积伤酒，呕恶痞闷。

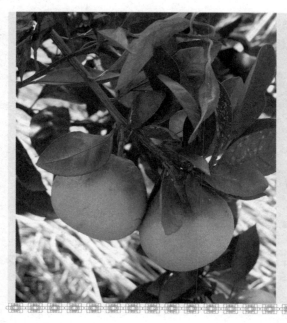

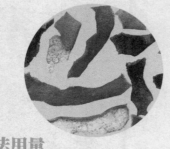

用法用量

3 ～ 10g。

性味归经

辛、苦，温。归肺、脾经。

基　源

橘红为芸香科（Rutaceae）植物橘及其栽培变种的外层果皮。栽培变种主要有茶枝柑（广陈皮）、大红袍、温州蜜柑、福橘。

植物形态

常绿小乔木或灌木，高3 ～ 4m。枝细，多有刺。叶互生，叶片披针形或椭圆形。花单生或数朵丛生于枝端或叶腋，白色或带淡红色。柑果近圆形或扁圆形，果皮薄而宽，容易剥离，囊瓣柔软多汁。种子卵圆形，白色，一端尖，数粒至数十粒或无。花期3 ～ 4月，果期10 ～ 12月。

生境分布

栽培于丘陵、低山地带、江河、湖泊沿岸或平原。分布于长江以南各省区、台湾及陕西南部。

薄荷 疏散风热，清利头目，利咽

主治用法

用于风热感冒，风温初起，头痛，目赤，喉痹，口疮，风疹，麻疹，胸胁胀痛。

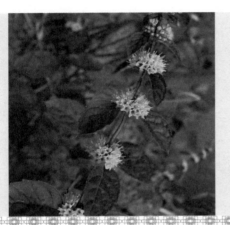

 用法用量

3 ~ 6g，后下。

性味归经

辛，凉。归肺、肝经。

 用药禁忌 孕妇慎用。

基 源

薄荷为唇形科（Labiatae）植物薄荷的干燥地上部分。

植物形态

多年生草本，高 70 ~ 130cm。根茎匍匐状。茎直立，四棱形，有分枝，无毛或倒生柔毛。叶对生，叶柄长 5 ~ 14mm；叶长圆状披针形、椭圆形或卵状披针形，长 3 ~ 7cm，宽 1.5 ~ 3cm，先端短尖或钝，基部楔形，边缘有细锯齿，两面均有柔毛和腺点，沿叶脉毛较密。轮伞花序腋生，花梗上有小苞片数枚，线状披针形，有缘毛；花萼管状，

长 2 ~ 3mm，外有柔毛及腺点，有10脉，萼齿5，狭三角形，边缘有纤毛；花冠淡紫色或白色，被微毛，4 裂，上裂片较大，先端 2 裂，花冠喉部内有柔毛；雄蕊 4，2 强，伸出花冠外；子房 4 裂，花柱外伸，柱头 2 裂。小坚果长卵圆形，褐色或淡褐色，有小腺窝。花期 7 ~ 10 月，果期 10 ~ 11 月。

生境分布

生于山坡草丛中、山谷、路旁阴湿处。分布于全国大部分地区，河南、安徽、江苏、江西有大面积栽培。

297

薏苡仁 利水渗湿，健脾止泻，除痹，排脓

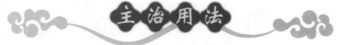

主治用法

用于水肿，脚气，小便不利，脾虚泄泻，湿痹拘挛，
肺痈，肠痈，赘疣，癌肿。

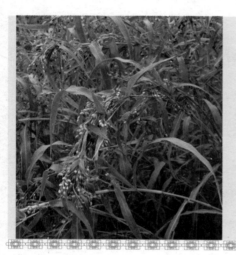

用法用量

9~30g。

性味归经

甘、淡，凉。归脾、胃、肺经。

基　源

薏苡仁为禾本科（Gramineae）
植物薏苡的干燥成熟种仁。

植物形态

一年生或多年生草本，高
1.2~2m。秆直立，有节，节间中空，
基部节上生根。叶互生，排成2纵列；
叶鞘上部短于节间；叶鞘与叶片间
有膜质状叶舌，质硬；叶长披针形，
长达40cm，宽1.5~3cm，先端渐
尖，基部阔心形，叶鞘抱茎，边缘
粗糙，中脉粗大。总状花序由上部
叶鞘内成束腋生；小穗单性；雌雄
同株；雄小穗于花序上部覆瓦状排
列，2~3小穗生于一节，有1~2
小穗有柄，无柄小穗长6~7mm；
雌小穗生于花序下部，包于念珠状
总苞中，2~3小穗生于一节，仅1
枚发育成熟。果实熟时，总苞坚硬
而光滑，椭圆形或长椭圆形，质脆，
易破碎，内有1颖果。花期7~8月，
果期9~10月。

生境分布

生于河边、溪流旁，或阴湿山谷，
或栽培。分布于全国各地区，多为
栽培。

薤白　通阳散结，行气导滞

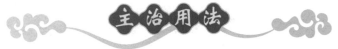

主治用法

用于胸胁心痛，脘腹痞满胀痛，泻痢后重。

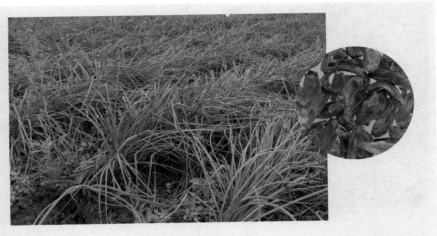

用法用量

5 ~ 10g。

性味归经

辛、苦，温。归心、肺、胃、大肠经。

基　源

薤白为百合科（Liliaceae）植物小根蒜和薤的鳞茎。

植物形态

多年生草本，高 30 ~ 50cm。鳞茎长卵形或卵形，长径 2.5 ~ 4cm，粗 1 ~ 2cm，数个聚生，外被淡紫红色或白色膜质鳞被，有多数须根。叶基生，2 ~ 5 片，直立，具 3 ~ 5 棱的圆柱状，中空，长 20 ~ 45cm，宽 5 ~ 10mm，暗绿色，先端渐尖。花葶自基生叶丛中侧生，单一，圆柱形，光滑无毛，与叶等长或更长；顶生伞形花序，半球形，松散，有多数花，具苞片；花淡紫色或蓝紫色；花被 6，宽椭圆形至近圆形；雄蕊 6，长于花被；子房上位，球形。蒴果倒卵形，先端凹入。花期 7 ~ 8 月，果期 8 ~ 9 月。

生境分布

薤生于山地较阴处，我国南部地区有栽培。

藁本

祛风，散寒，除湿，止痛

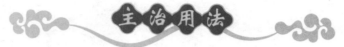

主治用法

用于风寒感冒，巅顶疼痛，风湿痹痛。

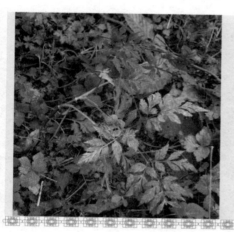

用法用量

3 ~ 10g。

性味归经

辛，温。归膀胱经。

基源

藁本为伞形科（Umbelliferae）植物藁本和辽藁本的干燥根茎及根。

植物形态

多年生草本，高达 1m 以上。根茎呈不规则团块状，有数条根茎。茎直立，圆柱形、中空、有纵沟纹。叶互生，叶柄长达 20cm，基部扩展成鞘状，抱茎；叶长 8 ~ 15cm，2 ~ 3 回羽状复叶，1 回裂片 3 ~ 4 对，最下 1 对小叶柄长 1 ~ 3cm；2 回裂片 3 ~ 4 对，无柄；末回裂片长约 3cm，宽约 2cm，先端渐尖，边缘齿状浅裂，脉上有短柔毛；茎上部叶近无柄，基部膨大成鞘抱茎。复伞形花序顶生或侧生，总苞片 6 ~ 10，羽状细裂或线形，伞辐 14 ~ 30，被糙毛；小伞形花序有小总苞片约 10，线形或狭披针形。花小，无萼齿；花瓣 5，白色，椭圆形或倒卵形；全缘或微凹；雄蕊 5；花柱长，外曲。双悬果长卵圆形，分生果背棱突起，侧棱有狭翅，棱槽中有油管 3，合生面 5。花期 7 ~ 9 月，果期 9 ~ 10 月。

生境分布

藁本生于向阳山坡草丛中或湿润水滩边，分布于陕西、甘肃、河南、江西、湖北、湖南、广西、四川等省区。

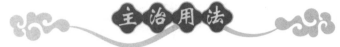

藕节

收敛止血，化瘀

主治用法

用于吐血，咯血，衄血，尿血，崩漏。

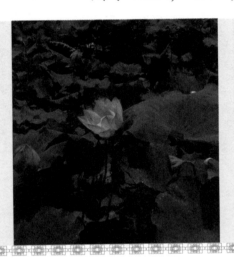

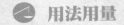

用法用量

9 ~ 15g。

性味归经

甘、涩，平。归肝、肺、胃经。

基　源

藕节为睡莲科（Nymphaeaceae）植物莲的干燥根茎节部。

植物形态

多年生水生植物。根茎横生，肥厚多节，白色，节部缢缩，中有多条孔洞，节上生鳞叶及须根；叶伸出水面，叶柄长，多刺，着生于叶下中央，圆柱形，长12cm，中空；叶基生，盾圆形，直径20 ~ 80cm，全缘或微波状，上面深绿色光滑，下面淡绿色，有白粉。花单生，大型，生于花梗顶端，花粉红色或白色；萼片4 ~ 5，早落；花瓣多数，长圆状椭圆形或倒卵形，先端钝；雄蕊多数，花药线形，药隔先端有1棒状附属物；心皮多数，离生，藏于花托内；花托于果期膨大，倒圆锥形，海绵质，欲称"莲蓬"，直径5 ~ 10cm，顶端平，有多数小孔，每小孔内有1果实。坚果卵形或椭圆形。种子宽卵形或椭圆形，棕色。花期6 ~ 7月，果期8 ~ 9月。

生境分布

生于池塘或湖泊中。分布于辽宁、河北、山西、陕西、甘肃、河南、山东、湖北及长江以南各地区。

瞿麦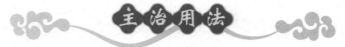

利尿通淋，活血通经

主治用法

用于热淋，血淋，石淋，小便不通，淋沥涩痛，经闭瘀阻。

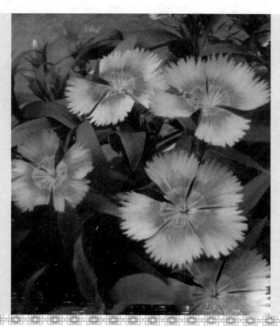

用法用量

9 ~ 15g。

性味归经

苦、寒。归心、小肠经。

用药禁忌

孕妇慎用。

基　源

瞿麦为石竹科（Caryophyllaceae）植物瞿麦或石竹的带花全草。

植物形态

瞿麦：茎圆柱形，上部有分枝，长 30 ~ 60cm；表面淡绿色或黄绿色，光滑无毛，节明显，略膨大，断面中空。叶对生，多皱缩，展平叶片呈条形至条状披针形。枝端具花及果实，花萼筒状，长 2.7 ~ 3.7cm；苞片 4 ~ 6，宽卵形，长约为萼筒的 1/4；花瓣棕紫色或棕黄色，卷曲，先端深裂成丝状。蒴果长筒形，与宿萼等长。种子细小，多数。无臭，味淡。

石竹：萼筒长 1.4 ~ 1.8cm，苞片长约为萼筒的 1/2；花瓣先端浅齿裂。

生境分布

主产于河北、辽宁。东北、华北、西北、华东及四川亦有栽培。

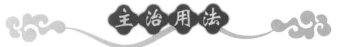

覆盆子　益肾固精缩尿，养肝明目

主治用法

用于遗精滑精，遗尿尿频，阳痿早泄，目暗昏花。

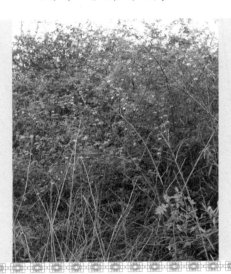

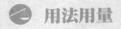
用法用量

　　6 ~ 12g。

性味归经

　　甘、酸，温。归肝、肾、膀胱经。

基　源

　　覆盆子为蔷薇科（Rosaceae）植物华东覆盆子的干燥聚合果。

植物形态

　　落叶灌木，高 1.5 ~ 3m。茎直立，枝条细长，红棕色；幼枝绿色，具白粉，具稀疏倒生皮刺，刺微弯曲，基部宽而扁。单叶互生，叶柄长 1.5 ~ 4cm，具细齿；托叶条形；叶片近圆形，长 3 ~ 6.5cm，宽 3 ~ 7.5cm，掌状 5 深裂，稀有 3 或 7 裂，中裂片菱状卵形，先端渐尖，两侧的裂片较小，常不相等，基部近心形，边缘有重锯齿，两面脉上有白色短柔毛；主脉 5 出。花单生于短枝顶端；花梗细，长 2 ~ 3.5cm；萼片 5，有短柔毛，宿存；花瓣 5，白色；雄蕊多数；雌蕊多数，生于凸起的花托上。聚合果卵球形，长 1 ~ 1.5cm，红色，下垂；小核果密生灰白色柔毛，果肉柔嫩多汁。花期 4 ~ 5 月，果期 6 ~ 7 月。

生境分布

　　生于溪旁或山坡灌丛及路边。分布于安徽、江苏、浙江、江西、福建、湖南、湖北等省区。

303

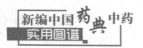
鳖甲 滋阴潜阳，退热除蒸，软坚散结

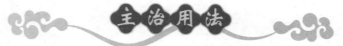
主治用法

用于阴虚发热，骨蒸劳热，阴虚阳亢，头晕目眩，虚风内动，手足瘈疭，经闭，癥瘕，久疟疟母。

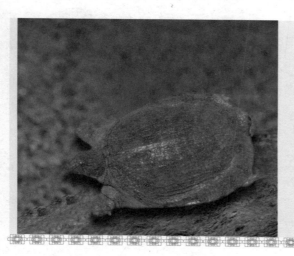

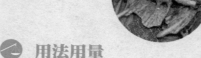

用法用量

9～24g，先煎。

性味归经

咸，微寒。归肝、肾经。

基 源

鳖甲为鳖科（Trionychidae）动物鳖的背甲。全年均可捕捉，以秋、冬二季为多，捕捉后杀死，置沸水中烫至背甲上的硬皮能剥落时，取出，剥取背甲，除去残肉，晒干。

动物形态

体呈椭圆形，背面中央凸起，边缘凹入。腹背均有甲。头尖，颈粗长，吻突出，吻端有1对鼻孔。眼小，瞳孔圆形。颈基部无颗粒状疣；头颈可完全缩入甲内。背腹甲均无角质板而被有软皮。背面橄榄绿色，或黑棕色，上有表皮形成的小疣，呈纵行排列；边缘柔软，俗称裙边。腹面黄白色，有淡绿色斑。背、腹骨板间无缘板接连。前肢5指，仅内侧3指有爪；后肢趾亦同。指、趾间具蹼。雄性体较扁，尾较长，末端露出于甲边；雌性相反。

生境分布

多生活于湖泊、小河及池塘旁的沙泥里。主产于湖北、安徽、江苏、河南、湖南、浙江、江西等地。此外，四川、福建、陕西、甘肃、贵州亦产。以湖北、安徽二省产量最大。